こんな症状が気になったら
近大病院
治す力！
KINKI UNIVERSITY HOSPITAL, FACULTY OF MEDICINE

近畿大学医学部附属病院 編著
バリューメディカル

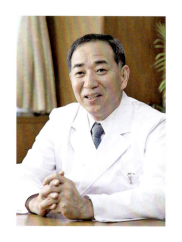

発刊にあたって
「安心して受診していただくために」

近畿大学医学部附属病院　病院長　**奥野 清隆**

　近畿大学医学部附属病院の各診療科で行っている最新の治療について紹介するための本を出版しました。もちろんインターネット上で各診療科独自のホームページを立ち上げているのですが、遭遇しがちな症状や疾患から、複数の診療科を横断するような様式に仕上げました。そのため、実例を挙げて症状からの病気の解説、最新治療に繋がるように工夫したつもりです。

　「大学病院はとにかく専門分野に分かれ過ぎていて敷居が高い」「このような症状はどの科を受診すべきか分かりにくい」という声が多く聞かれます。本書が『近大病院』を身近に感じていただき、受診の際の一助になれば幸甚です。

　大学病院は、特定機能病院（1992 年の医療法改正により、厚生労働大臣の承認を受けた、高度な医療を提供する病院）に分類されているため、直接初診にて来院されるのではなく、原則として、かかりつけ医を受診して、紹介状（診療情報提供書）を持って来院されるようにお願いしております。その際に、かかりつけ医から説明は受けているとはいえ、病気の知識、当院の情報をご存知だとさらに安心して受診していただけるのではないかと存じます。

　国内の高齢化に伴い、がん、心血管疾患、生活習慣病は今後もさらに増加すると見込まれています。いずれも早期に対応し、治療すればその後の QOL（Quality Of Life：生活の質）は大幅に改善します。そのためにそれぞれの専門領域の医師、看護師、薬剤師、理学療法士などが密接に連携して切れ目のない治療、リハビリを行うことは今後ますます重要性が増します。

　本書をご覧になれば、各部署の治療方針や特色、最新治療を感じ取っていただけることと存じます。

　当院は 1975 年の開院以来、約 40 年が経過し、施設の老朽化が目立って参りました。また交通アクセスにおいても、皆さんにご不便をお掛けしていることもあり、心苦しく感じております。そのような経緯から、2023 年に医学部とともに堺市泉ヶ丘地区に全面移転する計画を立てております。全面移転によってそれらが格段に向上することが期待されています。

　『近大病院』は南大阪唯一の大学病院としての使命を胸に、今後も精進する覚悟ですので何卒よろしくお願い申し上げます。

2015 年 10 月

目次 —— 近大病院 治す力！

発刊にあたって 「安心して受診していただくために」 近畿大学医学部附属病院病院長 奥野清隆 ……………… 2

病院案内

近畿大学医学部附属病院の概要 …………………………………………………………………………………… 11
診療科案内 …… 12
外来受診までの手続・外来診療の流れ …………………………………………………………………………… 13
がんセカンドオピニオン外来について …………………………………………………………………………… 15

関連病院紹介

近畿大学医学部附属病院 ……………………………………………………………………………………………… 16
近畿大学医学部堺病院 ………………………………………………………………………………………………… 17
近畿大学医学部奈良病院 ……………………………………………………………………………………………… 17

交通・アクセス …… 18

近大病院の最新治療・診療施設

がん

01 早期消化管がん（食道がん） —食道表在がんの内視鏡治療 …………………………………………… 20
02 進行胸部食道がんの手術 —症例ごとの最善をめざして ………………………………………………… 22
03 頸部食道がん —声を残して、がんを治す …………………………………………………………………… 24
04 食道がんの放射線治療 —体にやさしい治療 ………………………………………………………………… 26
05 下咽頭がんの治療 —発声機能温存のための方策 …………………………………………………………… 28
06 早期胃がんの内視鏡治療 —早期胃がんの高い完治率 ……………………………………………………… 31
07 胃がんの外科治療 —進行度に合った手術を選択 …………………………………………………………… 32
08 胃がんの薬物療法 —近年、確実に進歩した抗がん剤治療 ………………………………………………… 35
09 早期大腸がんの内視鏡治療 —お腹を切らずにがんを治す ………………………………………………… 37

目次 —— 近大病院 治す力！

10	結腸・直腸がんの腹腔鏡（補助）下手術　—高度な技術で正確な手術	39
11	直腸がんの手術　—自然肛門温存のために	42
12	大腸がんの薬物療法　—最近２０年間で２～３倍の延命効果	46
13	肝がんの内科的治療　—治療の完治と新たな標準治療の確立	48
14	原発性肝がんの外科治療　—安全治療の提供	50
15	転移性肝がんの治療　—集学的治療で予後を改善	52
16	進行肝がんに対するカテーテル治療　—新しい塞栓物質に期待	54
17	膵がんの診断　—国内トップクラスの実施施設	56
18	膵がんの手術　—根治をめざした外科手術を中心とした集学的治療	58
19	嚢胞性膵腫瘍　—がんになる前に手術するにはどうするか	61
20	肺がんの外科治療　—安全で確実な手術	64
21	肺がんの個別化治療　—遺伝子異常に対する治療薬の開発	66
22	肺がんの薬物療法　—世界をリードする分子標的治療薬の開発	68
23	悪性胸膜中皮腫の治療　—抗がん剤の併用療法で延命効果	70
24	早期乳がんの治療　—正確な診断と治療のために	73
25	局所進行乳がんの治療　—常に、その時の最善を尽くす	75
26	乳房再建術　—再発リスクや進行度に適した方法	77
27	乳がんの薬物療法　—タイプや進行度に合わせて実施	79
28	腎がんの手術　—腹腔鏡を使った低侵襲手術	81
29	前立腺がんの治療　—最適な治療を提供	83
30	前立腺がんの放射線治療　—手術に匹敵する根治性	85
31	子宮頸がんの治療　—国内有数の内視鏡手術	87
32	白血病の治療　—最先端の分子標的治療を実施	90
33	悪性リンパ腫の治療　—臨床試験や新薬の治験へ積極的な取り組み	92
34	放射線治療による緩和治療　—QOLの改善をめざして	98
35	PETの検査・診断　—がんの存在・広がりを正確に診断	101
36	ゲノム生物学を活用した治療　—全国の大学病院をリードする最先端医療	104
37	がん患者に東洋医学（漢方治療・鍼灸治療）を応用　—生活の質が改善	106

循環器、心臓・血管、高血圧症

- 38 狭心症の治療　―個々の患者さんに最適な治療を ……………………………………… 109
- 39 狭心症・心筋梗塞の治療　―体に負担の少ない手術 …………………………………… 112
- 40 急性心筋梗塞のカテーテル治療　―ハートコールによる24時間体制 ………………… 114
- 41 不整脈の治療　―カテーテルアブレーションで根治をめざす ………………………… 117
- 42 肺血栓塞栓症の治療　―症状に応じて4つの治療法を選択 …………………………… 119
- 43 大動脈瘤、大動脈解離の治療　―全身状態を診て、手術法を決定 …………………… 121
- 44 難治性高血圧症の治療　―良好な血圧コントロールを実現 …………………………… 124

糖尿病、内分泌系の病気

- 45 糖尿病ってこんな病気　―健康寿命を延ばそう ………………………………………… 127
- 46 副腎偶発腫の治療　―経験豊富な多数の専門医が診療 ………………………………… 130

呼吸器、アレルギーの病気

- 47 新しい喘息の治療　―気管支温熱形成術 ………………………………………………… 132
- 48 COPDの診断と治療　―呼吸リハビリテーションに高い評価 ………………………… 135
- 49 リウマチ・膠原病の治療　―筋力低下を覚えたら ……………………………………… 139

消化器病（がん以外）

- 50 炎症性腸疾患（潰瘍性大腸炎、クローン病）の治療　―全ての患者さんに最適な治療を … 142
- 51 慢性膵炎の治療　―国内有数の手術治療数と成績 ……………………………………… 145

腎臓病

- 52 慢性腎臓病の治療　―南大阪医療圏有数の症例数と経験 ……………………………… 149
- 53 腎不全（急性・慢性）の透析治療　―病状に応じた適切な治療 ……………………… 152

目次 —— 近大病院 治す力！

脳・神経系の病気

- 54 ギラン・バレー症候群の治療　—全国トップレベルの診断、治療　154
- 55 パーキンソン病の治療　—オーダーメイド治療を重視　157
- 56 脳梗塞の治療　—薬と外科手術を組み合わせた治療　159
- 57 てんかんの治療　—西日本有数の手術実績　162
- 58 脳腫瘍の治療　—内視鏡を駆使した体にやさしい手術　165
- 59 脳卒中の治療　—安心・安全・あたたかい医療の提供　168
- 60 アルツハイマー病・認知症の診断・治療　—地域の医療機関と協力して、正確な診断　171

関節、脊椎、骨疾患、形成外科

- 61 変形性膝関節症の治療　—体に負担の少ない最先端手術　176
- 62 手根管症候群の治療　—内視鏡手術を実施　179
- 63 頸椎症性脊髄症の治療　—適切な診断と治療選択が大切　181
- 64 眼瞼下垂症の治療　—高齢化とともに増加傾向　184

眼の病気

- 65 白内障の治療　—体に負担の少ない超音波乳化吸引術　187
- 66 緑内障の診断と治療　—視野研究で国内の中枢的研究施設　190

皮膚の病気

- 67 皮膚がんの治療　—分子標的薬など新治療を実施　194
- 68 尋常性乾癬の治療　—最適な治療法を選び、QOL向上へ　197

耳・鼻・のどの病気

- 69 真珠腫性中耳炎・慢性中耳炎の治療　—国内トップクラスの症例数　199
- 70 高度難聴・混合性難聴の治療　—国内の代表的施設　201
- 71 めまいの治療　—正しい診断と積極的な手術で高い成績　204

泌尿器の病気

72　過活動膀胱の原因と診断　―原因不明や加齢によるものが多い ……… 207

女性の病気

73　子宮内膜症の治療　―長く付き合っていくために ……… 209

74　冷え症の治療　―関西唯一の大学附属の東洋医学専門研究機関 ……… 214

子どもの病気

75　小児の心雑音　―心雑音の大半は無害性心雑音 ……… 219

76　小児不整脈の治療　―国内のパイオニア的存在 ……… 221

77　小児鼠径ヘルニアの日帰り手術　―腹腔鏡手術を多数に実施 ……… 223

78　先天性食道閉鎖症の治療　―腋下切開法による手術 ……… 225

ストレスの病気

79　心身症(ストレス関連身体疾患)の治療　―全人的医療を実践 ……… 228

80　双極性障害(躁うつ病)の治療　―光トポグラフィー検査で早期診断 ……… 231

歯の病気

81　顎関節症の治療　―口が開かない、顎が痛い人のために ……… 233

診療施設の案内

救命救急センター　―南河内医療圏における救急医療の要 ……… 236

循環器系集中治療室CCU　―最良の高度医療を安全に提供 ……… 239

脳卒中センターSCU　―高度医療機器を駆使した迅速丁寧な診察 ……… 240

集中治療室ICU　―質の高いチーム医療を提供 ……… 240

麻酔科　―全身管理と痛みのコントロール ……… 241

新生児集中治療室NICU　―大阪府内大学病院で最大規模 ……… 242

リハビリテーション部　―疾患別施設基準は最も高いレベル ……… 243

目次 —— 近大病院 治す力！

医療安全対策室 ―医療の質の向上と安全の担保に全力 ………………………………………… 244

感染対策室 ―患者さんに安心してもらうために ………………………………………………… 245

病理診断科・病院病理部 ―より正確な診断・治療のために …………………………………… 246

褥瘡対策室 ―院内褥瘡発生ゼロと、より良い環境をめざして ………………………………… 247

栄養部 ―食事面から患者さんをサポート ………………………………………………………… 248

がんセンター ―総合的なチーム医療を実践 ……………………………………………………… 249

患者支援センター ―より適切な医療を受け、より良い生活を送るために …………………… 250

関連病院・医学部堺病院

近畿大学医学部堺病院 ―心温まる医療をめざして ……………………………………………… 251

禁煙外来 ―全体の成功率は約65％ ………………………………………………………………… 253

子どもの発達障がいの治療 ―1人で悩まず、まず相談を ……………………………………… 255

不登校の治療 ―院内学級の活用で高い成果 ……………………………………………………… 257

痙縮（つっぱり）に対する手術 ―麻痺が生じた手足の機能改善のために …………………… 259

腎代替療法（透析療法、腎臓移植） ―患者さんに最も適合した治療法 ……………………… 262

甲状腺疾患の治療 ―「気づきにくい」が多い病気 ……………………………………………… 264

関連病院・医学部奈良病院

近畿大学医学部奈良病院 ―安全で質の高い先進医療を提供 …………………………………… 266

医学部・研修医プログラム紹介

医学部医学科カリキュラム

3つの総合病院と連携した丁寧な指導で優秀な医師を育成 ……………………………………… 269

近畿大学医学部3病院が実現する充実の研修プログラム ………………………………………… 271

診療科案内

【医学部附属病院】

- 外科（上部消化管外科） …………………… 25
- 耳鼻咽喉科（頭頸部腫瘍グループ） ………… 30
- 外科（内視鏡外科） …………………………… 41
- 外科（下部消化管外科） ……………………… 45
- 外科（肝胆膵外科） …………………………… 51
- 外科（呼吸器外科） …………………………… 65
- 腫瘍内科 ……………………………………… 72
- 外科（乳腺内分泌外科） ……………………… 76
- 泌尿器科 ……………………………………… 82
- 産婦人科 ……………………………………… 89
- 血液・膠原病内科 …………………………… 94
- 放射線治療科 ………………………………… 100
- 高度先端総合医療センターPET分子イメージング部 …… 103
- 循環器内科 …………………………………… 111
- 心臓血管外科 ………………………………… 123
- 内分泌・代謝・糖尿病内科 …………………… 129
- 呼吸器・アレルギー内科 …………………… 134
- 血液・膠原病内科（膠原病グループ） ……… 141
- 消化器内科 …………………………………… 144
- 腎臓内科 ……………………………………… 151
- 神経内科 ……………………………………… 156
- 脳神経外科 …………………………………… 161
- 早期認知症センター ………………………… 174
- 整形外科 ……………………………………… 178
- 形成外科 ……………………………………… 186
- 眼科 …………………………………………… 189
- 皮膚科 ………………………………………… 196
- 耳鼻咽喉科 …………………………………… 203
- 東洋医学研究所附属診療所 ………………… 216
- 小児科 ………………………………………… 220
- 外科（小児外科） ……………………………… 224
- 心療内科 ……………………………………… 230
- メンタルヘルス科 …………………………… 232
- 歯科口腔外科 ………………………………… 234

【医学部堺病院】

- 小児科 ………………………………………… 256
- 心身診療科 …………………………………… 258
- 脳神経外科 …………………………………… 261

目次 — 近大病院 治す力！

トピックス

1. 強度変調放射線治療（IMRT） —前立腺がんや頭頸部腫瘍に良い適応 ……… 27
2. 進行胃がんに対する先進医療 —腹腔内化学療法 ……… 34
3. 大腸がんに対する腹腔鏡下手術 —進行がんにも適応を拡大 ……… 44
4. 乳腺MRIによる正確な診断 —適切な術式を選ぶのに有効 ……… 74
5. 造血幹細胞移植に豊富な経験 —累計、約400例 ……… 95
6. 造血幹細胞移植を成功させるために —多くの医療者の力を結集 ……… 96
7. 輸血療法とその副作用の対策 —安全かつ適正に ……… 97
8. ハイブリッド手術室のメリット —より高度で精密、体に負担が少ない手術へ ……… 116
9. ハチアレルギーの治療 —関西圏で唯一の免疫療法を行っています ……… 138
10. 認知症施策推進総合戦略（新オレンジプラン） —認知症への理解を深めるために ……… 174
11. レビー小体型認知症の診断と治療 —認知症の約20%を占める疾患 ……… 175
12. 角膜疾患の治療 —日本全国から来院 ……… 189
13. 女性の妊孕能温存治療 —国内有数の施設 ……… 212
14. 子宮筋腫を切らずに治す —子宮動脈塞栓術 ……… 213
15. 月経前症候群（PMS）の治療 —女性のQOLに大きく影響 ……… 217
16. 更年期障害の治療 —ホルモン補充療法（HRT）との併用療法で高い効果 ……… 218
17. 胃食道逆流症の治療 —全国でも数少ない技術認定医による腹腔鏡手術 ……… 227
18. 口腔インプラントの治療 —歯がなくなった、義歯でうまく食べられない ……… 235

＊診療科のメンバー、役職は、2015年10月現在の情報で掲載しています。

病院案内

近畿大学医学部附属病院の概要
2015年10月1日現在

名　称	近畿大学医学部附属病院
所 在 地	〒589-8511　大阪府大阪狭山市大野東 377-2
Ｔ Ｅ Ｌ	072-366-0221（代表）
開院年月日	1975（昭和50）年5月1日
病 院 長	奥野 清隆
敷地面積	14万98.8㎡
許可病床数	930床

標榜診療科
- 循環器内科
- 糖尿病・内分泌内科
- 消化器内科
- 血液内科
- 神経内科
- 腫瘍内科
- 呼吸器内科
- 腎臓内科
- 心療内科
- 精神科
- 小児科
- 外科
- 小児外科
- 消化器外科
- 脳神経外科
- 心臓血管外科
- 整形外科
- 皮膚科
- 泌尿器科
- 眼科
- 耳鼻咽喉科
- 産婦人科
- 放射線診療科
- 放射線治療科
- 麻酔科
- 形成外科
- リハビリテーション科
- 救急科
- 緩和ケア内科
- 漢方内科
- 歯科
- 矯正歯科
- 歯科口腔外科
- 病理診断科

【法令による医療機関の指定】

特定機能病院
治験拠点病院
地域がん診療連携拠点病院
災害拠点病院
生活保護法による指定医療機関
母子保健法による指定養育医療機関
特定承認保険医療機関
原子爆弾被爆者援護法による指定医療機関
感染症法による結核指定医療機関
臨床研修指定病院
地域周産期母子医療センター
特定疾患治療研究事業委託医療機関
三次救急医療機関
戦傷病者特別援護法による指定医療機関
小児慢性特定疾患治療研究事業委託医療機関
肝疾患診療連携拠点病院
労働者災害補償保険法による指定医療機関
エイズ拠点病院
地方公務員災害補償法による指定医療機関
障害者自立支援法による指定医療機関

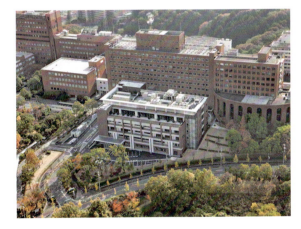

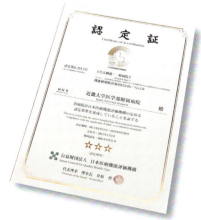

日本医療機能評価機構の認定証の交付を受けました

病院案内

診療科案内

医学部附属病院組織図

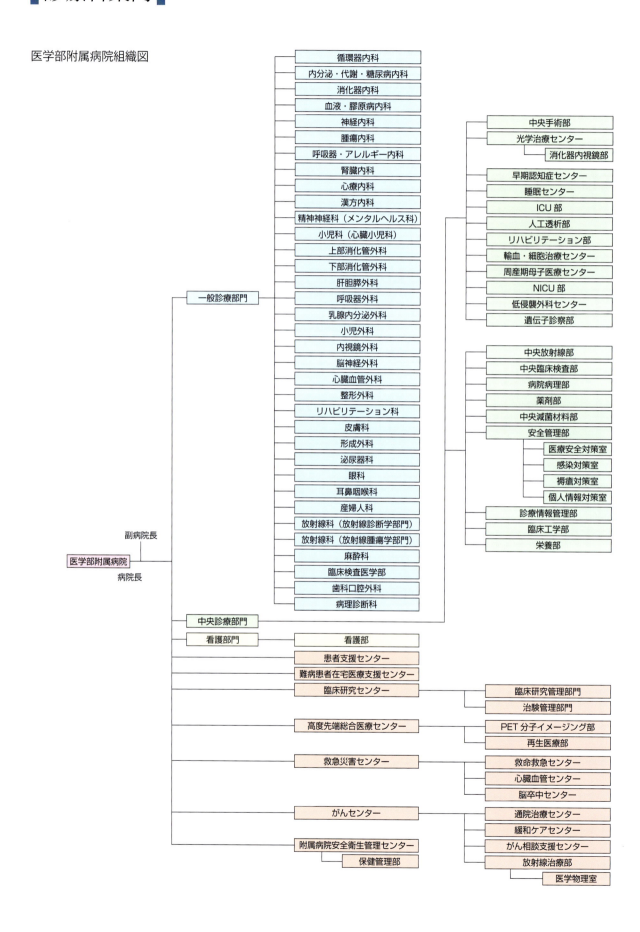

外来受診までの手続・外来診療の流れ

外来受診のご案内

気になる症状がある方はまず外来へお越しください。
当院は、初診の際に他医療機関からの紹介状がなくても、受診が可能ですが（整形外科、耳鼻咽喉科、眼科以外）、保険外併用療養費制度における、初診にかかる費用が別途必要となります。
紹介状をお持ちいただくと、初診時にかかる特定療養費が免除となります。
また受付時間も紹介状の有無で異なりますので、診察スケジュールと診療受付時間を事前に確認の上、来院してください。

当院受診のための紹介

当院は紹介医の紹介予約が原則となっております。まずは、かかりつけ医の先生にご相談ください。

＜紹介元診療所・医療機関へのお願い＞
1.「診察予約申込書」に必要事項をご記入の上、患者支援センターまでFAXをお願いいたします。
2. 患者さんのご希望の日時で予約をとり、「診療予約日時のご通知」をFAXにて返信させていただきます。
3. 患者さんに予約日時などをご説明いただき、診察予約日時のご通知書・紹介状をお渡しください。

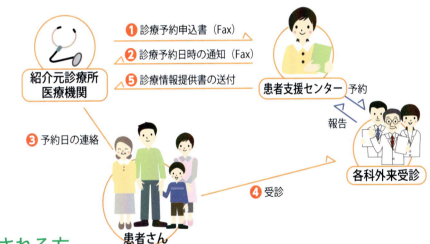

初めて受診される方

予約がない方の受診手順

初診で（当院で初めて診察を受ける方）予約のない方の診療受付および診療後の手順は次の通りです。

1. 受診申込書を記入
初めて受診される方は、初診受付カウンター前に備えている受診申込書に必要事項をご記入ください。
どの診療科を受診したらよいか分からないなどでお困りの場合は2階総合案内所でお尋ねください。

2. 初診受付へ
保険証と紹介状(お持ちの方のみ)をご提示ください。
診療録(カルテ)・診察券・番号票をお受け取りください。
※番号票は会計時までお持ちください。
※診察券は全科共通で永久に使用できますので、診察時にはご持参ください。

3. 各診療科受付窓口へ
初診受付で受け取られた診療録(カルテ)と診察券は受診される診療科の受付にお渡しください。

病院案内

4. 診察・検査
診察・検査を受けていただきます。次回の予約日時は診察時に医師とご相談ください。

5. 会計窓口へ
会計1番窓口に外来受診カードをお出しください。

6. 自動支払機または支払窓口にて
番号票に記載されている番号を電光掲示板に表示いたします。
番号が表示されたら自動支払機にてお支払いください。
※一部自動支払機で取り扱えない場合があります。この場合は会計2番でお支払いください。
※一日に複数の科を受診された方は、当日の最終受診科の会計計算が終わりしだい番号を表示いたします。

7. 薬について
薬が処方された方は領収書に「薬引換券番号」が付いています。
該当番号が電光掲示板に表示されましたら、会計横の薬渡し口3番にてお受け取りください。

予約のある方の受診手順

他の医療機関からのご紹介で初診の予約をされた方の手順は次の通りです。

1. 初診受付へ
保険証と紹介状(お持ちの方のみ)をご提示ください。
診療録(カルテ)・診察券・番号票をお受け取りください。
※番号票は会計時までお持ちください。
※診察券は全科共通で永久に使用できますので、診察時にはご持参ください。

2. 各診療科受付窓口へ
初診受付で受け取られた診療録(カルテ)と診察券は受診される診療科の受付にお渡しください。

3. 診察・検査
診察・検査を受けていただきます。次回の予約日時は診察時に医師とご相談ください。

4. 会計窓口へ
会計1番窓口に外来受診カードをお出しください。

5. 自動支払機または支払窓口
番号票に記載されている番号を電光掲示板に表示いたします。
番号が表示されたら自動支払機にてお支払いください。
※一部自動支払機で取り扱えない場合があります。この場合は会計2番でお支払いください。
※一日に複数の科を受診された方は、当日の最終受診科の会計計算が終わりしだい番号を表示いたします。

6. 薬について
薬が処方された方は領収書に「薬引換券番号」が付いています。
該当番号が電光掲示板に表示されましたら、会計横の薬渡し口3番にてお受け取りください。

【お申込み・お問合せ】

近畿大学医学部附属病院　患者支援センター
TEL. **072-366-0221** (代表) 2375・3725 (内線)
ダイヤルイン **072-366-0246** 2375・3725 (内線)
FAX. **072-365-7161** (直通)

E-mail kanja-shien-center@med.kindai.ac.jp

受付時間　月～金 9:00～16:00、土 9:00～12:00
＊祝日・年末年始、創立記念日(11月5日)は除く

がんセカンドオピニオン外来について

セカンドオピニオン外来は、主治医との良好な関係を保ちながら、診断内容や治療法に関して、ほかの専門医の意見・判断を聞くことにより、ご自身の治療の参考にしていただくことを目的としています。

主治医から説明を受けたが決定できない、もっとほかの方法はないかなど、判断に迷ったとき、当院の専門医に意見を聞いてみませんか。

主治医にセカンドオピニオンを受けたい旨をお申し出になり、当院あての情報提供書（診療情報、検査、画像データなど）を受けてください。主治医にも、セカンドオピニオンの内容を共有させていただきます。

セカンドオピニオン外来は、健康保険給付適用外の自由診療になります。完全予約制で、実施時間は、主治医への報告書作成を含み、1回60分以内とさせていただいております。

当院に転医し、当院での検査・治療を希望される場合は、セカンドオピニオン外来の対象となりません。

■相談の対象となる方

患者さん本人の相談が原則です。同意書をお持ちの場合はご家族のみでも相談は可能です。なお、患者さんが未成年の場合や来院・対話ができない場合は、続柄と本人確認できる書類（健康保険証・運転免許証など）をご持参ください。

■相談の対象とならない場合

1. 患者さん本人とご家族以外からの相談
2. 主治医に対する不満、医療事故および裁判係争中に関する相談
3. 当院へ転医希望の場合
4. 医療費の内容、医療給付に関する相談
5. 死亡者を対象とする場合
6. 診療情報提供書および検査資料を持参できない場合

■相談日・時間帯

月～金　9:00～16:00
土　　　9:00～12:00
完全予約制

■料金

60分以内　32,400円（消費税込み）
（相談時間は主治医への報告書作成を含み60分とさせていただきます）
※健康保険適用外のため、全額自費支払いとなります。
※延長する場合は、60分ごとに加算させていただきます。

■申込方法

まずは、主治医の先生にご相談ください。
「がんセカンドオピニオン申込書」「診療情報提供書」「がんセカンドオピニオン同意書」をご用意いただき、郵送またはFAXにて患者支援センターにお申し込みください。
なお、お返事には1週間程度いただいております。当日のお返事はできませんのでご了承ください。
お電話にて予約日をお知らせし、予約票を郵送またはFAXにてお送りいたします。

【お申込み・お問合せ】

近畿大学医学部附属病院　患者支援センター
がんセカンドオピニオン外来担当
TEL. 072-366-0221（代表）・**3725**（内線）

受付時間　月～金 9:00～16:00、土 9:00～12:00
＊祝日・年末年始、創立記念日（11月5日）は除く

病院案内

関連病院紹介

近畿大学医学部附属病院

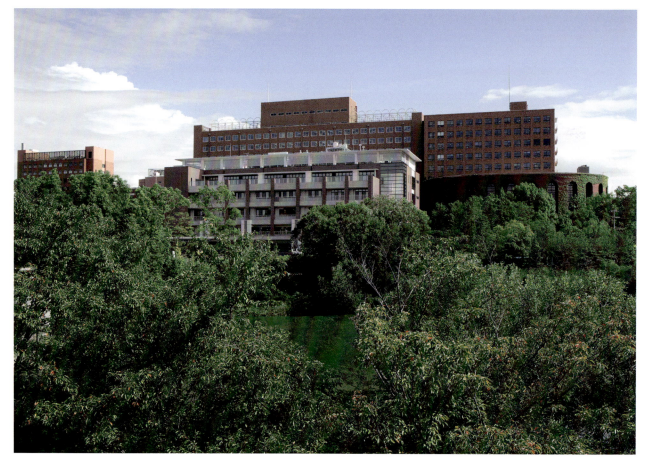

【理念】患者本位の開かれた病院として、安全で質の高い先進医療を提供します

【基本方針】

①特定機能病院として、医学医療の進歩に関与し、社会に貢献します

②教育病院として、人に愛され、信頼され、尊敬される医療人を育成します

③南大阪における基幹病院および救急災害拠点として地域医療に貢献します

④働きがいのある病院として、チーム医療と環境整備に努力します

【病院の概要】

病院長	奥野 清隆
所在地	〒589-8511　大阪府大阪狭山市大野東 377-2
TEL	072-366-0221（代表）
FAX	072-366-0206（代表）
HP	http://www.med.kindai.ac.jp/huzoku
診療科目	循環器内科／糖尿病・内分泌内科／消化器内科／血液内科／神経内科／腫瘍内科／呼吸器内科／腎臓内科／心療内科／精神科／小児科／外科／小児外科／消化器外科／脳神経外科／心臓血管外科／整形外科／皮膚科／泌尿器科／眼科／耳鼻咽喉科／産婦人科／放射線診療科／放射線治療科／麻酔科／形成外科／リハビリテーション科／救急科／緩和ケア内科／漢方内科／歯科／矯正歯科／歯科口腔外科／病理診断科
病床数	930床

近畿大学医学部は附属病院だけでなく、以下の関連機関と共により良い医療を目指し、今後も大学病院として先進医療機能の充実を計るとともに、地域の皆さまに安心して受診いただける医療が提供できるように努力してまいります。

近畿大学医学部堺病院

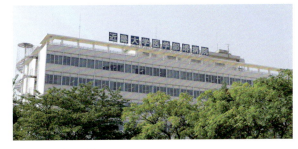

【理念】患者本位の良質で安全な医療を提供する
【基本方針】
①患者さん中心の医療を提供します
②質の高い安全な医療を実践します
③地域住民・医療機関と連携して地域の医療に貢献します
④先進的医療の開発・実践に努めます
⑤大学病院として信頼される医療人を育成します

【病院の概要】

病院長	竹村　司
所在地	〒590-0132　大阪府堺市南区原山台2丁目7-1
TEL	072-299-1120（代表）
FAX	072-298-6691（代表）
HP	http://www.med.kindai.ac.jp/sakai/
診療科目	血液内科／呼吸器・アレルギー内科／消化器内科／循環器内科／内分泌・代謝・糖尿病内科／腎臓内科／緩和ケア科（大塚医師の診察は完全予約制）／腫瘍内科／膠原病内科／心身診療科（心療内科）（完全予約制）（19歳以上は院内紹介のみ）／神経内科（完全予約制）／小児科／外科／整形外科（紹介状のある方および予約のある方のみ）／脳神経外科（紹介状のある方および予約のある方のみ）／皮膚科／泌尿器科／婦人科／眼科（紹介状のある方および予約のある方のみ）／リハビリテーション科／耳鼻咽喉科（紹介状のある方および予約のある方のみ）／放射線科／麻酔科／歯科（院内紹介のみ）／病理診断科
病床数	310床

近畿大学医学部奈良病院

【理念】患者本位の開かれた病院として、安全で質の高い先進医療を提供します

【基本方針】
①大学病院として、医学医療の進歩に関与し、社会に貢献します
②教育病院として、人に愛され、信頼され、尊敬される医療人を育成します
③奈良県における基幹病院として地域医療に貢献します
④働きがいのある病院として、チーム医療と環境整備に努力します

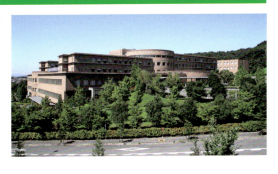

【病院の概要】

病院長	井上 雅智
所在地	〒630-0293　奈良県生駒市乙田町1248番-1
TEL	0743-77-0880（代表）
FAX	0743-77-0890（代表）
HP	http://www.kindainara.com/
診療科目	循環器内科／消化器・内分泌内科／呼吸器・アレルギー内科／血液内科／腫瘍内科／メンタルヘルス科／放射線科／麻酔科／消化器外科／乳腺・内分泌外科／心臓血管外科／整形外科・リウマチ科／産婦人科／小児科／小児外科／脳神経外科／眼科／耳鼻咽喉科／泌尿器科／皮膚科／形成外科・美容外科／歯科口腔外科／呼吸器外科／神経内科／救命救急科／病理診断科
病床数	518床

病院案内

交通・アクセス

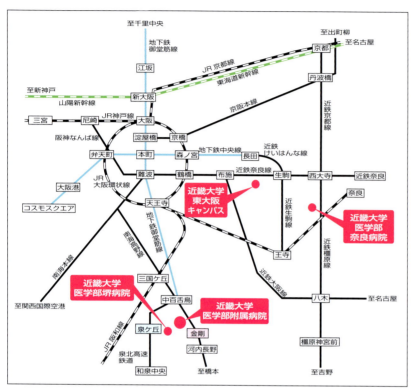

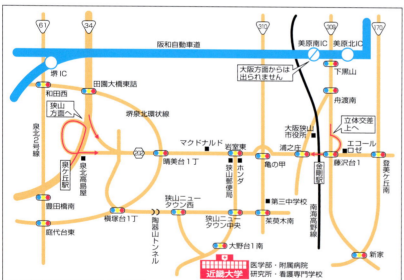

【大阪方面より電車・バスでお越しの場合】

地下鉄御堂筋線 新大阪駅
↓ 約15分
南海電車 なんば駅
↓ 約23分
南海高野線 金剛駅 / 泉北高速鉄道 泉ケ丘駅
↓ 南海コミュニティバス 4番乗場「狭山ニュータウン・泉ケ丘」行 / 南海コミュニティバス 1番乗場「狭山ニュータウン・金剛」行
↓ 約15分
近畿大学医学部附属病院

【お車でお越しの場合】

駐車場は収容台数に制限があり、また駐車するまでにお待ちいただく場合がございますので、公共交通機関でのご来院をお願いいたします。

各診療科のご案内

- **3F** 産婦人科、小児科、眼科、皮膚科、泌尿器科、耳鼻咽喉科、疼痛制御センター（麻酔科）、形成外科、歯科口腔外科、東洋医学診療所
- **2F** 循環器内科、内分泌・代謝・糖尿病内科、消化器内科、血液・膠原病内科、腎臓内科、神経内科、腫瘍内科、呼吸器・アレルギー内科、メンタルヘルス科、外部（上部消化管、下部消化管、肝胆膵）、外科（肺）、外科（乳腺内分泌）、外科（小児）、脳神経外科、心臓血管外科、心療内科、漢方診療科、緩和ケア科
- **1F** 整形外科、放射線治療科、放射線診断科、リハビリテーション科

外来受付時間

	平日	土曜	休診日
予約がない又は紹介状をお持ちでない患者さん	8時30分～11時30分	8時30分～11時00分	日曜・祝日 創立記念日（11月5日） 年末年始（12月29日～1月3日）
紹介状をお持ちの患者さん	8時30分～14時00分		

近大病院の最新治療診療施設

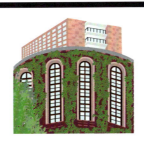

01 早期消化管がん（食道がん）
― 食道表在がんの内視鏡治療 ―

症例
60歳代後半、男性。食べ物を飲み込んだときに胸の奥にチクチクする感じがあり、かかりつけ医を受診しました。胃カメラ検査を受けたところ、胸部食道にわずかに赤くなった粘膜を確認しました。同部を生検したところ、がんが検出され、当科に紹介がありました。

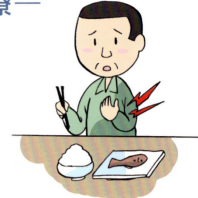

食道がんとは？

食道は喉と胃をつなぐ管状の臓器で、食べ物を口から胃に送る働きをしています。その食道の壁は4mmほどの厚みで、内側から外側に向かって粘膜層、粘膜下層、固有筋層、外膜の4つの層に分かれています（図）。

がんは、一番内面の粘膜層から発生して次第に外側へと広がってゆきます。粘膜層にとどまるがんを早期がん、粘膜下層まで広がったがんを表在がん、筋層まで広がったがんを進行がんと呼びます。粘膜下層に達すると20～40％の割合でリンパ節に転移するといわれています。もし転移がなければ、内視鏡（胃カメラ）で食道壁のがんの部分を取り除きさえすれば、完治できる可能性があります。

食道がんは、お酒、たばこ、熱いもの（お粥など）を好む人にできやすいといわれています。食道がんは初期症状がないことが多く、検診やドックの際に発見されることがしばしばあります。

食道がんは早期にリンパ節に転移しやすい

食道がんは胃がんや大腸がんと比較して早期にリンパ節に転移しやすく、早期の段階で発見することが大変重要です。早期の病変は正常部分との違い（色調や凹凸）が軽微であり、CT検査や血液検査ではまず検出できません。内視鏡（胃カメラ）検査が適

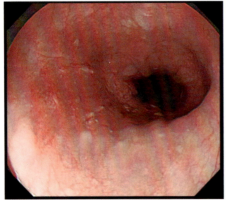

画像1 胸部中部食道にわずかに赤みがかった領域（がん）を認めました（左）。ヨード散布すると、がんの存在（↑）が明瞭となりました（右）

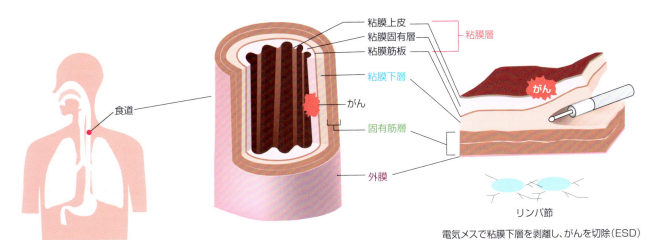

図　食道壁の構造
食道壁は内側から粘膜層、粘膜下層、固有筋層、外膜から構成されます

電気メスで粘膜下層を剥離し、がんを切除（ESD）

していますが、それでも検出が難しいこともあり工夫が必要です。

具体的には、ヨードという色素を食道内に散布して観察したり（画像１）、当てる光の波長を変えて（NBI）観察したり、小さな超音波装置を内視鏡の先端に装着したりして、がんの壁内への浸潤程度も詳しく診断します。内視鏡（胃カメラ）検査の大きな利点は、直接組織を採取してがんがあるかないかを顕微鏡検査で確認できることです。

がんが見つかった場合は、表在がんであってもリンパ節転移をきたす危険性があることに注意して、体幹部造影CT検査やPET検査なども追加して転移を確認します。

体にやさしいEMR、ESD

食道がんの治療法は主に内視鏡治療、外科手術、抗がん剤治療、放射線治療があり、がんの広がりによってその方法を選択します。進行がんになってしまうと内視鏡治療の選択肢はなくなります。

がんが10mm程度までの大きさの場合は、スネアという金属性の輪状の道具で病変を一つかみして切除（内視鏡的粘膜切除術：EMR）し、それ以上に広がる病変は針状の電気メスを用いて病変部を端から剥がして一括切除（内視鏡的粘膜下層剥離術：ESD）します（図、画像２）。今日では、ほぼ全周に近く広がるような病変でも内視鏡で治療できる場合があります。症例にもよりますが、ほとんどの方が治療後２日目から食事をとることができ、約１週間で退院しています。

2014年の食道腫瘍の内視鏡治療症例は62例（EMR：10例、ESD：52例）、一括完全切除率は98.4％（61/62）でした。

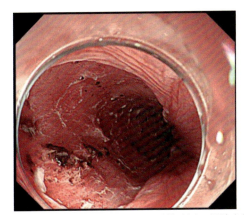 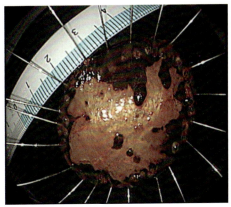

画像２　がんの部分を内視鏡で剥離（左）。切除された標本（右）

02 進行胸部食道がんの手術
― 症例ごとの最善をめざして ―

> **症例**
> 60歳代後半、男性。2か月前から食事が詰まる感じを自覚していましたが、お茶で流し込んで放置していました。しかし、最近は流動食がやっと通る程度で、体重も減り、声も嗄れてきたのでかかりつけ医を受診。食道がんと診断され、転移の可能性があると言われて当科を紹介されました。

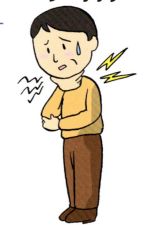

胸部食道がんとは？

食道は、咽頭と胃をつなぐパイプのような臓器で、頸部、胸部、腹部食道に大別されます。胸部食道がんは胸部中央のやや背側にあり、気管・肺・心臓・大動脈などの重要臓器と接していることが特徴です（図1）。

国内の食道がんは90％以上が扁平上皮がんという細胞で、喫煙と飲酒に密接な関連があり、男性が女性の6倍も罹患率が高くなっています。一方、欧米で半数以上を占める食道腺がんは、国内では数％の発症に過ぎませんが、肥満や逆流性食道炎との関連から近年、増加傾向にあります。

胸部食道がんの特徴は以下の4点です。①食道扁平上皮がんは非常に進行が早い（症状を自覚して約3か月で水分も通りにくくなる）②生命維持に関与する重要臓器に接しているため、容易に食い込んで（浸潤）切除不能になりやすい③非常に早期の段階から広範囲（頸部・胸部・腹部）にリンパ節転移を伴う④手術リスクが非常に高い。従って、早期発見はもちろん、症状があればすぐに専門医を受診することが重要です。

進行度診断と検査

進行度は、腫瘍の深さ、リンパ節転移の程度、遠隔転移の有無の3要素で決定され、I期からIV期までに分類されます。ちなみに進行がんとは腫瘍の深さが筋層以深に達する腫瘍です。上部消化管内視鏡検査での直接観察と組織検査、造影CT（断層）検査での腫瘍の周囲臓器への浸潤およびリンパ節や肝臓・肺への転移の有無、さらにFDG-PETというがん細胞を光らせる

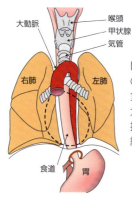

図1　胸部の解剖と食道の位置関係
食道は、気管・肺・心臓・大動脈などの重要臓器と接しています（心臓は点線で省略）

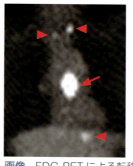
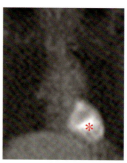

画像　FDG-PETによる転移評価（左）と術前化学療法の治療効果（右）
食道腫瘍（←）、転移リンパ節（▶）、心臓への生理的（正常な）集積（＊）

検査で（画像）、全身の転移やほかのがんの重複の有無を精査して最終的にステージを決定します。

治療方針

当院では、外科・消化器内科・腫瘍内科・放射線科合同の検討会（キャンサー・ボード）で全例の治療方針を検討しています。現在、切除可能進行食道がんの標準治療は「術前化学療法＋手術」で、全身と局所の合わせ技で治癒をめざすというものですが、全例に有効ではなく、副作用も伴うことから、症例ごとの適応が求められます。

私たちは、FDG-PETが腫瘍の大きさや活動性の評価、さらに予後（再発リスク）の予測にも有効なことを明らかにし、その集積の程度から術前化学療法の適応を個別化し、治療の質と成績の向上を図っています。また、腫瘍の局所進展で切除困難が予想される腫瘍に対しては「術前化学放射線療法（抗がん剤＋放射線）＋手術」で局所の相乗効果による完全切除をめざしています。

手術方法と術後経過、予後

手術は、胸腹部の食道切除と頸部・胸部・腹部のリンパ節の切除（首と胸の境界のリンパ節を術中に病理検索し転移がなければ頸部は省略）の後、胃を細い管（胃管）にして食道を再建するというものです（図2）。近年は胸腔鏡や腹腔鏡を使って行われる症例も増加しており、切除困難な放射線治療後の手術（サルベージ手術）でも、10cmの小開胸と胸腔鏡の補助で切除は可能です。術後の課題は、縫合不全と肺炎の克服で、当科は手術の改良を重ねた結果、縫合不全率は現在約1％強、術後の肺炎も医師、看護師、理学療法士の連携によるチームサポートで、予防に最善を尽くしています。

5年生存率（5年後に患者さんが生存している確率）の全国平均は、Ⅱ期で約50％、Ⅲ期では25％前後ですが、私たちの検討では術前治療によって

PETで集積（腫瘍の活動性を示すシグナル／画像左の白い部分〈▶と←〉）がなくなるほどの効果があれば、Ⅲ期でも約60％の5年生存率が期待できます。

ちなみに、この患者さんは胸部中部の進行食道がんで、声帯を動かす反回神経周囲のリンパ節転移で嗄声を生じた以外にもFDG-PETで多数のリンパ節転移を認めました。しかし、術前化学療法によって治療後にはPETの集積は全て消失し（画像右）、右反回神経も切除することなく根治的に切除されました。術後5年、再発もなく、元気に仕事に復職しています。

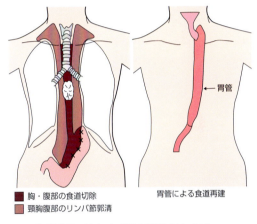

図2 切除範囲（左）と食道の再建方法（右）

診療実績

2014年にキャンサー・ボードで検討した食道がん総数は180例（初発／153例、再発／27例）で、食道がん切除数は70例、食道関連手術を合わせると86例の手術治療を行っています。03年から09年までの進行度別の5年生存率を示します（図3）。

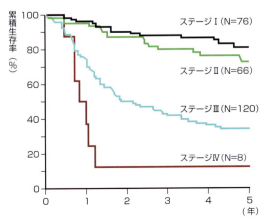

図3 当科における食道がんのステージ別5年生存率
5年以上の術後経過を追跡した2003～2009年の270症例

03 頸部食道がん
―声を残して、がんを治す―

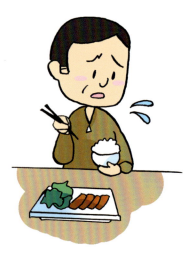

症例
60歳代前半、男性。2か月前から食事が飲み込みにくく痛みを感じていましたが、炎症だろうと放置していました。しかし症状は悪化し、むせもひどくなったため、かかりつけ医を受診。頸部食道がんと診断され、食道とともに喉頭の切除が必要で声を失うと言われ、当科に紹介されました。

頸部食道がんとは？

　頸部食道がんは、食道がん全体の約4～5％と頻度は少ない疾患ですが、胸部食道がん同様に悪性度の高い腫瘍です。ただ、頸部食道は喉頭と解剖学的に一体化しており（図1）、複雑な神経反射と協調運動で液体や食物が気管に入る誤嚥を防いでいます。そのため、これらの機能を温存して頸部食道を切除することは困難な上、頸部に代用となる消化管もなく治療が複雑です。

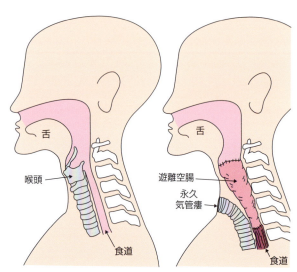

図1 頸部の解剖（左）と標準術式（右）
喉頭と食道は一体化。手術では喉頭とともに腫瘍がひと塊に切除され、遊離空腸で再建

診断と治療方法

　診断に要する検査や進行度は、胸部食道がんと同様です。気管浸潤例でも喉頭・気管合併切除によって根治できる半面、浸潤がなくても術後の誤嚥のリスクから喉頭を合併切除するのが標準手術とされているため、術後は通常、声を失ってしまいます。近年は、抗がん剤と放射線を併用する化学放射線療法によって、手術しないで腫瘍の完全消失を図る治療が行われています。頸部食道は放射線の感受性も高く、当院では約3割の方がこの治療だけで根治しています。

　ただ、腫瘍が遺残または再増殖した場合には手術で切除するしかありません。通常は、喉頭、気管、頸部食道とともに左右の頸部リンパ節を切除し、小腸の一部（空腸）を頸部に移植して消化管を再建（遊離空腸再建術／咽頭・食道との消化管吻合と顕微鏡下の血管吻合）、最後に前頸部に永久気管瘻を作成します（図1）。術後は空気と食事の通り道は別で誤嚥の心配はありませんが、声が出せない、鼻がかめない、頸部まで入浴できない、吸入による気道の乾燥予防が必要など、問題と注意点があります。

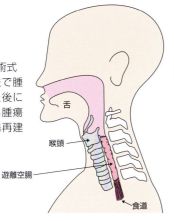
図2 喉頭温存術式 化学放射線療法で腫瘍縮小を図った後に喉頭温存による腫瘍切除と遊離空腸再建を行う

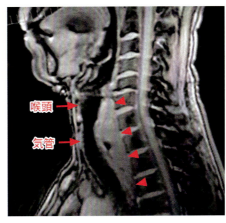

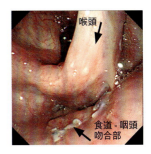
画像 治療前のMRI像（左）、喉頭温存術後の下咽頭の内視鏡像（右）下咽頭に及ぶ頸部食道がん（◀）下咽頭まで切除して吻合

機能温存と安全性の向上

　私たちは長年この問題に取り組んできました。まずは根治目的で化学放射線療法を行い、腫瘍が消失すれば経過観察、遺残すれば喉頭温存による治癒切除をめざしています。このため、喉頭と食道の限界までの剥離法や術後の誤嚥予防のための嚥下補助術式を考案して機能温存と安全性の向上を図り、医師、看護師、理学療法士がチーム一体となって術後リハビリをサポートすることで喉頭温存を可能にしてきました（図2）。自分の声で会話ができることの意義は計り知れません。患者さんとともにリスクを共有して一緒に取り組んでいきたいと思っています。

　ちなみに、この患者さんは、食道入口部から胸部上部食道に一部かかる大きな腫瘍で喉頭合併切除は避けられないと思われましたが、化学放射線療法で著明な縮小が得られ、喉頭温存による腫瘍の切除と再建ができました（画像）。退院後は声を使う職業に復帰され、術後5年、再発もなく経過しました。

診療実績

　現在、頸部食道がん全体の約半数の症例で喉頭が温存できるようになっています。あきらめないで、一度相談してください。

診療科案内
外科（上部消化管外科）

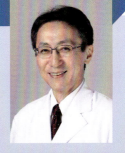

　早期がんに対する低侵襲手術から化学療法や放射線治療を駆使して切除をめざす進行がん、さらには他院での治療に難渋する症例や手術後の再建困難、あるいは再発例に至るまで可能性があるならばリスクを恐れずベストを提供することで、患者さんはもちろん、地域の医療に最大限貢献していくことを目的としています。

　前項で述べたキャンサーボードは毎週月曜の午後5時から開かれ、進行度と患者さんの全身状態を考慮して最も有効な治療が検討されますが、それが患者さんにとってのベストとは限りません。患者さんが望む治療は何かを最大限に尊重し、皆さんの話を十分聞いた上で最も総合点の高い治療を最終的に決定しています。わずかの可能性でも望まれるなら私たちの総力で限界を超える方法を考え、患者さんとともにリスクを乗り越えていきたいと思います。私たちは常に最高の手術が提供できるように日々メスと心に磨きをかけて取り組んでいます。医療の中心は患者さんです。悩んでいるより一度ご相談ください。

■外科（上部消化管外科）ホームページ
検索 近畿大学　食道胃
と入力してください。

◆教授・診療部長／安田卓司（写真）
◆教授／今本治彦
◆講師／新海政幸
　　　　安田　篤
　　　　白石　治
　　　　岩間　密　ほか
◆客員教授／古河　洋

04 食道がんの放射線治療
―体にやさしい治療―

症例
70歳代半ば、女性。嚥下障害・体重減少・食欲低下を主に訴えて医学部堺病院消化器内科を受診。上部消化管内視鏡で食道がんを指摘され、当院へ治療依頼にて紹介がありました。上部消化管カンファレンスで化学放射線療法となりました。

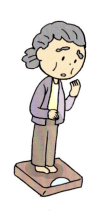

放射線治療の適応

食道がんの放射線治療は、切除可能な早期食道がんから切除不能な局所進行食道がんまで、幅広い適応があります。その中でも遠隔転移のない切除不能食道がんでは、抗がん剤と放射線療法を併用した化学放射線療法が標準治療となっています。ただし、化学療法が併用できない高齢者や合併症がある患者さんは放射線治療単独での治療となります。

当院では、年間約50件の食道がんに放射線治療を行っています。UICC2002(国際的な病期分類)による病期別の5年生存率（5年後に患者さんが生存している確率）はⅠ期89％、Ⅱ期68％、Ⅲ期26％、Ⅳ期7％となっています(図)。Ⅰ期の表在食道がんは手術に近い治療成績となっています。

化学放射線療法の実際

食道がんに対する化学放射線療法では、1回2グレイ（放射線の単位）を30回、計60グレイを照射します。月～金曜の週5回照射を行い、6週間かかる治療になります。シスプラチンと5-FUという化学療法を同時に併用します。

化学療法は持続点滴が必要なため、その期間は入院での治療となりますが、放射線治療単独の場合は外来通院でも治療可能です。患者さんの状態や生活環境などに合わせて化学療法併用の有無や外来・入院治療などを決定しています。

「画像a」に示すのは70歳代半ばの女性。気管への浸潤が疑われるⅣ期の局所進行食道がんでした。放射線治療前は大きな原発巣（最初にがんが発生した病変）により、流動食しか食べられない状態でした。放射線治療60グレイと化学療法(シスプラチン・5-FU) 2コース併用でがんは消失し、4年経過した現在も再発はなく、通常食の摂取ができ元気にされています（画像b）。

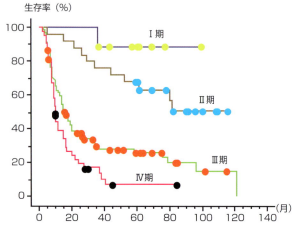

図　当院の食道がんに対する(化学)放射線治療による病期別生存率

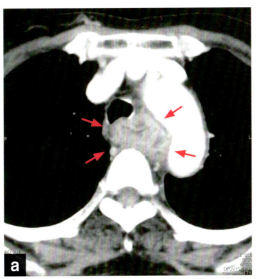
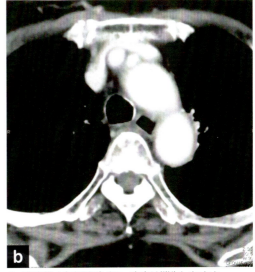

画像 a. 放射線治療前CT、中央の矢印部分が食道がん。b. 治療後4年経過時CT、病変は消失したまま

頸部食道がんに対する強度変調放射線治療

当院は頸部食道がんに対して喉頭温存手術を積極的に行っています。しかし、がんが進行してくると喉頭も同時に切除しなければなりません。そのような患者さんの喉頭温存を目的として、頸部食道がんに対し強度変調放射線治療（IMRT）を行っています。通常の放射線治療では周囲のリスク臓器（喉頭・脊髄・肺など）によって、病変に十分な線量が入らないことがありました。

強度変調放射線治療では多方向からさまざまな強度の放射線を使うことで、リスク臓器への線量を軽減しつつ、病変全体に十分な線量を投与することができるため、治療効果の向上が期待できます。食道がんに対してIMRTができる施設は国内でも少なく、今後の普及を目標として、現在は多施設共同試験（臨床試験）として行っています。

■放射線治療科ホームページ

検索　近畿大学　放射線治療
と入力してください。

トピックス① ── 放射線治療科
強度変調放射線治療（IMRT）
前立腺がんや頭頸部腫瘍に良い適応

高精度放射線治療法の進歩の1つとして、強度変調放射線治療（IMRT）が挙げられます。IMRTの有効性を明らかにする臨床試験が幾つも報告され、IMRTは放射線治療の日常診療を大きく変える照射法となっています。従来の照射法では、腫瘍が脊髄などの重要リスク臓器を凹型に取り囲むような場合には、腫瘍に十分な線量を照射できませんでした。

これを可能にしたのがIMRTです。多方向あるいは回転する強度変調ビームを照射することで、凹型の線量分布が作成できるようになり、IMRTによって障害が少なく、かつ効果の高い放射線治療が実現可能になりました。線量増加が効果的な前立腺がんや、耳下腺への線量を減らすことで唾液腺障害を避けられるようになった頭頸部腫瘍はIMRTの良い適応です。当科は、このIMRTを15年前から実施し、豊富な経験を持っています。

当科ではがんの部位別の担当医制としていますので、紹介に際しては患者支援センターを通じて、対応する担当医の出ている診察日を予約していただくようお願いします。

05 下咽頭がんの治療
—発声機能温存のための方策—

症例
70歳代後半、男性。舌がんで4年前に手術、術後放射線治療を行いました。年1回行っているスクリーニングの胃カメラで下咽頭がんが見つかりました。放射線照射後ということもあって、声帯を含めた切除手術が必要になるかもしれないとの説明を受けた後に、当科に紹介がありました。

下咽頭がんとは？

頭頸部がんの発生頻度は、全てのがんの約5％を占めています。このうち下咽頭がんは約1割を占めるといわれています。男性は女性の4～5倍の頻度で発生し、年齢は50～60歳代に多く発病するといわれていますが、高齢化に伴い70歳代や80歳代の患者さんにもしばしばみられます。喫煙、飲酒は発がんとの因果関係が強いといわれ、ヘビースモーカーで大酒家は下咽頭がんの「高危険群」と考えられています。

以前は、早期発見が難しくリンパ節に転移した進行がんと診断される症例が多くみられましたが、NBI内視鏡の普及（画像1）や、食道がんをはじめ上部消化管がんの患者さんへの重複がんスクリーニングの徹底で、早期発見のケースが増えています。

人間の「のど」は、咽頭と喉頭からできています。このうち咽頭は鼻の奥から食道までの食べ物と空気の通り道で、上・中・下咽頭に分かれています。下咽頭の下方は食道と、前方は喉頭とつながっており、食べた物はこの中を通過して食道へ送られます（図）。このように発声や嚥下に密接に関与している部位であることから、治療成績だけでなく治療後の機能温存も考慮した治療計画を立てる必要があります。

ステージ3、4の進行下咽頭がんの標準治療は、手術を行い、術後病理結果をみて、（化学）放射線療法を行うか検討します。しかし、国内外ともに、いまだ標準治療が確立されているとは言い難く、施設間の違いがあるのが現状です。そこで、私たちは毎週、頭頸部がんカンファレンスを行って患者さんの治療方針を検討しています。

医療の世界は日進月歩、医療技術はどんどん進歩しています。今日の常識が本当に明日の常識なのか、日々考える必要があります。耳鼻咽喉科医（手術）、

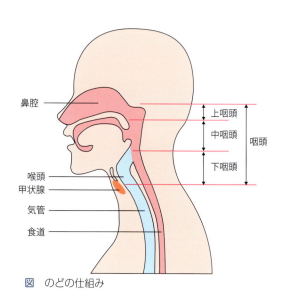
図　のどの仕組み

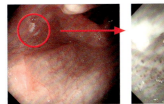

画像1　下咽頭表在がん
拡大NBI内視鏡にて表面血管の拡張がみられます
生検の結果、上皮内がんでした

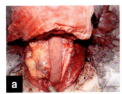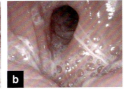

画像2　進行下咽頭がん
咽喉頭頸部食道摘出後、遊離空腸で再建
a. 遊離空腸で再建
b. 術後6か月の内腔写真。粥食が摂取可能となりました

放射線科医（放射線治療）、腫瘍内科医（抗がん剤治療）のスペシャリストが集結して行うカンファレンスは、同一施設内で個々の患者さんに、最適な治療を行うテーラーメード治療だと自負しており、私たちの検討では、医療にかかる費用の軽減、QOL（Quality of Life：生活の質）および治療成績の向上を認めました。

診断と検査内容

まず経鼻内視鏡検査による観察、腫瘍の生検（組織採取）を行います。下咽頭は構造上観察しづらい部位ですが、バルサルバ法やキリアン法（座位にて前屈みになる）を使って、慎重に観察を行います。近年、NBI内視鏡で表在がんも分かるようになってきました。頸部超音波検査も同時に行い、頸部リンパ節転移の有無、部位、大きさ、個数などを評価します。原発巣の広がり、頸部リンパ節転移、遠隔転移の評価のために造影CT、MRI、PETを施行し、進行度を精査の上、治療方針を検討しています。

また、食道がんに代表される上部消化管領域のがんの合併率が約30％と重複がんの合併が高率であるため、治療前の上部消化管内視鏡検査が必須となっています。

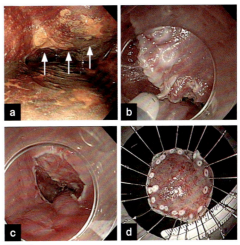

画像3
a. 左梨状窩にルゴール染色の不染領域を認めます
b. 内視鏡下に粘膜を切除しているところ
c. 切除後
d. 摘出標本。肉眼的、病理学的にも margin（切除断端）陰性で、追加治療は行いませんでした

治療方針と手術方法、予後

①遊離空腸による再建手術

進行下咽頭がんの手術では、下咽頭や場合により頸部食道の全周切除が必要です。このため上部消化管外科、形成外科と合同で遊離空腸による咽頭再建を行っています（画像2）。空腸再建での問題は吻合血管のトラブルですが、2010年から4年間に行った25例では、空腸壊死例は1例もありませんでした。下咽頭がんは頸部リンパ節転移の頻度が高く、原発巣の拡大切除を行う症例の多くで、両側の頸部リンパ節の切除（両側頸部郭清）を行います。

②経口的下咽頭がん切除

近年、NBI内視鏡の普及によって咽頭の表在がんの発見率が増加しています。消化器内科医と合同で、全身麻酔下で彎曲型喉頭鏡を使って経口的内視鏡下切除を行っています（画像3）。3泊4日程度の入院が必要となり、この方法を使えば、下咽頭表在がん以外にもT1、T2病変（早期の浸潤がん）にも適応になると考えます。ちなみに今回の症例では、舌がんの術後照射が行われており、一般的には喉頭の摘出が必要でした。しかし彎曲型喉頭鏡を駆使して、十分な下咽頭、頸部食道の視野を確保し、内視鏡を

使ってはっきり見える状態を確保した上での内視鏡的粘膜下層剥離術（ESD）を行いました。

③下咽頭部分切除

腫瘍が下咽頭に限局しているT1、T2病変では、下咽頭を部分切除する方法があります。しかし初期治療例では（化学）放射線治療の方法もあり、QOLを考慮すると後者の選択が標準的といえます。そこで放射線治療後に再発した場合がベストな適応といえます。切除範囲が小さい場合は、そのまま縫い縮めることができますが、比較的大きい場合には前腕皮弁や空腸パッチによる再建が必要となります。一時的に気管切開が必要ですが、後日、閉鎖して発声が可能になります。

④化学放射線療法（CRT）

シスプラチン（CDDP）に代表される抗がん剤との併用による化学放射線治療は、手術加療の治療成績に近づいてきています。しかし音声機能が温存できたとしても、①気管切開孔が閉鎖できない②嚥下機能の低下が著しい③再発時の救済手術が困難であるなど解決すべき問題も多くあります。

そこで当院は、前述のようにカンファレンスで治療方針を検討し、病気の進行度だけでなく、患者さんの社会的背景、年齢、全身状態などを総合的に判断して、治療方針を検討しています。当院は日本臨床腫瘍グループ（JCOG）の参加施設で、専任の腫瘍内科医が科学的根拠に基づいた抗がん剤治療を行っています。

診療実績

下咽頭がんを含め年間約100例の頭頸部がんの手術を行っています。下咽頭がんにおいて2013年は9例の拡大切除（うち7例が遊離空腸再建）、20例の化学放射線療法を行いました。2000年からの9年間に先行頸部郭清後、化学放射線療法を行った下咽頭がん48例の5年疾患特異的生存率（下咽頭がんによって死亡していない人の割合）は60％、5年喉頭温存率（声帯が残せる人の割合）は70％でした。

診療科案内
耳鼻咽喉科（頭頸部腫瘍グループ）

私たちのグループでは、耳（外耳、中耳がんなど）、鼻・副鼻腔（鼻腔、上顎がんなど）、口腔（舌、歯肉、頬粘膜がんなど）、咽喉頭（上・中・下咽頭、喉頭がんなど）、唾液腺（耳下腺、顎下腺がんなど）、甲状腺（甲状腺がんなど）に発生するがん、つまり頭蓋底から頸部に発生するがんの診断・治療を行っています。

近年、がん治療はチーム医療で行うことが主流となってきています。私たちも10年前からこのチーム医療を導入しており、治療成績の向上や患者さんのQOLの向上がみられるようになりました。毎週、耳鼻咽喉科医、腫瘍内科医、放射線腫瘍（治療・診断）医、コメディカルとカンファレンスを行い、患者さんの治療方針の検討や、治療中・治療後の評価を行っています。

また、全国的にみてもまだまだ満足のいく成績が得られていないがん種や一部の進行がんに対しては、腫瘍内科医と連携して化学放射線療法、術前化学療法の臨床試験を行っています。私たちは発声、構音、嚥下などに関与する身体活動にとって非常に重要な器官を扱っていますので、治療成績の向上、機能障害の軽減という相反する事象に向き合いながら努力を重ねています。

◆耳鼻咽喉科
　准教授／寺尾恭一
　講師／北野睦三
　　　　藤原良平
　助教／速水康介
　　　　森川大樹
　　　　木村隆幸
◆放射線科治療医
　教授／西村恭昌
　講師／横川正樹
　助教／石川一樹
◆放射線診断医
　講師／柏木伸夫（IVR担当）
◆腫瘍内科医
　講師／田中　薫
　　　　林　秀敏
　　　　吉田健史
　助教／高濱隆幸

06 早期胃がんの内視鏡治療
―早期胃がんの高い完治率―

症例
60歳代半ば、男性。自覚症状は特にありませんでした。職員健診の血液検査でピロリ抗体陽性を指摘され胃カメラ検査を受けたところ、早期胃がんが見つかりました。

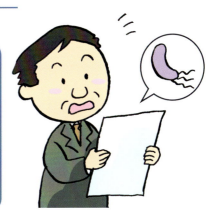

胃がんの原因は、大半がピロリ菌

胃がんは、日本人のがんのなかで最も罹患者数の多いがんで、さらに増加傾向にあります。しかし、がんによる死因別順位では肺がんに次いで2番目で、減少傾向にあります。つまり、胃がんになっても治る人が多くなってきています。

胃がんは粘膜から発生し、初期の段階では粘膜内にとどまっていますが、進行するにしたがって次第に粘膜下層、筋層へと達します（図）。がんが粘膜下層までにとどまっている状態を早期胃がんと呼んでいます。その中でも粘膜までにとどまっている場合には、転移の可能性はほとんどなく胃カメラによる内視鏡的粘膜下層剥離術（ESD、画像）の治療が可能です。粘膜下層にまでに及んでいる場合は、リンパ節への転移の可能性が10～15％で、胃と周囲リンパ節を切除する手術を行います。早期に胃がんが見つかれば、高い完治率が得られます。

早期胃がんのほとんどは無症状で、検診目的で受けた内視鏡検査で見つかることが多いです。早期に胃がんを発見するには、検診や人間ドックで検査を受けることが大切です。また、胃がんの原因のほとんどは、ピロリ菌感染であることが分かっており、現在、胃がん予防のためにピロリ菌に感染した慢性胃炎の除菌治療が行われていて、健康保険でも認められています。ピロリ菌感染が気になる方は、ぜひ医療機関を受診してください。

2014年の当科の実績は、早期胃がん206例、217病変をESD施行。一括完全切除率は98.6％です。

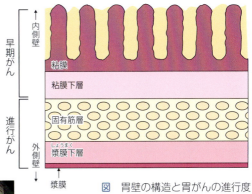

図　胃壁の構造と胃がんの進行度

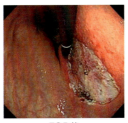
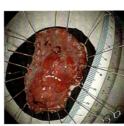

早期胃がん　　　ESD後　　　切除病変

画像　内視鏡的粘膜下層剥離術（ESD）

07 胃がんの外科治療
―進行度に合った手術を選択―

症例
- 60歳代前半、男性。定期健診の消化管透視で胃に異常を指摘され、かかりつけ医で内視鏡検査を受けたところ、組織検査で胃がんと診断され、当科に紹介となりました。
- 内視鏡、CTの精査の結果、早期がんと診断されましたが、内視鏡治療の適応ではありませんでした。

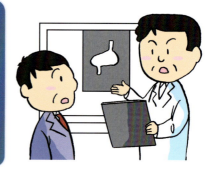

胃がんの手術の種類と適応

　胃がんの治療は、進行度によって化学療法、内視鏡治療、外科手術療法、放射線療法があります。その中で、外科手術療法は、内視鏡治療の適応にならない早期がん（未分化型や粘膜下層以深に浸潤したもの）から、遠隔転移のない進行がんまでが適応になります。

　また、漿膜に達するような、かなり進行したがんや腫瘍径の大きながんなどでは、手術前にまず抗がん剤や放射線治療を行って病巣を小さくしたり、散らばっている可能性のあるがん細胞をなくすなどしてから手術する場合もあります（トピックス「進行胃がんに対する先進医療」、P34）。

　手術術式は切除範囲の大きい順に、全摘術、幽門側切除、幽門保存切除、噴門側切除などがあります（図1）。腫瘍の部位や進行度、リンパ節転移の範囲によって選択し、病巣を完全に切除するとともに、周囲のリンパ節も切除します。また、進行したがんでは、脾臓や膵臓・結腸などを合併切除する場合もあります。全摘術と幽門側切除術は、標準術式として全ての段階で行われますが、そのほかの術式は、縮小手術として、早期がんを対象に行います。

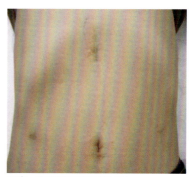

写真　腹腔鏡手術6か月後

　手術のアプローチ方法としては、従来の開腹術と腹腔鏡手術があります。腹腔鏡手術とは、お腹を炭酸ガスでふくらませ、小さい傷を数か所開けてから手術用器具を挿入して行う手術です。腹腔鏡手術の進歩はめざましく、当科では早期がんについては、全ての術式を対象として行っています。手術創が小さく、術後の疼痛が少ないために早い離床、早い回復が見込めます（写真、表、図2）。

　また、進行がんについても、現在、全国的な臨床試験が行われており、当科も参加しています。

　噴門側切除については、独自の再建術を行っており、問題となる術後の食物逆流を防ぎ、術後でもなるべく快適に食事ができるように工夫をするとともに、通常では切除される神経も温存するように心掛けています。

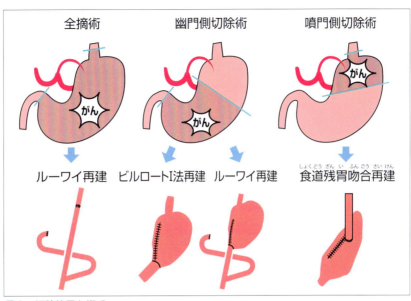

図1　切除範囲と術式

腹腔鏡手術

利　点	欠　点
■ 創が小さい 　・術後の痛みが軽い 　・呼吸器合併症が少ない 　・美容的に優れる 　・離床が早い ■ 術後の回復が早い 　・胃腸機能の回復が早い 　　（腸蠕動など） 　　─食事の開始が早い 　・癒着が少ない ■ 特殊機械を活用 　・拡大視 　・奥まったところが 　　よく見える ■ 免疫機能の維持 ■ 視野が共有できる	■ 視野へのアクセス制限 　（視野の確保） 　・出血に対する対応が困難 ■ 使用機器の取り扱いが難しい ■ 技術的に難しく、 　技術の習熟が必要 ■ 手術時間がかかる ■ 特殊機器 　・コストがかかる

表　腹腔鏡手術の利点と欠点

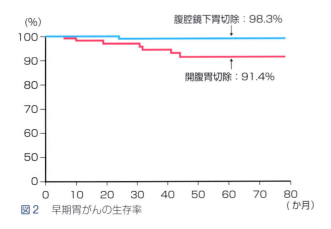

図2　早期胃がんの生存率

胃粘膜下腫瘍に対する手術

　胃の粘膜下腫瘍は、リンパ節切除を必要とせず、腫瘍を部分切除するだけでよい場合が多いため、5cm以下のものであれば、腹腔鏡手術を第一選択としています。腫瘍の形により、胃の外側から部分的に切除する場合と、内側から切除する場合がありますが、どちらもお臍を1か所だけ切開して行う単孔式手術で行います。お臍を切ることで、傷が目立たず、時間がたてばどこから手術をしたか分からなくなります。

手術前に、入念な観察と検査

　最近では、心臓病や糖尿病などの基礎疾患を持った患者さんが多く、そのような方には、合併症を減らすために、術前に十分な検査を行い、まず基礎疾患を治療してから手術を行う場合もあります。80歳以上の高齢者の場合、嚥下機能の低下なども認められるために、2、3日の短期入院の上、日常生活や食事の仕方を観察してから、手術をするかどうかを相談させていただくこともあります。

　十分な説明の上、ご自身の病態を理解し、開腹術か腹腔鏡手術かなどの治療法を相談の上、決定していただきたいと思います。

トピックス② ── 外科（上部消化管外科）
進行胃がんに対する先進医療
腹腔内化学療法

◆がん再発の約50％は腹膜播種

治癒が望める進行胃がんの唯一の治療は手術です。手術の後にティーエスワンという抗がん剤を内服する治療法が一般的ですが、胃がんを手術で完全に取り切り、その後に抗がん剤を内服しても、残念ながらがんの再発を生じる患者さんがいます。がん再発の約50％は腹膜への転移（腹膜播種）です。

それでは、どうして腹膜へ転移するのでしょうか。それは手術時に「がんを完全に取り切った」と思っていても、既に腹腔内にごく少量のがん細胞がこぼれ落ちているからだと考えられています。

胃がんが進行すると、胃の壁の深くまで入り込んでがん細胞が胃の外側に露出します（図―①）。がん細胞が胃の外側に露出すると腹腔にこぼれ落ち（図―②）、こぼれ落ちたがん細胞が腹膜に付着、発育し腹膜への転移（腹膜播種）が生じます（図―③）。

◆進行・再発胃がんに先進医療を行う

腹腔にがん細胞がこぼれてしまうと治療が困難になります。抗がん剤の内服や点滴による治療方法では、腹膜内にあるがん細胞に抗がん剤がほとんど届かないからです。当科では「抗がん剤が届きにくい場所」つまり、腹腔内に直接抗がん剤を届ける方法、すなわち腹腔内化学療法を使った臨床試験を進行胃がんの患者さんに行ってきました。その試験結果を踏まえて、パクリタキセル腹腔内投与が当院外科の申請によって先進医療B47として厚生労働大臣の公示（認定）を受け、施行が可能となりました。

この治療方法はタキサン系と呼ばれる抗がん剤の腹腔内への投与と、ほかの抗がん剤の内服や点滴、加えて手術を併用した治療です。その結果、がん細胞の増殖を抑え、胃の周囲へのがんの広がりや、既に腹膜にこぼれ落ちたがん細胞を消滅させることで、がん再発の低下を期待します。

そのほか、当院では下記「図―②③」の患者さんにも、段階に応じて先進医療を使った臨床試験を行っています。

先進医療を受けるには、厚生労働大臣の定めた要件を全て満たす必要があります。詳しいことは当院「がん相談支援センター」にお問い合わせください。なお、先進医療は健康保険診療との併用が可能です。

近畿大学医学部がん相談支援センター
日時／平日　10:00〜16:00
TEL 072－366－7096（直通）
直接お越しいただくか、電話にてご予約ください

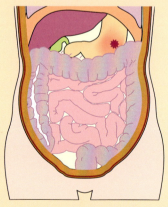

①がん細胞が胃の壁の深くまで入り込んで胃の表面に露出している状態（漿膜浸潤）

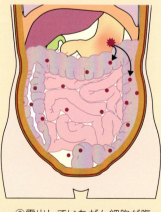

②露出していたがん細胞が腹腔にこぼれ落ちた状態（腹腔内がん細胞診陽性）

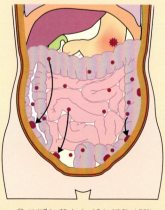

③こぼれ落ちたがん細胞が腹膜へ付着し、発育する状態（腹膜播種）

図　胃がんの広がり方

08 胃がんの薬物療法
― 近年、確実に進歩した抗がん剤治療 ―

症例
60歳代前半、男性。かかりつけ医で健康診断のつもりで受けた血液検査で異常を指摘され、当院に紹介されました。原因を精密検査したところ胃にがんが見つかり、抗がん剤を服用することになりました。

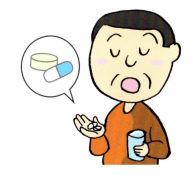

胃がんとは？

日本人がかかるがんは、男性は胃がんが最も多く女性でも3番目に多いとされています。このように頻度の高いがんですが、胃がんの初期は無症状のことも多く、症状がないからと安心していては手遅れになってしまいかねません。もちろん胃痛、胃もたれ、げっぷ、食欲不振、体重減少などの症状で発見されることもありますが、健康診断などでたまたま受けた血液検査やエコーなどで偶然発見されることも少なくありません。

また胃がんによる胃痛が起こっても胃薬を服用すると簡単に治まることも多く、安易に胃薬を服用することでせっかくの早期発見のチャンスを逃すこともあります。このため、少しでも症状があれば胃の内視鏡検査を早めに受けておくことが大切です。

また、胃がんのほとんどはピロリ菌という細菌の胃への感染で発生することが分かっています。胃内視鏡や血液検査などでピロリ菌に感染していることが分かれば、すぐに退治する薬を服用することをお勧めします。飲み薬を1週間服用するだけでピロリ菌は駆除でき、胃がんの大部分を予防できます。

胃がんの診断と治療方針

胃がんは、その進行の程度を表す病期（胃がん取扱い規約）があり、Ⅰ期からⅣ期までの段階があります（表）。治療法は病期によって異なり、概略として表中に記載しているように、Ⅰ期の中でごく早期のものは内視鏡で切除、もう少し進行すれば手術、Ⅱ期、Ⅲ期は手術と抗がん剤の組み合わせで治癒をめざします。Ⅳ期になれば、抗がん剤で主

	N0	N1（1～2個）	N2（3～6個）	N3（7個以上）
T1a(M)	ⅠA 内視鏡切除	ⅠB	ⅡA	ⅡB
T1b(SM)	ⅠA	手術		
T2(MP)	ⅠB	ⅡA	ⅡB	ⅢA
T3(SS)	ⅡA	ⅡB	ⅢA	ⅢB
T4a(SE)	ⅡB	ⅢA 手術＋補助化学療法	ⅢB	ⅢC
T4b(SI)	ⅢB	ⅢB	ⅢC	ⅢC
Any T/N, M1	Ⅳ　化学療法			

表 胃がん取扱い規約による病期分類と、その治療方針
「T」は胃がんの胃壁における根の深さ（Tの後の数字が大きいほど深い）、「N」は転移しているリンパ節の個数、「M1」は肝臓や肺、腹膜などへの遠隔転移があることを表しています。表中に病期ごとの治療方針を記載。化学療法は抗がん剤治療のこと

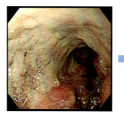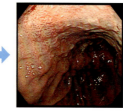

画像 抗がん剤投与前後の胃がんの様子
胃全体に白く広がるがんの部分が抗がん剤投与により、ずいぶん小さくなり色も正常の色合いに戻り始めています

に延命をめざします。実際には病期はこれまで蓄積された医学データにより、表に記載されているようにIA、IB、IIA、IIB、IIIA、IIIB、IIIC、IVともう少し細かく分類されています。

免疫力を活性化する新薬の治験も

不幸にして胃がんになってしまっても、治療は大きく進歩してきており、5年生存率（5年後に患者さんが生存している確率）は2012年の全国がんセンター協議会の調査で胃がん全体の71.9％で、病期別に分けるとI期97.6％、II期66.8％、III期45.0％、IV期7.3％です。このように病期によって治療の見通しは大きく異なります。例えばI期なら治療すれば、ほとんどの患者さんが治ると言えます。IV期では7％程度の患者さんしか5年以上の生存は得られませんが、たとえIV期であっても正しい抗がん剤の治療を受けると20人に1人以上の患者さんが5年以上生存するようになったとも言えます。

治療法についてもう少し具体的に述べると、II期III期では手術で目に見えるがんを全て切除した後にTS-1などの飲み薬を12か月間服用しますが、これは手術後、目に見えないような小さながんが残っていても、再発してこないうちに消滅させてしまうための治療です。約1000人の患者さんに協力いただいた臨床試験（ACTS-GC試験）で抗がん剤を服用することで再発が約10％減ることが証明されています。すなわち手術後に抗がん剤を1年間服用することで、手術だけでは治っていなかったはずの患者さんが治っているわけです。

さらに進行して遠隔臓器に転移したIV期の患者さんは、抗がん剤を辛抱強く続けてがんを少しずつ縮めていきます。抗がん剤投与は抗がん剤を使わない場合に比べて平均では約10か月程度患者さんに長生きしてもらえます。ここで早合点してはいけないことは、これらの効果には個人差が大きく、ほとんど延命できない人からがんが消えて治ってしまう人まで治療効果には大きな幅があります。

また副作用に関しても、薬の進歩によって昔のように激しく吐いたり、大変な思いをする患者さんは随分減りましたが、これも個人差が大きく、ほとんど副作用なく治療が受けられる患者さんから、命にかかわるような副作用が出る患者さんまで幅があります。

実際に使う抗がん剤は5-FU系の飲み薬やシスプラチン、イリノテカン、タキサン系抗がん剤を病状に応じて点滴します。HER2という特定のタンパクを発現している胃がんではトラスツズマブという分子標的薬も加えます。抗がん剤は当院では外来の「通院治療センター」という特別な場所で数週間に1回投与することを原則としており、仕事や家庭での生活を過ごしながら治療を続けていくことができます。

なお、健康保険で使用の認められた標準的な抗がん剤がいずれも効かなくなれば、当院では治験といって、一般の病院ではまだ使用していない新薬を提案させていただくことがあります。最近では抗PD-1抗体など、免疫チェックポイント阻害薬が患者さんの低下した免疫力を活性化し、患者さんの本来のがんを治す力を引き出すことが注目されています。この薬で多くの患者さんが長期の生存を達成することができれば、IV期のがん治療そのものが変わると期待されており、当院でも治験として積極的に取り入れています。

抗がん剤の進歩はめざましく、たいへん複雑になってきていますので専門の知識のある腫瘍内科医による早い段階からの治療が患者さんの運命を変える可能性も出てきています。がん治療について、心配な事があれば多数の専門医がいる当科の外来にご相談ください。

09 早期大腸がんの内視鏡治療
―お腹を切らずにがんを治す―

症例 80歳代前半、女性。血便のためにかかりつけ医で大腸内視鏡を受けたところ、直腸下部に約4cmの平らな腫瘍が見つかりました。がんと診断し、外科手術を勧められ、人工肛門になる恐れがあると言われました。高齢でもあり、内視鏡的治療を希望して来院しました。

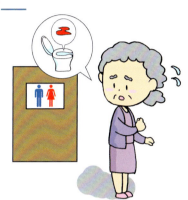

検診、特に内視鏡が大切

国内で1年間に新たに大腸がんと診断された人数は、2010年の統計で男性は約7万人、女性では約5万人であり、増加傾向にあります。死亡数から見ると、男性では3番目に、女性では最も多いがんです。

大腸がんの多くは、早期発見・早期治療すれば完治できます。早期大腸がんは自覚症状がほとんどなく、発見するには検診を受けることが大切です。便潜血検査が有名で、通常2日連続で行います。一度陽性でも、残り一度が陰性だったから問題ないと誤解している人が多いのですが、一度でも陽性なら内視鏡検査を受けてください。便潜血陽性でもがんは数％ですが、ポリープは3人に1人ぐらい見つかります。大腸ポリープのうち「腺腫」は、大きくなるとがんになることがあり、前がん病変とも呼ばれます。

一方、便検査で陽性になりにくい凹んだがんや平らなポリープもあり、症状の有無や便検査の結果にかかわらず、50歳を越えたら、ぜひ一度は内視鏡検査を受けましょう。

内視鏡治療の実際と種類、適応

内視鏡を肛門から入れ、内視鏡の中を通して使用できる細い治療器具を操作して腫瘍を切り取ります。切っている間は痛みを感じません。内視鏡治療のメリットは、体への負担が軽く、入院期間が短くて済むことです。

腫瘍の根元がくびれている場合は、細い部分にスネアと呼ばれる金属の輪を掛け電流を流して焼き切る、「ポリペクトミー」という方法を行います（図a）。平らな形をした腫瘍は、根元に液体を注入し、饅頭のような形に盛り上げてから切り取ります（図b）。内視鏡的粘膜切除術（EMR）と呼ばれ、約2cmまでの病変に対して行います。

大きいものでがんを疑うような腫瘍には、薬液を注入しながら電気メスで薄くはぎ取る、内視鏡的粘膜下層剥離術（ESD）という方法を用います（図c）。2012年4月、健康保険の対象になりました。高度のテクニックを必要とし、どこの病院でもできるというわけではなく、当科では350件以上の実績を持っています。

早期大腸がん全てに内視鏡治療できるわけではなく、転移していたり、転移しそうながんは外科手術

の対象になります。腺腫と、がんが大腸の壁の浅いところにたまっている場合だけ、内視鏡治療を行うことができます（画像）。見極めが重要ですが、最新式の内視鏡であれば90〜95％の確率で正しい診断ができます。

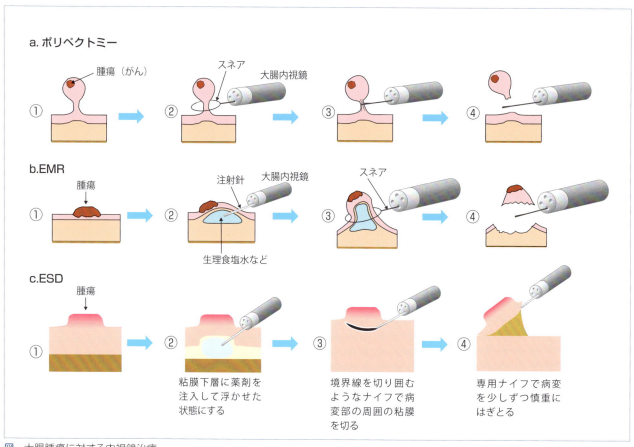

図　大腸腫瘍に対する内視鏡治療

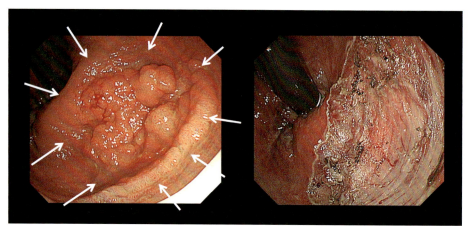

画像　肛門（黒い内視鏡が見えているところ）そば、4cmの平らな直腸がん（左）、ESD直後の同部（右）がんは浅いと判断しました。肛門の痔に近かったので出血しやすい状況でしたが、無事切除できました

10 結腸・直腸がんの腹腔鏡（補助）下手術
― 高度な技術で正確な手術 ―

> **症例**
> 50歳代前半、男性。健康診断で便潜血陽性を指摘され、消化器内科で大腸内視鏡検査を受けたところ、S状結腸に腫瘍が見つかり、組織生検を行ったところ悪性と分かり、外科治療となりました。全身検索で明らかな転移は認めず、腹腔鏡下手術が選択されました。

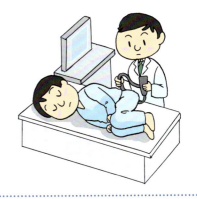

高度な技術を要する腹腔鏡（補助）下手術

近年、欧米での臨床試験の結果を受けて、結腸がん、直腸がんに対して、腹腔鏡下手術が行われるようになってきました（写真1）。

腹腔鏡下手術は従来の開腹手術と比較して、出血量が少ない、疼痛が比較的軽い、術後腸管運動の回復が早く、早期離床や早期経口摂取が可能になり、入院期間が短縮され、早く社会復帰ができるメリットがあります。

さらに、内視鏡の拡大視効果で、より精緻な手術が可能になり、細かい血管もよく見えることで、出血をより少量に抑えることができます。直腸がんでは狭い骨盤内の操作を行いますが（画像1）、この場合でも腹腔鏡で骨盤内を映せることで、手術に関わる外科医全員が画像を共有できるメリットがあります（写真2、3）。

手術時間が長くかかるといったデメリットはありますが、近年の麻酔の進歩で、よほど重篤な合併症のない患者さんには影響はないものと考えられています。また患者さんの要因（過去の腹部〈お腹〉の手術既往〈歴〉や体型など）や技術的要因によって腹腔鏡下手術が難しい場合もあります。この場合は、無理をせずに従来の開腹手術に切り替えて手術を行います。

腹腔鏡下手術は開腹手術に比べて高度な技術を必要とするため、日本内視鏡外科学会の技術認定制度で認定を受けた医師が手術を行います。当院には現在3人の技術認定医（消化器）を有しており、今後も教育により増員予定です。

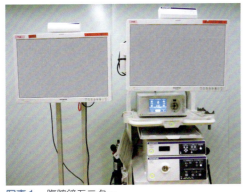

写真1　腹腔鏡モニター

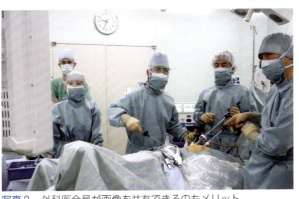

写真2　外科医全員が画像を共有できるのもメリット

10 がん──結腸・直腸がんの腹腔鏡（補助）下手術／外科（内視鏡外科）

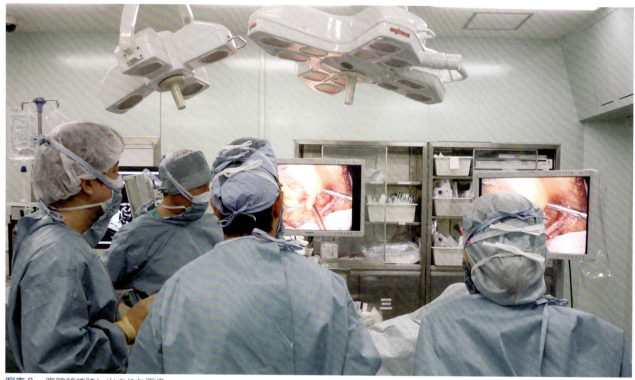

写真3　腹腔鏡で映し出された画像

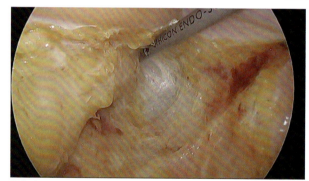

画像1　骨盤内の操作（ほとんど出血がなく手術が可能です）

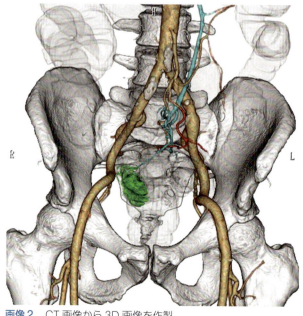

画像2　CT画像から3D画像を作製
（緑色がS状結腸に認めた腫瘍）

習熟した医師による当科の腹腔鏡（補助）下手術

　当科では1995年から大腸がんに対する腹腔鏡下大腸手術を導入し、初期は早期がんに対して行っていましたが、徐々に適応拡大を進め、これまで約550人に実施、症例数は年々増加しています。

　また近年の画像診断の進歩で、術前のCT画像から3D画像を作製して腫瘍の位置、血管の走行を確認し、より正確な手術ができるようになっています（画像2）。

　腹腔鏡下結腸手術については、当院の習熟した医師の下では早期がんだけでなく、進行がんについても対象としており、その手術成績は開腹手術とほぼ同じで、特に短期では開腹手術より勝っている点もあります。

　腹腔鏡下直腸手術についても、対象は前述の結腸がん手術と同じですが、狭い骨盤内の手術を行うため、より高度な技術が必要となります。また大きな腫瘍や進行がん、手術前に高度のリンパ節転移が疑われる症例については、手術前に化学放射線療法を

行い、局所の進行を抑えてから手術を行う臨床試験を実施しています。現在進行がんの割合は結腸がん96％、直腸がん43％となっています。

腹腔鏡（補助）下大腸手術の実際

腹腔鏡下手術は従来の開腹手術と異なり、腹腔内を炭酸ガスで膨らまし、このスペースを利用して手術を行います。また腹腔鏡用のカメラや器械を挿入するために、5mmや12mmのトロッカー（お腹に腹腔鏡器械を挿入するための器具）を適切な場所に挿入します。腫瘍を含めた腸管やリンパ節のある腸間膜を一塊として取り出すため、おへその創(きず)は一般的に3～5cmの皮膚切開をします（写真4）。

切除範囲、リンパ節郭清(かくせい)範囲は開腹手術とほぼ同じです。出血量は30cc程度で、手術前に高度の貧血がない限り輸血の必要はありません。手術時間は症例によってやや差はあるものの、結腸がんで約190分、直腸がんで約220分です。

術後経過は翌日には離床、飲水開始となり、経口摂取は術後3～4日で可能になります。術後の抗生剤はほとんどの症例で手術当日にしか使用しません。輸液は術後、4日程度で抜去可能ですので、それ以降は退院が可能となります。当院での術後在院期間は結腸がんで約9日、直腸がんで約11日となっています。

術後の補助療法に関しては、開腹手術と同様、手術標本の顕微鏡による病理組織学的検査によって決定しています。

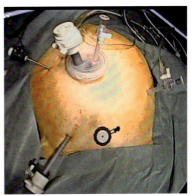

写真4　トロッカー配置
おへそは3～5cmの皮膚切開より装具を装着しています

診療科案内
外科（内視鏡外科）

内視鏡外科手術は、数か所の小さな穴を開けて手術を行うため、痛みも少なく回復も早いので、患者さんにとって利点の大きいやさしい治療法と思われます。また、内視鏡で近接視するため繊細な手術が可能です。しかしながら、全ての病気にできる訳ではありません。現在、がんを対象とした手術が多くを占める中で、治療において最も優先されることは、いかに確実に切除するか（根治性）、いかに安全に手術を行うか（安全性）です。私たちは、内視鏡外科手術を行う上で、根治性・安全性を重視し、必要な場合は開腹術を優先する場合もあります。

また、内視鏡外科手術は多くの器械を使用するため、医師、看護師に加え臨床工学技士も加えたチーム医療が大切です。当院では、2015年4月から「低侵襲外科センター」を設立し、他の診療科とともに、より安全に質の高い内視鏡外科手術を施行するための環境整備や、若手医師や看護師への教育を行っています。

長寿社会となり、人生で複数回の手術を受ける方が増加しています。癒着（腸がお腹の中の他の部位にひっついたりすること）や身体への影響が少ない手術を行うことは、次の手術に対する心身の負担を軽減し有用と考えます。

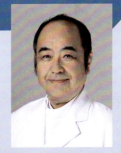

◆教授／今本治彦
◆講師／上田和毅
　　　　川村純一郎
◆医学部講師／大東弘治
　　　　　　　安田　篤

■外科（内視鏡外科）ホームページ
検索　近畿大学　内視鏡外科
と入力してください。

11 直腸がんの手術
― 自然肛門温存のために ―

症例
40歳代後半、男性。半年前から排便時出血と肛門の奥に痛みを感じていましたが、痔だろうと考えて放置していました。最近は症状が強くなってきたので、かかりつけ医を受診。直腸がんと診断され、人工肛門になるかもしれない、といわれて当科に紹介されました。

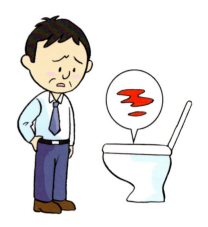

直腸がんとは？

　大腸がんは増加傾向にあり、がん種別の死亡率は男性で第3位、女性では第1位となっています。原因は、主に日本の食生活が欧米化（肉食、高脂肪食）したためと考えられています。大腸は1.5m～2mの長さの腸管で「図1」のように区分されています。それに応じて大腸に発生するがんは、結腸がんと直腸がんに大別されます。

　結腸がんは約60％を占め、ここ20～30年では特にS状結腸の増加が著しい傾向にあります。一方、直腸がんは約40％で、さほど大きな増加はありません。直腸S状部がんは、直腸がんに分類されます。いずれも粘膜（腸管の内面側）から発生し、次第に深く広がり、粘膜下層、筋層、漿膜下層、漿膜（腸管の外面側）と進んでいきます（がんの浸潤）。粘膜下層にはリンパ流がありますので、この深さに達するとリンパ節転移を起こす危険性があります（図2）。

　早期がんの定義は、この浸潤の深さ（深達度）が粘膜下層までとされています。従って早期がんだとしても、リンパ節転移をきたす危険性があることに注意しなければなりません（ちなみに早期大腸がんでリンパ節に転移する割合は約10％）。

　深達度が筋層を越えると、進行がんと定義されます。深くなればリンパ管、血管を介してがんが遠隔臓器に転移する危険性が高くなります。発生部位に近いリンパ節、さらに血流に乗って肝臓、肺に転移することが多くなります。

　進行度に応じてステージ分類がなされますが、深達度の浅いうちはステージⅠ期、Ⅱ期、リンパ節転移があるとステージⅢ期、遠隔臓器転移（肝転移、肺転移）が起こるとステージⅣ期となります。

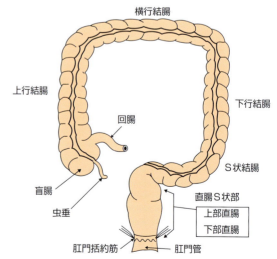

図1　大腸の構造と区分
結腸は盲腸、上行結腸、横行結腸、下行結腸、S状結腸に分けられます。結腸と直腸の境界部は、直腸S状部と呼びます。直腸は上部直腸、下部直腸に分けられます

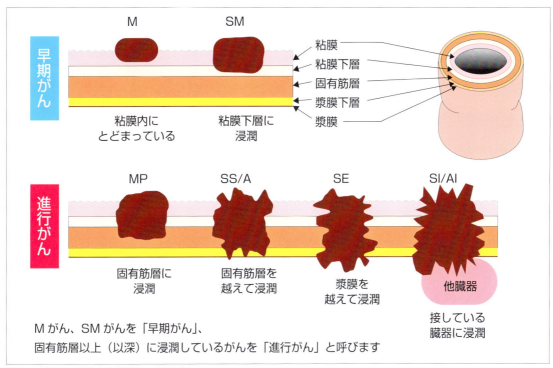

図2　大腸壁の構造と早期がん、進行がん
大腸壁は内壁から粘膜、粘膜下層、固有筋層、漿膜下層、漿膜の5層から構成されます

診断と検査内容

大腸がんは、内視鏡検査で肉眼的に診断しやすく、おおよその深達度まで予想できます。さらに生検（鉗子で組織を採取して病理医が顕微鏡診断）で確定診断がつきます。体幹部造影CT検査で肺転移、肝転移の診断はほぼ可能ですが、ほかの疾患（炎症や肝血管腫）の鑑別やより詳しい検査のためにMRI検査やPET/CT検査を追加するケースもあります。

治療方針と手術方法、予後など

大腸がんは比較的おとなしいがんで、ステージⅢ期以下では手術療法で治癒が望めます。大腸がん全体の5年生存率（5年後に患者さんが生存している確率）はステージⅠ期、Ⅱ期では85％以上、ステージⅢ期では70〜75％。直腸がんは結腸がんよりそれぞれ各ステージで5〜10％程度悪い傾向です。ステージⅣ期（肝転移、肺転移など）となると手術単独では治癒が望めないことが多く、化学療法との組み合わせ（集学的治療）が必要になります。現在の全国平均は約20％ですが、集学的治療の工夫によって改善が期待できる分野です。

手術方法は、結腸がんにはがん部を中心に安全域（口側、肛門側に5〜10cm）を含め、領域リンパ節郭清を行う扇型切除を行い、それぞれの切離端を吻合（縫い合わせ）します。

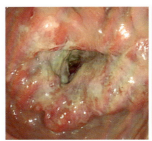
画像1

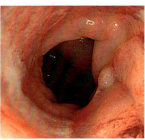
画像2

肛門から4cmに全周性に周堤が盛り上がった直腸がんが認められます。管腔は狭く、内視鏡スコープはこれより口側には通過できませんでした（画像1）。1か月間の化学放射線治療を行い、さらに2か月間は経口抗がん剤を続けて副作用（下痢、白血球減少）が軽減した時期の内視鏡写真（画像2）では明らかに周堤が平低化して内腔も広がっています。内視鏡スコープの通過も容易で口側の観察も可能になりました。ちなみに腫瘍マーカー（CEA値）は191ng/mlから5.7g/mlとほぼ正常域（5ng/ml以下）まで低下しました

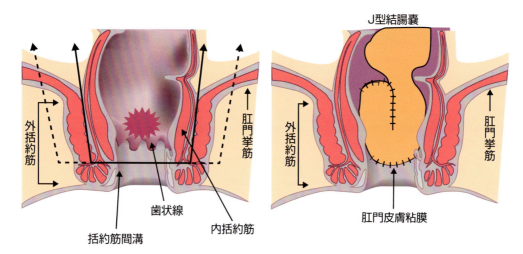

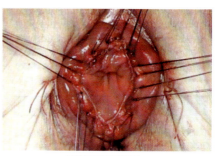

図3
括約筋間直腸切除（ISR）は内括約筋を合併切除する手術法（実線の範囲）
外括約筋も合併切除する術式（ESR／破線の範囲）もありますが、これまでの経験から術後排便機能が極度に低下するので、当科は現在採用していません。再建法は結腸末端をJ型に折り返して内壁を打ち抜き、容量を増やす工夫（便漏れを防ぐ）をして肛門から手縫い吻合を行います

J型結腸嚢肛門吻合

トピックス③ ── 外科（下部消化管外科）
大腸がんに対する腹腔鏡下手術
進行がんにも適応を拡大

　大腸がんの腹腔鏡下手術は1990年代から始められた、比較的歴史の浅い手術方法です。当初は早期がんに対してだけ行われていましたが、徐々に適応拡大を行い、現在では進行がんに対しても行われるようになってきています。

　これは日本内視鏡外科学会が行った全国アンケート調査でも同様の傾向が見られ、2013年に行われた大腸悪性疾患の腹腔鏡下手術は2万件を超えました（うち7割が進行がん）。

　腹腔鏡手術手技の向上と手術技術の進歩によって、開腹手術とほぼ同等の手術ができ、さらに開腹手術と比較して、出血量の減少、疼痛軽減、入院期間の短縮、早期社会復帰といったメリットもあります。しかし、腹腔鏡手術が適応外となる症例もあり、手術前の詳細な検討により手術式を選択しています。

　大腸がんに対する腹腔鏡手術は現在、健康保険適用となっており、安心して受けられる手術式ですので、ぜひご相談ください。

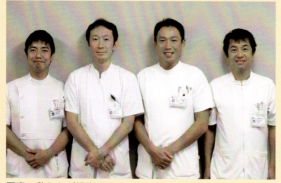

写真　私たちが担当します
左から杉浦史哲、川村純一郎、上田和毅、大東弘治

直腸がんは肛門側との吻合が難しい場合があります。下部直腸は特にそうであり、あまりに肛門に近いと肛門とともにくり抜く手術（マイルス手術）が必要となるケースがあります。この場合は人工肛門が必要で下腹部につくることになります。

この患者さんの場合は、直腸がんの位置（特に腫瘍と肛門の距離）と深達度が重要です。そのために骨盤部MRIは威力を発揮しますが、大腸肛門専門医の直腸診（肛門からの指の診察）もきわめて重要です。肛門括約筋との関係、腫瘍の可動性の有無から肛門温存手術が可能かどうかを判定することができます。当院では極力、自然肛門を温存できるような手術法を選択しています。

しかし、確実な切除のためにはある程度の括約筋合併切除も必要となるため、術後、排便機能に障害をきたす場合（便意を我慢できない、便漏れが起こるなど）もあります。デリケートな問題なので術前にどのような手術になるのか、排便機能はどの程度保持できるのかをよく聞くことが大切です。

ちなみに、この患者さんの直腸がんは、肛門縁との距離が4 cmの進行がん（画像1）、指診による可動性も不良で術前腫瘍マーカー（CEA値）が191 ng/ml（正常は5 ng/ml以下）でしたが、自然肛門温存を強く希望されたので、術前化学放射線療法を実施したところ、がんが著しく縮小したため（画像2）、括約筋間直腸切除（ISR）、J型結腸嚢再建（図3）を行いました。

括約筋保全のため一時的に人工肛門をつくりましたが、6か月後に閉鎖、術後3年目の現在、夜間に多少の便漏れがあるものの日常の仕事は問題なく、男性性機能も保持されています。

診療実績

2014年の大腸がん手術症例は176例（結腸がん107例、直腸がん69例）。うち腹腔鏡下手術は83例（結腸がんの57%、直腸がんの39%）。直腸がんの自然肛門温存率は84%でした。2003年から2009年までのステージ別の5年生存率を示します（図4）。

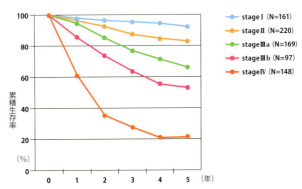

図4 当科における大腸がんのステージ別5年生存率
5年以上の術後経過を追跡した2003年～2009年の795症例

診療科案内

外科（下部消化管外科）

当科では大腸がん（結腸がん・直腸がん）に対する根治手術（がんを治す手術）を中心に、腸穿孔による腹膜炎・腸閉塞・虫垂炎などの緊急手術から痔などの肛門疾患まで大腸外科全般にわたる診療を行っています。

特に大腸がんでは、最新の診断技術を利用したがんの進行度に応じた適正な手術を心掛け、進行したがんに対しては根治をめざす手術を、早期のがんに対しては機能温存をめざす手術を念頭におき、患者さんにとってベストな治療法を選択し、提案しています。

■外科（下部消化管外科）ホームページ
検索 近畿大学 大腸・小腸
と入力してください。

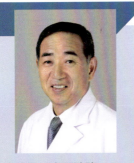

◆教授・病院長／奥野清隆
◆准教授／肥田仁一
◆講師／所 忠男、上田和毅 川村純一郎、大東弘治、杉浦史哲 ほか

12 大腸がんの薬物療法
― 最近20年間で2〜3倍の延命効果 ―

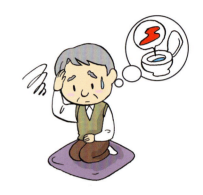

症例 70歳代、男性。血便と全身倦怠感を自覚し、かかりつけ医を受診。肝機能の悪化があり、腹部CT撮影で、S状結腸の肥厚、多発肝腫瘍を認め、外科紹介となりました。大腸内視鏡でS状結腸がんを、PETCTで多発肝転移を認め、化学療法を行いました。

薬物療法の効果

大腸がんが進行していて手術ができなかったり、一度手術をした後に再発や転移が起こり、再手術が難しい場合、抗がん剤を使ってがんの増殖を抑え、延命効果を期待する薬物療法（化学療法）が行われます。

大腸がんの全身化学療法の進歩にはめざましいものがあります。20年ほど前までは全身化学療法による延命効果は半年ぐらいで、国内で使える薬は非常に限られていましたが、ここ15年余りの間にさまざまな薬が登場し、延命効果も平均で2〜3年まで延びています。さらに、最近は全身化学療法によってがんが縮小した結果、手術が不可能だった患者さんでも、手術が可能になるといった例が見られるようになりました（画像）。

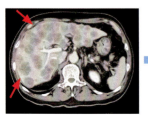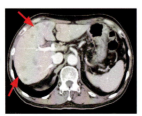

画像 70歳代、男性。S状結腸がん肝転移、FOLFIRI（フォルフィリ）＋セツキシマブ療法導入後、2か月で転移性肝腫瘍の縮小が得られ、体調も改善しました

全身化学療法は、歩行が可能で身の周りのことができる、肝臓や腎臓の機能が低下していないといった条件を満たしている患者さんが対象となります。ただ、75歳以上の高齢の患者さんは副作用に弱く、かえって体力をなくすこともあるため、事前によく説明し、治療を受けるかどうかを決めていただきます。

患者さんに合わせた薬物療法を選択

大腸がんの全身化学療法で使える十数種類の治療薬は、単独、あるいは組み合わせて使います。その中で基本となる抗がん剤はフルオロウラシルです。1990年代前半までは、この薬とフルオロウラシルの効果を高めるレボホリナートカルシウムの併用が中心でしたが、90年代半ば以降、塩酸イリノテカン（商品名／トポテシン、カンプトなど）やオキサリプラチン（商品名／エルプラットなど）、カペシタビン（商品名／ゼローダなど）が新たに使えるようになり、治療の幅が広がりました。

現在は、フルオロウラシルとオキサリプラチンを組み合わせた、FOLFOX（フォルフォックス）療法、塩酸イリノテカンと組み合わせたFOLFIRI（フォルフィリ）療法が標準治療になっています。

こういった抗がん剤治療は、ゆっくりと時間をか

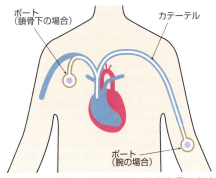
図1　皮下ポートを埋め込んで治療を行います

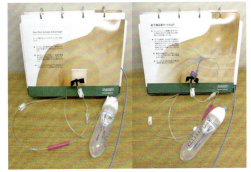
皮下ポートの外観（左）と内部構造（右）

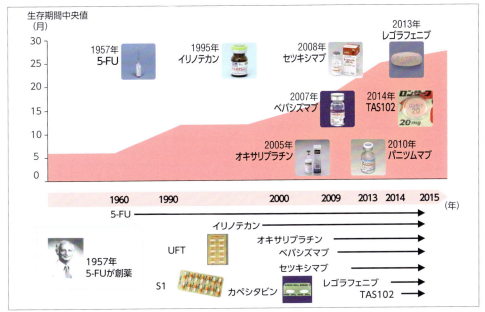
図2　大腸がん治療の変遷／多くの薬剤がこの20年間で開発され大腸がん患者の生存期間が2〜3倍に

けて自宅で抗がん剤を注射するため、皮下ポートを体内に埋め込んで治療を行います（図1）。またポートを使わないXELOX（ゼロックス）療法という治療法もあり、患者さんに合わせた治療選択が可能です。

進行再発大腸がんに分子標的薬を使用

進行再発大腸がんの化学療法では、従来の抗がん剤だけでなく、分子標的薬という新しいタイプの薬も使われています。従来の抗がん剤は、細胞の分裂にかかわる仕組みに働きかけ、がん細胞の増殖を抑えていました。それに対し、分子標的薬は、がんの発生や増殖などに関係する特定の遺伝子やタンパク質の分子を標的として作用することで、がん細胞の増殖を防ぎます。なかには、ある種の遺伝子検査によって効果が予測できる薬も出ています。

現在、大腸がんで有効性が確かめられている分子標的薬は、ベバシズマブ（商品名／アバスチン）、セツキシマブ（商品名／アービタックス）、パニツムマブ（商品名／ベクティビックス）です。ベバシズマブは2007年に、セツキシマブは2008年に、パニツムマブは2010年にそれぞれ健康保険が適用されました。前述した薬剤の効果が落ち、副作用に耐えられる体調だと判断されたときには、レゴラフェニブ（商品名／スチバーガ）が承認され、使用可能です（図2）。

いずれも、これまでの薬の作用のメカニズムと違ったかたちで働きます。分子標的薬の使い方は、治療の初期段階では抗がん剤との併用が基本ですが、がんが複数の治療に耐性を伴い、腫瘍が大きくなって、患者さんの余力に乏しい状況では、まだ使用していない分子標的薬単剤の投与を検討します。

13 肝がんの内科的治療
―治療の完治と新たな標準治療の確立―

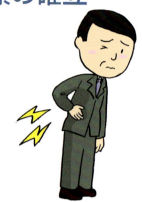

> **症例**
> 50歳代後半、男性。以前から会社の健康診断で肝機能障害を指摘されていましたが、特に精密検査も受けずに放置していました。今回、腹痛でかかりつけ医を受診した際に、超音波検査で肝臓に影があると言われ、精密検査を目的に紹介されました。また、採血でC型肝炎ウイルスに感染していることも判明しました。

肝がんとは？

肝臓は右上腹部で横隔膜の下にあり（図1）、重量が800〜1500g（成人）と体内で最も重い臓器です。その主な役割として、腸で吸収されたさまざまな栄養素を代謝、貯蔵するほか、胆汁の生成や分泌、および解毒や排泄などのように生命の維持に必要な多くの働きを行っています。

肝がんとは肝臓に発生した悪性腫瘍で、日本のがん統計によれば肝がんでの死者数は男性が第5位、女性が第6位となっています。肝がんの原因として、C型肝炎、B型肝炎、アルコール性肝炎、脂肪肝などの慢性の肝臓病が挙げられます。特にC型およびB型肝炎が全体の約80％を占めていますが、最近はC型やB型肝炎を合併していない肝がんが増えています。また、肝がんの発がん率について慢性肝炎では年率1〜3％に対して、肝硬変では年率6〜8％と高くなっています。

がんの進行度に応じたステージ分類があります。肝がんでは単発で病変の大きさが2cm以下がステージⅠ期、複数個もしくは大きさが2cm超の場合ではステージⅡ期、複数個でかつ2cm超ではステージⅢ期、さらに血管へのがん浸潤が加わるとステージⅣa期、遠隔転移があればステージⅣb期となります。

初期は自覚症状がほとんどない

肝臓は「沈黙の臓器」と呼ばれるように、肝臓病の初期では自覚症状がほとんどありません。しかし、肝臓が硬くなるにつれ肝臓の働き（肝機能）が徐々に悪くなり、肝硬変の症状が出始めます。症状としては、食欲不振、倦怠感、腹水、便秘・下痢などの便通異常、黄疸、貧血、こむら返り、浮腫、皮下出血などがあります。

超音波検査で肝臓に「しこり」が発見されると、

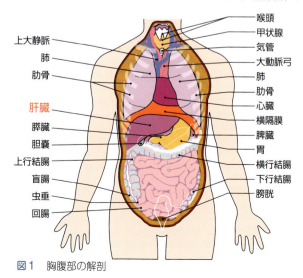

図1　胸腹部の解剖

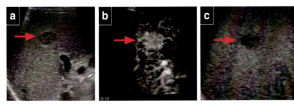
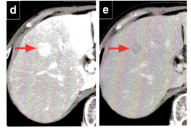

画像 肝がんの典型例
a. 超音波（Bモード）で低エコー結節を認めます
b. 動脈相における造影超音波像。豊富な腫瘍内血流を反映して、早期濃染を認めます
c. クッパー相における造影超音波画像。腫瘍部が欠損像として描出されました
d. 造影CTの動脈相。腫瘍の濃染像を認めます
e. 造影CTの平衡相。腫瘍部は周囲肝実質と比べて低吸収を認めます。この症例に対してはラジオ波治療を行いました

造影CTもしくはMRIを撮像することになります。造影パターンが典型的であれば生検（がん組織を採取して病理医が顕微鏡診断）を行わずに、画像検査だけで確定診断します（画像）。

治療法は、がんのステージと肝機能バランスで決定

肝がんに対する治療法は、がんのステージと肝機能（肝障害度）のバランスによって決定します（P51、図2「治療とアルゴリズム」参照）。

ラジオ波焼灼術は穿刺局所療法の1つです。具体的には、超音波検査で観察しながら肝がん病巣に細い治療電極針を刺して、先端から電磁波を発生させることでがんを熱によって凝固壊死させる治療法です。比較的小さく、個数も少ない場合（3cm以下、3個以下）は、外科手術に匹敵する治療効果があるとされています。特に2cm以下の小型の肝がんだと、小さな負担で根治できます。

肝動脈塞栓療法はカテーテル治療の1つです。足の付け根の動脈（大腿動脈）に挿入したカテーテルは動脈内部を伝って肝臓内部まで先端を進めることができ、がんを栄養する血管を通して抗がん剤や塞栓物質を注入する治療法です。

肝動注化学療法もカテーテル治療の1つですが、皮下に埋め込み型カテーテル・ポートシステムを留置することで持続的に抗がん剤を注入できる治療法です。

分子標的治療薬は最近、登場してきた新しい化学療法の1つです。肝がんではsorafenib（ネクサバール®）が薬剤として使われ、抗腫瘍効果はがん細胞への直接的な作用とがん病巣の血管増生を阻害する作用の両方によるものと考えられています。

診療実績

2013年度のラジオ波焼灼術症例は214例でした。当院のラジオ波焼灼術の成績は、5年生存率（5年後に患者さんが生存している確率）が79％（図2）、局所再発率が4.9％です。また、肝動脈塞栓療法の根治（CR）率は71.4％でした。また、多くの臨床試験（SELECTED、SILIUS、TACTICSなど）を計画、進行することで、肝がん治療の根治と延命への新たな標準治療の確立をめざしています。

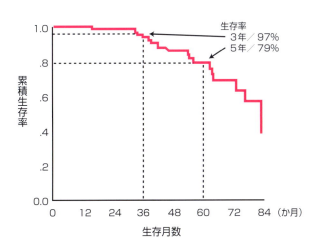

図2 当科における肝がんのラジオ波焼灼術の累積生存率

14 原発性肝がんの外科治療
—安全治療の提供—

症例
60歳代半ば、男性。高血圧と糖尿病でかかりつけ医に通院していました。右腹部に違和感があり腹部超音波検査を行ったところ、肝臓に10cmを超える腫瘤が認められ当科に紹介されました。持病に肝炎などはありませんでした。

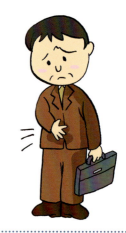

原発性肝がんとは？

　原発性肝がんには肝細胞から発生する肝細胞がんが最も多く、その原因はB型やC型肝炎、肝硬変から発生することがよく知られています。ところが最近ではウイルス性肝炎の病歴がない、糖尿病や肥満のあるメタボリック症候群の患者さんからも見つかっています。肝細胞がん治療には肝切除療法、ラジオ波焼灼療法や肝動脈塞栓療法などがありますが、がんの状態や肝機能の程度で治療法を選択します。肝切除を行うには肝機能が保たれていることが必須条件で、切除後の肝容積が小さすぎると肝不全に陥り、腹水や黄疸が現れ、生命にもかかわってきます。

　一方、肝内の胆管細胞から発生する肝内胆管がんもあります。患者数は原発性肝がん全体の約5％ですが、近年、増加傾向にあります。肝細胞がんと異なりリンパ節転移を認めますが、肝機能は比較的良いので肝切除治療が中心です。これら原発性肝がんの肝切除には従来から行っている開腹下肝切除と体に負担の少ない低侵襲治療である腹腔鏡下肝切除があります。

開腹下肝切除の適応

　進行した肝細胞がんに行います。がんを発見した時点で、腫瘍の大きさが直径3cmを超えるものや、門脈内に腫瘍が広がる場合（門脈腫瘍塞栓／PVTT）は開腹手術で肝切除を行います。PVTTを確認したら、肝機能の維持に欠かせない門脈血流がPVTTで閉塞され、肝機能低下や肝不全から生命にかかわってくるため、門脈腫瘍塞栓を摘出する必要があります（画像1）。

　この患者さんは肝炎の病歴がなくメタボリック疾患を背景にした肝細胞がんと考えられ、肝臓の右半分が腫瘍に置き換わっています（画像2）。肝臓の右半分を切除（右葉切除）しても、術後肝不全に陥る恐れがあるため造影CTを使った肝シミュレーション画像を作成し、術前に術後肝容積の予測や肝内血管の解剖を確かめ安全な手術を心掛けました（図1）。

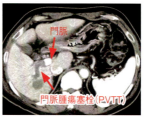 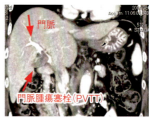

画像1　肝腫瘍から門脈内に腫瘍塞栓が広がっています

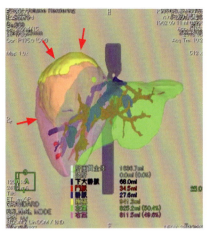
図1　造影CTによる肝シミュレーション画像（黄色部分が肝細胞がん）

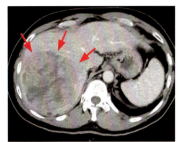
画像2　肝の右葉に大きな肝細胞がんを認めています

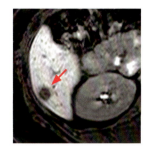
画像3　肝表面に小さな肝細胞がんを認めます。腹腔鏡下肝部分切除を行いました

その結果、肝右葉切除を行いましたが、術後の合併症はありませんでした。肝炎の既往のないメタボリック症候群から発生する肝細胞がんを切除できれば、再発するリスクは少なく肝切除治療の良い適応といえるでしょう。

腹腔鏡下肝切除の適応

腹腔鏡下手術は、消化器手術の中で大きく広がりを見せています。肝切除でも腹腔鏡手術を行っています。もちろん開腹下で行うような大きな肝切除ではなく、腫瘍から1cmだけ離す肝部分切除が中心で腫瘍サイズが小さく、肝表面にある腫瘍が対象です（画像3）。腹腔鏡下手術で行えば大きな手術創もなく術後1週間ほどで退院は可能です。科学的根拠に基づいた肝癌診療ガイドラインでは肝障害度や腫瘍個数、腫瘍サイズでフローチャート式に治療法を推奨していますが、複数の治療法を明記した部分もあります（図2赤塗り）。

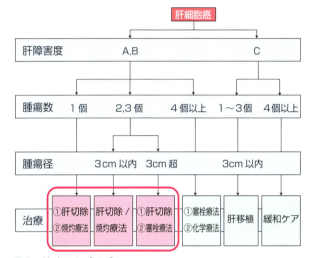
図2　治療アルゴリズム
（科学的根拠に基づく肝癌診療ガイドライン2013年度版から）

ガイドラインからラジオ波焼灼と肝切除ともに治療の選択が可能でも、腫瘍が消化管に近接している場合は、焼灼によって消化管の穿孔リスクを生じ、腹腔鏡下肝切除が良い適応となります。このように個々の患者さんにとって安全で最良の治療を提供するため、ラジオ波焼灼や肝動脈塞栓を行う肝臓内科医と連携して治療法を検討しています。

診療科案内
外科（肝胆膵外科）

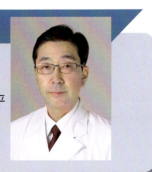

日本肝胆膵外科学会高度技能修練施設（A）として認定されており、肝胆膵外科高度技能指導医2人、肝胆膵外科高度技能専門医3人をはじめ、専門医が治療に携わり、肝胆膵外科領域の高難度手術を年間100例以上、行っています。また、医学部附属病院消化器内科や腫瘍内科とも緊密な連携をしています。

◆教授・副病院長／竹山宜典
◆准教授／中居卓也、松本逸平
◆講師／石川　原
◆医学部講師／亀井敬子
　里井俊平　ほか

15 転移性肝がんの治療
—集学的治療で予後を改善—

症例
50歳代後半、男性。最寄りのクリニックで大腸がんが見つかりました。精密検査を受けたところ肝臓全体にがんは転移し、手術は不可能だと言われました。抗がん剤による治療を勧められ当院へ紹介されました。

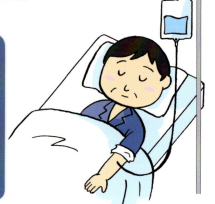

転移性肝がんとは？

消化器がんを代表とする胃がんや大腸がんのがん細胞は、進行すれば血液にのって肝臓へ運ばれ、その場で増殖し転移巣となります。もちろん乳がんや肺がん、婦人科がんも肝臓に転移します。転移性肝がんが見つかれば、できれば外科的に肝切除を勧めたいのですが、手術に向いている場合とそうでない場合があります。大腸がんが最も手術に適していて、手術する患者さんも多数おられます。

一方、胃がんや膵臓がん、食道がん、肺がんなどでは肝転移が見つかっても一般的には切除することはありません。このようながんでは、一見すべての転移巣を切除したと思われても、画像に現れないがんが無数に肝臓の中に残っていることが多く、たとえ手術しても、すぐ肝臓に再発するためです。

また、乳がんなどでは肝臓に転移が見つかっても、既に骨など全身に転移が広がっている場合が多く肝切除には向いていません。その場合、抗がん剤治療である化学療法を行いますが、あくまで延命治療となります。

大腸がんの肝転移には集学的治療

大腸がんは見つかった時点で約20％の方に肝転移しています。さらに、大腸がん経過中でも約70％で肝転移するといわれています。大腸がんの肝転移の場合、肝切除することで約半数は再発することなく治ります。しかし、肝転移巣が広がりすぎて、肝切除後、残った肝臓が小さくなり過ぎる場合は肝切除は不可能です。大量の肝切除は肝不全のリスクを伴うからです。肝切除ができなければ化学療法を選択しますが、がん細胞を完全には死滅できません。

そこで大腸がんが肝転移している場合、当院では大腸外科、肝臓外科、化学療法を担当する腫瘍内科が集学的治療チームを組んで患者さん一人ひとりを総合的に評価し、最善の治療方法を選択しています。集学的治療とは外科療法、放射線療法、化学療法や免疫療法などのがん治療法を効果的に組み合わせることで、治療成績を向上させるものです。

この患者さんの場合、肝全体に転移巣が広がり（画像1）、最初から肝切除は不可能でした。まず化学療法を4か月間行ったことで転移巣は縮小しました（画像2）。その後、大腸がんと肝の転移巣を全て切

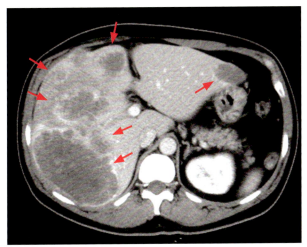

画像1 肝全体に転移が広がっています

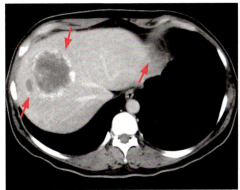

画像2 化学療法を手術前4か月続け、転移巣が縮小しました

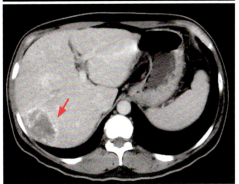

画像3 肝切除を行い、肝の転移巣は完全に摘出しました

除することができました（画像3）。このように肝切除が不可能な場合は、まず効果的な化学療法を行い、転移巣を小さくして肝切除の範囲を小さくします。化学療法は外来通院治療が可能で、外科治療の入院期間も2週間程度です。

化学療法には副作用が現れるものの、腫瘍内科医が副作用をコントロールし、肝と大腸の切除の場合も、私たち肝臓外科医と大腸外科医が協力して安全な手術治療をめざしています。集学的治療を各専門医で行うことが特に重要だと考えています。

補助的肝切除で延命

転移性肝がんの項で触れたように胃がんや食道がん、全身転移が起こる乳がんなどは、以前は肝切除の対象ではありませんでした。しかし、化学療法を始め、その過程に肝転移が縮小傾向を見せ、肝以外の転移巣も縮小するか変化がない場合に肝切除を行う機会が増えてきています。

なぜなら肝転移は転移巣の中で最も生命にかかわるため肝転移巣をできるだけ切除して、コントロールすることが延命につながると考えるからです。肝切除後も化学療法の継続は必要なので、切除は補助的治療と言えます。補助的肝切除の場合でも腫瘍内科と外科が連携を取っています。

16 進行肝がんに対するカテーテル治療
―新しい塞栓物質に期待―

症例
- 70歳代前半、女性。30年前に輸血を受けた経験あり。
- 3年前からC型肝硬変と診断され、かかりつけ医で経過を見ていましたが、超音波検査で肝腫瘍を指摘され、治療の目的で当科に紹介されました。CT検査で肝細胞がんと診断、肝動脈化学塞栓療法を受けることになりました。

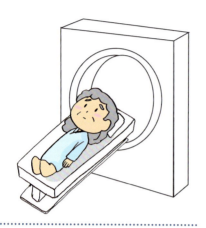

肝がんとは？

　肝臓は腹部の右上にあり、成人で800～1500gと体内最大の臓器です。その主な役割は、腸管で吸収した栄養分などを取り込んで体に必要な成分に変えたり、体内の有害物質の解毒をすることです。肝臓に発生するがんには、肝臓にできた原発性肝がんと別の臓器から転移した転移性肝がんがあります。

　原発性肝がんには、肝臓の細胞ががんになる「肝細胞がん」と、胆汁をつくったり、できた胆汁を十二指腸に流す管（くだ／胆管）の細胞ががんになる「胆管がん」のほかに、小児の肝がんである肝細胞芽腫、成人での肝細胞・胆管細胞混合がん、未分化がん、胆管嚢胞腺がんなどのごくまれながんがあります。国内では原発性肝がんのうち肝細胞がんが90％と大部分を占め、肝がんというとほとんどが肝細胞がんを指します。

　国内では、もともと肝障害が全くない人に肝がんができることはまれで、肝細胞がん患者さんの多くがB型またはC型肝炎ウイルスに感染していて、一部の患者さんは大酒家です。慢性肝炎の患者さんが肝硬変に進行すると肝細胞がんが発生する頻度が高くなります。つまり、慢性肝炎で長期にわたり肝細胞の破壊・再生・線維化を繰り返すことで肝硬変となっていき、その過程で肝細胞ががん化すると推定されています。

肝細胞がん治療の現状

　肝細胞がんの治療法としては①外科的肝切除②経皮的エタノール局注療法③ラジオ波凝固療法④肝動脈化学塞栓療法⑤放射線療法⑥経口抗がん剤治療などがあります。肝細胞がんは直径2cm程度の大きさになると、門脈を経由して肝内各所に転移を始めます（肝内転移）。また、肝細胞がんは前述のように基礎疾患として慢性肝疾患があることが多く、同じ肝臓の全く別の場所に新規の発がんを起こすことも少なくありません（多中心性発がん）。よって、肝細胞がんは肝臓内に多発することが特徴といえます。

　そのため肝細胞がんでは、この①多発性（1つか複数か）②腫瘍の大きさ③肝機能、の3点を考慮して、それに適した治療法が選択されることが多く、さらに、がんが肝臓の表面にあるのか、中心部にあるのかも考慮して治療法が決定されます。

肝動脈化学塞栓療法（TACE）

　肝動脈化学塞栓療法は、肝細胞がんの治療法として1977年に国内から初めて報告された日本発の治療法で

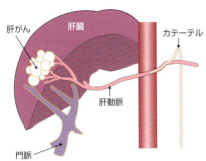

図 正常肝臓は動脈と門脈両方から血流を受けていますが、肝細胞がんは肝動脈からのみ血流を受けるため、カテーテルを肝動脈に入れ、がんに栄養を送る肝動脈のみを閉塞させる塞栓物質を注入します

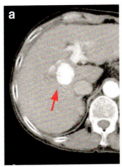
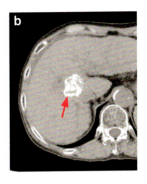

画像2
a. 肝細胞がん治療前のCTにおいて、がんは動脈から流入する造影剤によって白く見えています
b. 肝動脈化学塞栓療法後3か月。肝細胞がんの部分だけに白く見える治療薬が入り、小さくなっています

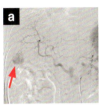
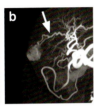
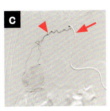

画像1
a. 肝動脈の血管造影画像で肝細胞がんは黒い（血管が多い）塊に見えます（↑）
b. 血管造影を利用したコンピュータ処理画像ではさまざまな角度から血管の走行を確認することができ、治療する血管（↑）を見つけるのに役立てています
c. 極めて細いカテーテル（↑）をがんを栄養する血管だけ（▲）に進めて塞栓することが可能です

す。現在では肝細胞がんの有効な治療法として世界中で行われています。血管撮影の技術を活用して、肝臓に血液を送る肝動脈にカテーテルという細い管を入れて、抗がん剤と塞栓物質を流してがんに栄養を送る動脈を閉塞させることで（図）、がんを死滅させる治療法です（画像1、2）。肝臓は動脈と門脈という2種類の血管から栄養を受ける二重血流支配といわれる特徴を持っています。一方、肝細胞がんをはじめとした肝がんの多くは動脈だけから栄養を受けるため、抗がん剤を集中的にがん組織に到達させるとともに、がんに栄養と酸素を供給する動脈を封鎖（塞栓）して、がんのみを兵糧攻めにすることが可能です。肝動脈化学塞栓療法はこの特徴をうまく利用した治療法で、腫瘍の範囲だけの動脈を狙い撃ちするため、正常の肝臓への影響が少なく、肝機能の低下した患者さんにも行える利点があります。

始めに太ももの付け根に局所麻酔を行い、大腿動脈に細い管（カテーテル）を入れます。造影剤（X線写真に写る薬）を流して写真を撮りながら、がんを栄養する肝動脈にカテーテルを進めます。次に抗がん剤と油性の造影剤であるリピオドールを混ぜて、がんを栄養する動脈に注入した後で、細かくしたゼラチンの粒で塞栓します。カテーテルを体外へ抜去し、管を入れた大腿動脈部を手で圧迫止血して終了です。

所要時間は90〜120分くらいで、この後6時間は病室のベッドで安静にして、穿刺部からの出血がないことを確認後、歩いたりシャワーを浴びたりすることができます。入院期間は3〜7日間が一般的です。塞栓術の後は痛みや発熱が生じる可能性があるので、痛み止めや解熱剤を使う場合もあります。

肝動脈化学塞栓療法により期待できる効果

肝動脈塞栓療法の適応は、少し進行した肝細胞がんで、具体的には、外科的肝切除やラジオ波凝固療法が適応とならない3cmを超える大きな腫瘍や4個以上の多発腫瘍です（全身の状態や、肝臓の状態で治療法が変わることがあります）。治療前にCTやMRI検査などを行い確認します。肝動脈化学塞栓療法を受けた患者さんの2年生存率は75％、5年生存率（5年後に患者さんが生存している確率）は25〜50％と報告されています。効果のある症例ではがんが完全に死滅してしまう場合や、一部残存する場合も、繰り返し治療することによってがんの進行を抑えることができる場合があります。

2014年から血管塞栓用ビーズという新しい塞栓物質が使用可能となり、従来の薬剤で効果の少なかった患者さんに効果が期待されています。

17 膵がんの診断
― 国内トップクラスの実施施設 ―

症例
60歳代半ば、女性。糖尿病の血糖コントロールが悪くなり、腹部超音波検査が行われた結果、膵管拡張を指摘され、当科に紹介がありました。

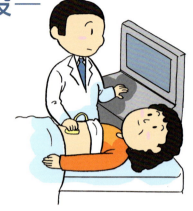

膵がんとは？

膵がんは最近、急増傾向にあり、がん種別の死亡率は、肺、胃、大腸に次いで第4番目になっており、1年間に3万人以上が亡くなっています。その70％以上が転移などの理由で手術ができない状態で見つかっています。膵臓は20cmほどの細長い臓器で、胃の背中側にあります。腹部内臓の最も深い位置にあるため、画像診断が難しい臓器でもあります。

膵がんが起こりやすい人とは？

腹痛、腰背部痛、黄疸、体重減少などが膵がんと関連した症状といわれていますが、症状が現れた状態で診断された場合、そのほとんどは進行しています。従って、膵がんが起こりやすい人が分かれば、積極的に精密検査を行うことで、膵がんの早期発見につながると考えられています。両親や子ども、兄弟に膵がんになった方がいる場合、糖尿病が見つかった場合、糖尿病が悪くなった場合、慢性膵炎と診断されている場合、喫煙している場合に膵がんになりやすいといわれています。

また、血液検査で、アミラーゼなどの膵炎のマーカー、CA19-9などの腫瘍マーカーが高い人も膵がんを念頭に、精密検査を行った方がいいといわれています。さらに、後述の腹部エコー検査で、膵管の拡張、あるいは膵のう胞（液体貯留）を指摘された場合にも膵がんが存在する可能性を考える必要があります。

膵がんの診断に使用される画像検査は？

膵がんの画像診断には、腹部エコー、超音波内視鏡、CT、MRIなどが使われます。腹部エコー検査は最も患者さんの負担が少なく、最初に行われる検査で、膵がんが疑われる人を見つける役割を担っています。しかし、腹部のエコー検査は、観察困難な部位があることが短所で、エコー検査だけで膵がんがないと判断することは危険と言えます。また、腹部エコーで膵管の拡張あるいは膵のう胞が見られた場合には、明らかな腫瘍像が認められなくても、次の精密検査を行う必要があります。

この検査としては、超音波内視鏡、CT、

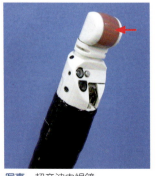

写真　超音波内視鏡
内視鏡の先端部に小型エコー（←）を取り付けています

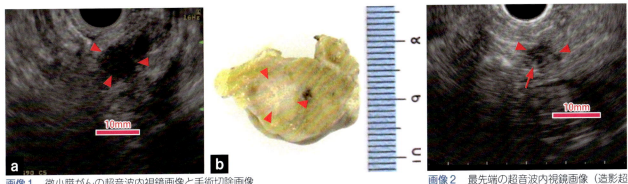

画像1 微小膵がんの超音波内視鏡画像と手術切除画像
a. 超音波内視鏡像。膵体部に直径9mmのがん（▲）を認めます
b. 手術で取り除いた膵がん。超音波内視鏡と同様に直径9mmの膵がん（▲）を認めます

画像2 最先端の超音波内視鏡画像（造影超音波内視鏡検査）
画像1と同様、直径9mmの膵がん（▲）が明瞭に見られますが、さらに膵がんの中の微小血管（↑）が通っているのが確認できます

MRIがあります。特に超音波内視鏡検査（写真）は、内視鏡の先端部に小型のエコー装置が取り付けられ、消化管の近くにある膵臓を近距離から観察する方法です。最も高感度で膵がん（画像1）を検出することができ、この検査を定期的に行った場合、手術可能な状態で発見される可能性が高いことを当院が発表しています。

膵がんを最終診断する方法は？

画像で膵がんを疑った場合でも、手術を行うには確実な診断が必要です。確実に最終診断するためには、腫瘍の一部を顕微鏡で観察する病理診断を行います。腫瘍の一部を取る方法として、前述の超音波内視鏡を使う方法（超音波内視鏡下穿刺生検／EUS-FNA、図1）が行われることが多いです。高解像度で、しかも近距離（約1～3cm）で、膵腫瘍を観察しながら、内視鏡の先端部から出てくる針を腫瘍に刺して、腫瘍の一部を針から吸い上げる方法で膵がんの一部を採取します。

病理診断でがんと診断された場合には、手術などの治療を受けることになります。また、がんと診断されなかった場合には、前述の画像診断を使って慎重に経過観察することになります。

世界初の造影超音波内視鏡を開発

当院は、膵がんの診断の最先端技術を導入しています。特に超音波内視鏡検査は、年間1600件実施しており、国内で最も多い件数です（図2）。また、超音波内視鏡下穿刺生検も年間250件以上実施、国内有数の実施件数です。当院では、この超音波内視鏡における最先端技術である造影超音波内視鏡（画像2）を世界で初めて開発し、膵がんの診断能が最も高い技術を診療で実践し、全国から多くの患者さんが訪れています。

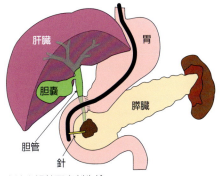

図1 超音波内視鏡下穿刺生検
内視鏡の先端部から出てくる針を超音波画面で確認しながら腫瘍に刺して、その一部を取り、顕微鏡でがんかどうかを確認します

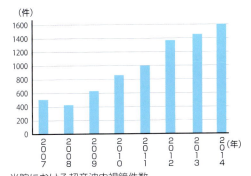

図2 当院における超音波内視鏡件数
検査件数が増えており、現在国内で最も多い件数となっています

18 膵がんの手術
—根治をめざした外科手術を中心とした集学的治療—

症例
70歳代前半、女性。2か月前から上腹部痛があり市販の胃腸薬で経過をみていました。ところが黄疸が現れたため、かかりつけ医を受診。膵がんと診断され、当科へ紹介となりました。

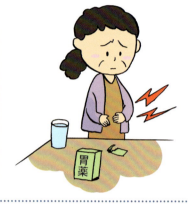

膵がんとは？

膵がんは最も予後不良ながんの1つで、国内では年々増加傾向を見せています。年間死者数は、がん全体の死亡数の4番目に位置付けられています。診断時、既に高度浸潤や遠隔転移を伴っていることも多く、病期の進行した症例が多いのが特徴です。症状としては上腹部痛や背部痛、黄疸、体重減少、食欲不振が現れますが、無症状の場合もあります。このため、膵がんの家族歴、糖尿病・膵嚢胞・慢性膵炎・肥満、喫煙・大量飲酒の習慣など、複数の危険因子がある場合は膵がんの高リスク群として検査を行うことが勧められています。

膵臓は腹膜腔の後方（胃の背側）に位置し、長さ15〜18cm、厚さ約2cmの臓器です。膵臓には膵液という消化液を分泌する外分泌機能とインスリンなどのホルモンを分泌する内分泌機能の2つの働きがあります。解剖学的には頭部、体部、尾部に区分されており、膵頭部では十二指腸、胆管などと近接しています（図1）。このため膵頭部にがんができた場合は、胆管へ浸潤し黄疸などの症状をきたすことがあります。一方、体部や尾部の膵がんでは症状が出にくく、痛みなどの症状が出たときには既に進行していることが珍しくありません。

膵がんの進行の仕方には、以下の4つがあります。

① 局所進展／膵がんそのものが大きくなり周囲の臓器（胆管、胃、十二指腸、結腸、副腎など）や腹部の主要な血管（門脈、肝動脈、上腸間膜動脈、腹腔動脈など）に浸潤します。

② リンパ節転移／膵臓周囲のリンパ節へ、進行すると膵臓から離れた所にあるリンパ節まで転移します。

③ 血行性転移／膵がんからがん細胞が血管の中へ入り、膵臓から離れた臓器で生着、増殖します。血行性転移が最も多い臓器は肝臓です。

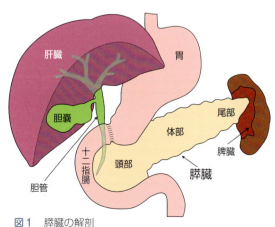

図1 膵臓の解剖
膵臓は頭部、体部、尾部に区分されます

④**腹膜播種**／がん細胞が腹腔内にこぼれて広がり、腫瘍や結節をつくります。また、こぼれたがん細胞によって腹水が溜まることがあります。

治療は外科手術、化学療法（抗がん剤治療）、放射線治療が3つの大きな柱となります。それぞれの患者さんの進行度と状態に応じて、多くの場合は複数の治療法をうまく組み合わせて、最適な治療を行います。

最新のCTは大変有効な検査

膵がんの多くはCTやMRIなどの画像診断でほぼ診断がつきますが、中には難しい場合もあります。特に化学療法を行う場合には、膵がんであることが顕微鏡的に診断されている必要があります。

このため、内視鏡を使った検査で膵液を採取したり、がんに針を刺して一部を採取し、顕微鏡で調べます。また黄疸をきたしている場合は、そのままでは手術や化学療法ができないため、まず内視鏡で浸潤を受けた胆管の内腔にステントを挿入します。ステントによって胆汁の流れが良くなり、黄疸は治ります。黄疸が治ってからがんの治療を始めます。

また、造影剤を使った最新のCTは膵がんの診断だけでなく、周囲臓器や血管との関係が詳しく分かります。現在では病期診断や治療方針の決定に欠かせない検査となっています。また、手術を安全に行うためにも大変有効な検査です。

集学的治療の開発

さまざまな検査の結果、膵がんは①切除可能②切除境界③局所進行切除不能④遠隔転移を伴う膵がんの4つの病期に分類されます。切除可能と切除境界膵がんでは、まず外科切除が考慮されます。切除境界膵がんでは手術時のがんのわずかな取り残しをなくすため、手術の前にある一定期間、化学療法や放射線治療を行ってから（術前療法）、手術をする場

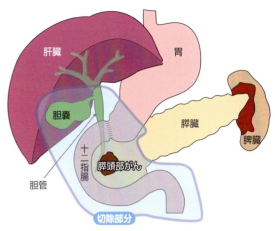

図2　膵頭十二指腸切除術の切除臓器
膵頭十二指腸切除術では膵臓、胃の一部（約3cm）、十二指腸、胆管、胆嚢を切除します

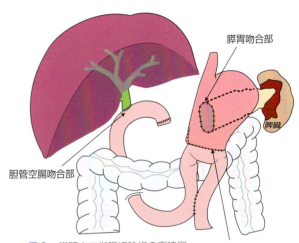

図3　膵頭十二指腸切除術の再建図
膵頭十二指腸切除術では胆管と空腸、胃と空腸、胃と膵臓をそれぞれ吻合します

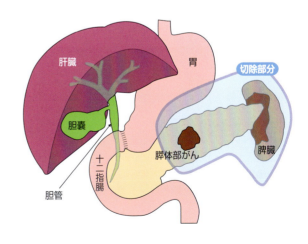

図4　膵体尾部切除術の切除臓器
膵体尾部切除術では膵臓と脾臓を切除します

合もあります。局所進行切除不能膵がんでは化学療法併用放射線療法または化学療法が、遠隔転移例では化学療法が選択されます。外科切除を行った場合は、再発を予防する目的で手術後6か月間の化学療法を行います（術後補助化学療法）。

膵頭部のがんには膵頭十二指腸切除術、膵体部または尾部のがんには膵体尾部切除術という手術を行います。いずれの手術もリンパ節転移の有無にかかわらず、予防的な目的も含めて膵臓周囲のリンパ節を同時に切除します（リンパ節郭清）。膵頭十二指腸切除術では、リンパ節郭清をしっかり行う目的と膵臓周囲の解剖学的な理由から、がんを含めた膵頭部の膵臓と胃の一部（約3cm）、十二指腸、胆管、胆嚢を一緒に摘出します（図2）。

また門脈や肝動脈などに浸潤がある場合は血管の合併切除、再建も行います。切除後は肝臓から分泌される胆汁、膵臓から分泌される膵液（いずれも消化液）と食物のルートを再建します。「図3」に示すように胆管と空腸、胃と空腸、胃と膵臓を吻合し、それぞれのルートを再建します。胃と膵臓の吻合を空腸と膵臓で行う場合もあります。膵体尾部切除術ではリンパ節郭清をしっかり行うため脾臓も一緒に切除します（図4）。

現状では外科切除が膵がんの長期成績を可能にする唯一の治療法とされています。しかし、膵がん切除後の5年生存率（5年後に患者さんが生存している確率）は約20～30％といまだ満足できる成績ではありません。ところが近年、膵がんに有効な抗がん剤が次々に承認され、治療の選択肢も広がり良好な成績が報告されてきています。さらなる治療成績の改善をめざし、外科切除を中心とした化学療法、放射線療法を組み合わせた集学的治療の開発が進められています。

近畿地方有数の手術実績

消化器内科、放射線科、腫瘍内科など膵がん治療に関わる全ての診療科や部門と緊密に連携し、がんの進行度に基づいた最良の治療が提供できる体制を整えています。手術前後に合併する糖尿病は内分泌・代謝・糖尿病内科と協力し治療を行っています。

膵がん手術では近畿地方有数の手術実績を持ち、進行例では血管合併切除再建を含む積極的な根治手術を行っています。膵がん手術では、症例数の多い施設で合併症が少ないことがガイドラインに記載されていますが、当科の年間膵臓手術は100件を超え、膵頭十二指腸切除術は約50件行っています。重篤な合併症はほとんどなく術後補助化学療法もほぼ全例で導入しています。

近年の新規抗がん剤や放射線治療の進歩で、最近は従来、切除不能だった患者さんが切除可能となるケースが増えています。手術の真の有効性については今後、長期にわたる検証が必要ですが、十分な説明を行い、患者さんの同意、希望があれば積極的に手術を行っています。

また、当科では膵がん集学的治療に関する臨床試験に数多く参加し、予後改善をめざした治療開発に精力的に取り組んでいます。臨床試験への参加によって、標準的な治療より、さらに有効な可能性のある最新治療を受けることができます。臨床試験の具体的な内容は当科ホームページをご参照ください。

この患者さんは検査の結果、膵頭部に5cmと非常に大きな腫瘍が見つかり、切除境界膵がんと診断しました。黄疸を内視鏡下胆管ステント留置術で治療した後、抗がん剤2種類を組み合わせた術前化学療法と放射線療法を同時に行う臨床試験を実施しました。約6週間の治療の後、門脈合併切除を伴う膵頭十二指腸切除術を行い、がんを完全に切除し、術後の合併症もなく2週間後に退院されました。

■外科（肝胆膵外科）ホームページ
検索　近畿大学　肝臓・胆道・膵臓
と入力してください。

19 囊胞性膵腫瘍
― がんになる前に手術するにはどうするか ―

症例　60歳代後半、男性。これまで病気らしい病気はしていませんでしたが、健康診断で膵臓に水のたまった袋ができていると言われ、詳しく調べる目的で紹介されました。

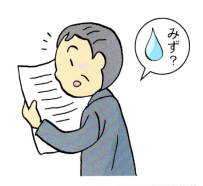

囊胞性膵腫瘍とは？

　嚢胞とは内部に液体がたまった袋のことで、膵臓の中や周りに液体がたまった袋ができた状態を、膵嚢胞と言います。そのうち腫瘍によるものが嚢胞性膵腫瘍です。その中には、ほとんど女性にしかできない粘液性嚢胞腫瘍や、非常にまれな漿液性嚢胞性腫瘍なども含まれますが、日常的によく経験するのは膵管内乳頭粘液性腫瘍という病気で、その英語名の頭文字をとってIPMNと呼ばれます。この病気は、最近、超音波やCTなどの画像診断が発達したことで、よく見つかるようになってきました。

　この病気の正体は、名は体を表すの言葉通り、膵液を出す膵管という管の中に、乳頭（イボのようなもの）状の腫瘍ができて、それが粘液を出すというものです。正常の膵臓はコップ1、2杯の量の膵液という消化液を、毎回の食事の際に一気に十二指腸へ分泌しますが、膵液は水のようにサラサラしています。

　しかし、この腫瘍が分泌する粘液はドロドロしていて簡単には流れないので、流れが滞ってたまってしまいます。膵管は樹木のように中心に幹になる部分（主膵管）があって、そこから枝分かれしています（図1）。

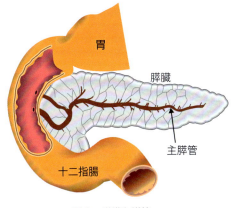

図1　膵臓と膵管

　この腫瘍は主膵管にできることも枝の部分である分枝膵管にできる場合もあり、どこにできるかによって、腫瘍の性質が違うため、前者を主膵管型IPMN、後者を分枝型IPMNと分類しています。主膵管型IPMNでは主膵管に粘液がたまって太くなり、分枝型IPMNでは枝分かれした分枝膵管に粘液が充満して枝がパンパンに太くなり、ブドウの房のような形をした袋状（嚢胞）に見えます（図2）。

　そこで、分枝型のIPMNを嚢胞性膵腫瘍として扱っています。IPMNは、60歳以上の人にできやすく、男性が女性よりも2倍かかりやすいことが分かっています。また、主膵管型と分枝型では分枝型の方が多く7割を占め、分枝型は十二指腸に近い膵頭部にできることが多いといわれています。

19 がん――嚢胞性膵腫瘍／外科（肝胆膵外科）

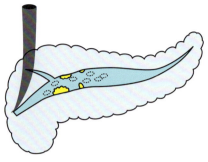

主膵管型 IPMN

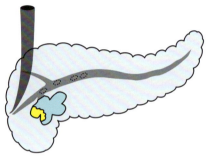

分枝型 IPMN

図2　主膵管型 IPMN と分枝型 IPMN

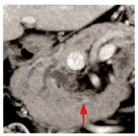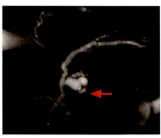

画像1
患者さんの分枝型 IPMN の造影 CT 画像（左）と MRCP 画像（右）膵頭部に分枝型 IPMN が見られ、分枝膵管が袋状に拡張しています（→）

どんな症状があるの？

　この腫瘍は、一般的には症状がありません。健康診断やたまたま別の病気の検査で行った超音波検査やCTで見つかるケースがほとんどです。ただ、粘液が主膵管に詰まる主膵管型や、分枝型であっても粘液が主膵管に出てきて詰まった場合は、膵液の流れが悪くなって食後に腹痛が起きたり、血液中に膵液中に含まれるアミラーゼやリパーゼがあふれて上昇する膵炎を起こすことがあります。

検査と診断は？

　この腫瘍の検査は主として形態学的診断法になります。体外式の腹部超音波検査や、造影CT、核磁気共鳴法によるMRCPで診断ができます（画像1）。ただし、この病気で最も問題になるのは、がん化です。最初は全て良性の腺腫（せんしゅ）で発生しますが、時間経過とともに悪性化してがんになります。がんになっても、いわゆる一般的な膵臓がんよりは性質は良く（「膵がんの手術」、P58）、手術で治せることが多いことが分かっていますが、手術以外に治す方法はありません。手術の時期が遅れると転移や浸潤といったがん特有の進行を示し、こうなると治すことは難しくなります。そこで、どの時期に手術をするかを判断することが重要です。

　主膵管型は見つかったとき、既にがんになっていることが多く、治療の時期を逃すと根治できなくなるため、見つかった時点で手術を行います。一方、分枝型は比較的ゆっくりとがん化するといわれており、高齢の人なら一生手術しなくても済む場合もあります。そこで、がんの可能性が高い場合だけ手術を行います。

　胃や大腸の腫瘍は、直接、内視鏡で腫瘍を観察して一部を採取して、それを顕微鏡で調べてがんかどうかを判定できますが、膵臓の場合は直接取ることは非常に困難です。そのため、これまで多くの症例から、どんな条件があればがんの可能性があるかが分かっており、それによって判定します。判断基準は、分枝型の嚢胞の大きさ、主膵管の太さと、嚢胞内の腫瘍の大きさなどです。分枝型IPMNの嚢胞はそれ全体が腫瘍ではなく、その中のイボのような部分が粘液を出す腫瘍なので、その腫瘍の大きさでがんかどうかを判定します。嚢胞の大きさと主膵管の太さは、普通の腹部超音波検査、造影CT、MRCPで判定できますが、嚢胞内の腫瘍の大きさはこれらの検査では測定できません。そのため、胃カメラの先端に超音波装置が付いていて、胃や十二指腸の中から、膵臓を超音波で調べる超音波内視鏡（EUS）

という検査を行う必要があります。胃や十二指腸は膵臓と接しており、膵臓の内部を詳しく観察でき、嚢胞内の腫瘍の大きさを測定することができます（画像2）。

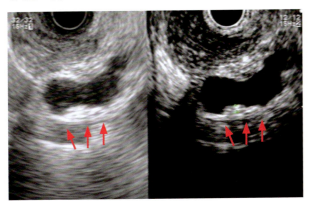

画像2 画像1と同じ患者さんの分枝型IPMNの超音波内視鏡画像
左は血液の流れが白く映る造影剤を使用。膵頭部に分枝型IPMNが見られ、内部に乳頭状の腫瘍が見られます（↑）。腫瘍の大きさは1.2cmでした

どのように治療するの？

主膵管型IPMNと診断したら、がんの可能性が高いので手術を選択します。主膵管の中でその部分に腫瘍があるかは判定が困難なので、多くの場合、膵臓を全て切除する膵全摘術を行います。

分枝型IPMNの場合は、前述の方法でがんの可能性を判断して手術を選択します。分枝型でがんの可能性は低いと判定された場合でも、半年に1回の間隔で検査を行って、がん化していないかを観察し、がん化を疑う変化が見られた場合は手術を行います。

膵頭部にあれば膵頭十二指腸切除術、膵体尾部にあれば膵体尾部切除を行います。この術式に関しては「膵がんの手術」（P58）をご覧ください。ただし、このようにして手術になる場合には周りに広がっている可能性は少なく、一般的ながんの手術とは違って、周りのリンパ節や神経などの組織を根こそぎ切除する必要はありません。膵体尾部切除であっても、一般的ながんの手術とは異なり、膵臓の左側にある脾臓は残すことができます。また、膵臓の中央にできた腫瘍の場合は、膵臓の真ん中だけを切除する膵中央切除という術式も行います（図3）。

手術の結果、たとえがんになっていたとしても、周りに広がっている浸潤がんでなければ、再発することはありません。術後の抗がん剤の治療も必要ありません。ただし、この病気は、残った膵臓に同じ病気や膵がんができやすいといわれており、術後も定期的な検査が必要になります。

ちなみに、この患者さんの場合は消化器内科で詳しく調べた結果、膵頭部4.5cmの分枝型IPMNの中に8mmの腫瘍が観察され、がん化が疑われたため、膵頭十二指腸切除術を行いました。手術標本の顕微鏡検査の結果では、腫瘍の一部はがん化していましたが、周りに広がっていなかったので、再発の可能性はないと判断しています。今後は、定期的に残った膵臓の検査をしていく予定です。

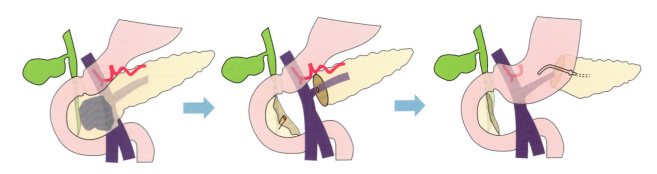

図3 膵中央切除模式図
膵頭部から分枝型IPMNに対して、膵臓の中央だけを切除しました。残った膵臓の左側は胃につないでいます

20 肺がんの外科治療
―安全で確実な手術―

症例　60歳代半ば、男性。20～40歳まで毎日20本のタバコを吸っていました。毎年、肺がん検診を受けていましたが異常の指摘はありませんでした。症状は現れませんでしたが、例年通り検診を受けたところ、胸部X線で異常が指摘され、肺がんかもしれない、と言われて当院に紹介されました。

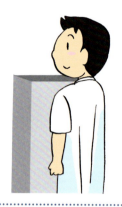

肺がんとは？

　肺がんとは、肺や気管支の細胞から発生したがんである原発性肺がんを指し、大腸がんなどほかの部位のがんが肺に転移した転移性肺腫瘍とは区別されます。

　肺がんの多くは無症状で、胸部X線単純（画像a）やCTスキャン（画像b）の検診で見つかることが多いです。

　肺がんは、病気の進み具合を表す病期はⅠ～Ⅳ期に分類されます。顕微鏡的には小細胞肺がんと非小細胞肺がんに分けられ、さらに非小細胞肺がんは腺がん、扁平上皮がん、大細胞がんに分類されます。

　治療方法として手術、放射線治療、化学療法があります。小細胞肺がんは進行が早く大多数の方が手術対象とはなりません。従って、非小細胞肺がんの病期Ⅰ～Ⅲ期の一部が手術の対象となります。

肺がんの手術とは？

　肺は右は3つ、左は2つの葉からできています（図1）。

　肺がんの手術では腫瘍のある葉全体と縦隔のリンパ節を切除（郭清）するのが標準です（図2）。病変の大きさや性状、患者さんの状態によっては片方の肺を全て摘出する肺全摘術や逆に肺機能温存を目的として縮小手術（区域切除・部分切除）を行うこともあります。

　また、肺への到達方法として、胸を開けて行う開胸手術と、小さい傷を数か所開けて胸腔鏡（ビデオカメラ）を使って行う胸腔鏡手術があります。2011年の国内の肺がん手術3万3878例では62.9％が胸腔鏡手術でした。当院では、病気の進行具合や切除範囲、術中所見、患者さんの年齢や体力などから総合的に検討し、安全で確実な手術を心

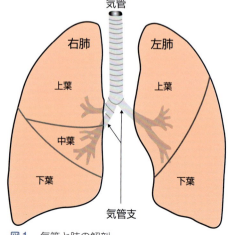

図1　気管と肺の解剖
右肺は3つ（上葉・中葉・下葉）、左肺は2つ（上葉・下葉）の葉に分けられ、それぞれの葉に気管から分岐した気管支が延びています

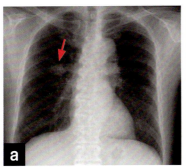 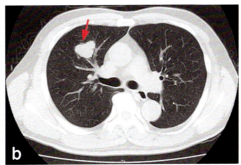

画像 肺がんの画像所見
a. 胸部X線単純画像／右肺の中肺野（右肺中央、矢印先端）に3cmの腫瘤陰影を認めます
b. 胸部CT／画像aと同部位の右肺中葉に腫瘍を認めます（矢印先端）

掛けています。

術後の入院期間は1週間程度です。このように肺がんの手術は現在では安全な手術になりましたが、それでも種々の合併症が起こることはあります。一般的には、肺炎、出血、肺からの空気漏れ（肺瘻）、気管支断端瘻、血栓症、不整脈などがあります。

肺がんの術後補助化学療法

ⅠA期（3cm以下でリンパ節転移なし）の5年生存率（5年後に患者さんが生存している確率）は80％程度にすぎず、満足すべきものではありません。術後の再発は遠隔の臓器に起こることがしばしばで、これは手術時点で、既に微小な転移があったためと考えられます。このようながん細胞を制御するためには、ⅠB期では飲み薬の、Ⅱ－Ⅲ期では点滴の抗がん剤が術後に投与されます。

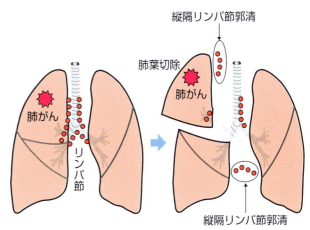

図2 肺がんに対する肺葉切除
葉という肺の袋ごと、肺がんと肺内のリンパ節を切除します
同時に、肺外にある縦隔リンパ節も郭清（切除）します

診療科案内
外科（呼吸器外科）

当科は光冨教授を筆頭に、スタッフ4人で日常診療を行っています。

主に肺がん、転移性肺腫瘍、縦隔腫瘍を中心とした胸部の悪性腫瘍の外科治療を担当しています。

また、呼吸器外科、腫瘍内科、放射線治療科、脳外科で毎週木曜に合同カンファレンスを行い、お互い専門分野の意見を交わしつつ患者さん一人ひとりにとって最適な治療方針を決定しています。

当科では、肺がんの標準治療の大部分や転移性肺腫瘍の手術は、胸腔鏡手術を標準としており、患者さんの負担をできるだけ軽減するように心掛けています。また、当院のリハビリテーション科と連携して、手術患者さん全員に対して、手術前後のリハビリを行い、術後の回復のサポートをしています。

また、当科には診療スタッフ以外にも大学院生4人が在籍しており、肺がんの分子生物学的側面に注目して研究を行い、最小の負担で最大の治療効果を提供することをめざしています。

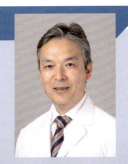

◆教授・診療部長／光冨徹哉
◆講師／武本智樹、富沢健二
◆助教／佐藤克明

■外科（呼吸器外科）ホームページ
検索　近畿大学　肺・胸部
と入力してください。

21　がん――肺がんの個別化治療／外科（呼吸器外科）

21 肺がんの個別化治療
―遺伝子異常に対する治療薬の開発―

症例　喫煙経験のない50歳代前半、女性。ふらつきに対する検査で脳転移を伴う肺がんと診断されました。遺伝子検査でEGFRという遺伝子に異常が見つかり、タルセバ（エルロチニブ）という薬を毎日飲んだところ、肺がんが非常に小さくなりました。

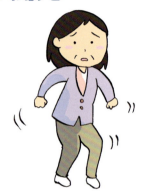

遺伝子異常に基づく個別治療へ

　近年の研究成果によって、がんには多くの遺伝子異常が蓄積しており、しかもその種類や数もがん患者さんごとに違いがあることが分かってきました。患者さんそれぞれの遺伝子異常に合った治療法を選ぶことができれば、より効果が大きく、副作用の少ない治療をできることが期待されます。

　21世紀になってから肺がん患者さんの一部に対して、遺伝子異常に基づいて治療を個別に行えるようになりました（図1）。

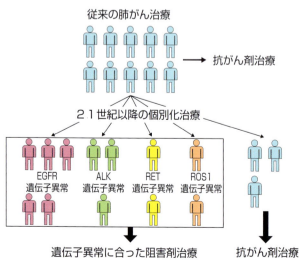

図1　肺がん患者さんの遺伝子異常に合わせた阻害剤を使った個別化治療

がんの「アキレス腱」と分子標的治療

　細胞は多くのタンパクが機能を果たすことで生存しています。遺伝子はタンパクを作るための設計図です。がん細胞には多くの遺伝子異常が蓄積されていますが、全ての遺伝子が重要というわけではありません。がん細胞の生存、増殖は少数の遺伝子だけに強く依存していることが分かってきました。

　つまり、この遺伝子異常は、がん細胞にとって「アキレス腱」といえます。その「アキレス腱」遺伝子が作り出す異常なタンパクの機能を止めることで、がん細胞を死滅させるのが分子標的治療です。肺がんでは、EGFR（上皮成長因子受容体）やALK（未分化リンパ腫キナーゼ）という遺伝子異常に対する治療薬が臨床の場で使われています。

EGFR遺伝子異常に対する治療

　EGFRは、がん細胞の表面に増加していて、がん細胞の生存、増殖を促していることが知られています。2002年にゲフィチニブ、2007年にエルロチニブというEGFRに対する阻害薬が日本で承認されました。当初、一部の肺がん患者さんの腫瘍が著し

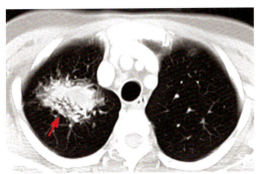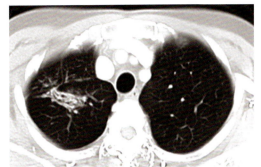

画像 EGFR遺伝子異常をもつ肺がん（↑）に対するEGFR阻害剤による治療例
タルセバ内服前（左）、内服後（右）

く縮小することが知られていましたが、どのような患者さんに効くのかは分かっていませんでした。

ところが、2004年、一部の肺がんにEGFR遺伝子の突然変異が見つかり、その阻害剤（ゲフィチニブやエルロチニブ）が著しい腫瘍縮小効果を示すことが明らかになりました（画像）。つまり、EGFR遺伝子の突然変異は、肺がん細胞の「アキレス腱」だったのです。国内において、この遺伝子異常は肺腺がんの約半数に認められ（図2）、さらに女性や非喫煙者に多くみられることも分かりました。

EGFR遺伝子異常がある肺がんの患者さんに対して、ゲフィチニブやエルロチニブは、従来の抗がん剤よりはるかに優れた効果を示します。

ALK遺伝子異常に対する治療

ALK遺伝子異常は2007年に国内で発見されました。その異常は、ALK遺伝子の一部が切れて、ほかの遺伝子と結合（融合）するというものでした（ALK融合遺伝子）。肺がん細胞はEGFRの場合と同様、これに強く依存して増殖しています。

ALK融合遺伝子は比較的まれで、肺腺がん患者さんの3％に認められるにすぎませんが（図2）、非喫煙者や若い患者さんに多いことが知られています。ALKの阻害剤であるクリゾチニブは2012年に、アレクチニブは2014年に国内で承認されています。

臨床応用が期待される遺伝子異常

近年、EGFRやALKに引き続き「アキレス腱」となり得る遺伝子異常が見つかってきています（図2）。頻度は低いながらも、特にROS1、RETという遺伝子の異常に注目が集まっています。これらは前述のALK遺伝子異常と同じ融合遺伝子であり、2つの遺伝子異常に対する治療薬の開発が急ピッチで進んでいます。

このように、遺伝子異常に従った個別化治療の発展に期待が集まっていますが、全ての遺伝子異常に対して治療法が確立しておらず、遺伝子異常が分かっていない肺がんもあります。近畿大学医学部では、肺がん手術後の腫瘍サンプルを使って、ゲノム生物学教室と共同でさまざまな遺伝子の量や突然変異を幅広く解析し、さらなる個別化の指標となる遺伝子異常の探索を行っています。

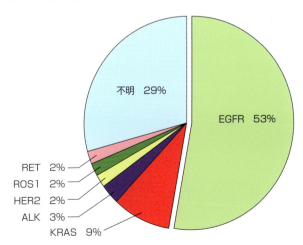

図2 肺腺がんの「アキレス腱」となり得る遺伝子異常の頻度
Yoshida et al. Am J Surg Pathol. 2013
Kohno et al. Nat Med. 2012

22 肺がんの薬物療法
―世界をリードする分子標的治療薬の開発―

> **症例** 50歳代後半、男性。事務職員。肩の痛みを感じて、かかりつけ医から当院を紹介されました。検査で骨転移を伴う肺がんと診断され、がん遺伝子に変異が見つかりましたが、内服抗がん剤（分子標的治療薬）による治療で症状は改善し、仕事を続けながら月に1〜2回受診して治療を行っています。

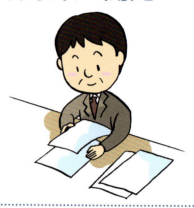

肺がんの薬物療法とは？

　肺がんの患者さんに対して、がん自体に行われる治療には、手術、放射線治療、薬物療法（抗がん剤治療・化学療法）がありますが、手術や放射線治療が局所への治療なのに対して、薬物療法は全身にあるがん細胞に有効な全身治療という点が異なります。

　実際にどんな治療を行うかは、まず患者さんの体調によって決められます。年齢に加えて、心、肺、肝、腎など全身の臓器機能が治療に耐えられるかどうかはとても重要です。次に肺がんの分類（顕微鏡による病理検査で決められた組織型）で決められます。肺がんは腺がん、扁平上皮がん、大細胞がんなどの非小細胞肺がんと小細胞がんに分類されます。

　最後に肺がんの進行度です。進行度によって化学療法だけの治療や、手術や放射線治療と組み合わせて治療を行います。

小細胞肺がんの薬物療法

　小細胞肺がんは肺がん全体の10〜15％を占めるとされ、比較的進行の早いがんですが、一方で抗がん剤による化学療法や放射線治療に対する反応性が良好です。一般的には、一部の例外を除き外科的切除が適応となることはありません。治癒をめざした放射線治療が可能な限局型と、治癒は困難ですが、化学療法によって長生きをめざした治療を行う進展型に分類されます。

　限局型では放射線治療と同時に化学療法を行うことが一般的で、抗がん剤としてはシスプラチンとエトポシドの2剤併用療法を用います。放射線治療の効果を高めることで治癒率を向上させます。

非小細胞肺がん

　肺がんの約80％以上を占める非小細胞肺がんでは、病期によって抗がん剤の使用目的や使用方法が異なります。

　ステージⅡ、Ⅲで手術によって肺がんの原発巣を切除された患者さんでは、術後に抗がん剤治療を行うことで術後再発率を減らすことができます。手術による切除のできないステージⅢの肺がん患者さんでは、放射線治療と同時に化学療法を行います。化学療法と放射線治療を併用することで、放射線治療の効果を高めて治癒率を向上させることができます。

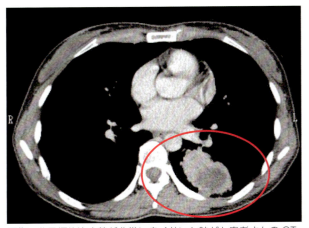
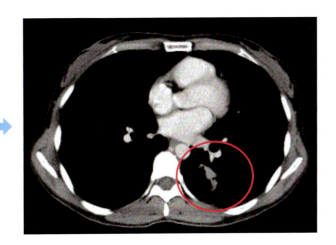

画像 分子標的治療薬が非常に良く効いた肺がん患者さんのCT

　ステージIVでは、化学療法としてシスプラチンやカルボプラチンといったプラチナ製剤を含む併用化学療法が中心ですが、肺がんの組織型やがん遺伝子のパターンによって治療方針が異なります。

　例えば肺腺がんではペメトレキセド（アリムタ）といった薬剤が有効ですが、扁平上皮がんでは反対に効果的ではないことが知られています。またベバシズマブ（アバスチン）といった血管新生阻害剤も腺がんでは有効性を高めるためしばしば使われますが、扁平上皮がんでは副作用が強いため使いません。特に、肺がんの中で最も多い腺がん（約50％）については、遺伝子変異のパターンによって治療方針が異なります。

　EGFRの阻害剤であるゲフィチニブ（イレッサ）、エルロチニブ（タルセバ）、アファチニブ（ジオトリフ）といった分子標的薬は、その標的であるEGFR遺伝子の突然変異がある肺がんに非常に有効です（画像）。しかし、変異のない肺がんでは効果が乏しいため、肺がんの薬物治療を考えるときには肺がんの組織を使ってEGFRの遺伝子検査を、まず行うことが勧められています。

　また肺腺がんの3％にはALKという遺伝子の異常があり、クリゾチニブ（ザーコリ）、アレクチニブ（アレセンサ）といったALK阻害剤が非常に有効で、EGFRの阻害剤の場合と同様に遺伝子検査がきわめて重要です。

　これらの分子標的治療薬に関し、これまで当科は世界をリードしてその開発に取り組み、現在の分子標的治療の健康保険診療での使用が可能となりました。最近ではさらに新たながん遺伝子変異が続々と発見されており、当科ではこれらに有望な分子標的治療薬に対する新規薬剤の臨床試験に積極的に取り組んでいます。今後も新しい有望な分子標的治療が続々と開発されていくことで、患者さんのがん治療に貢献します。

　また、肺がんでは新たな免疫療法も有望とされています。既存の免疫療法のように免疫力を向上させるのではなく、がん細胞が持つ人の免疫力から逃れる機能（PD-1経路）を薬剤（PD-1/PD-L1抗体）で攻撃して、がん細胞が人の免疫から逃れられないようにする手法です。一部の薬剤は悪性黒色腫では既に健康保険適用となっており、肺がんでも有望な治療成績が報告されています。

　当科では免疫療法の開発から携わっており、その副作用の対応も多く経験しています。PD-1抗体が近い将来に健康保険承認時には、肺がん治療に積極的に取り入れます。

23 悪性胸膜中皮腫の治療
―抗がん剤の併用療法で延命効果―

症例
- 70歳代前半、男性。アスベスト工場での勤務歴があります。
- 3か月前から、右胸の痛みと息切れを自覚していました。
- 最近は痛みのために眠れないこともあり、かかりつけ医を受診したところ、胸部画像検査で右胸水を指摘。胸水検査で、悪性胸膜中皮腫を疑われ、当科に紹介がありました。

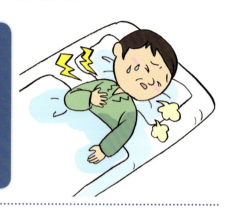

悪性胸膜中皮腫とは？

アスベスト（石綿／せきめん）曝露と関係の深い悪性中皮腫は世界的に急増する傾向にあり、国内でも大きな社会問題となっています。肺、心臓、胃腸、肝臓などの表面は、それぞれ胸膜、心膜、腹膜という膜で覆われています。これらの膜の表面には中皮細胞が一列に並んでいます。この中皮細胞が悪性化したものが悪性中皮腫という病気で、胸膜由来の悪性胸膜中皮腫が最も多くみられます。

胸膜は肺の表面を覆う臓側胸膜と、胸壁を覆う壁側胸膜とに分けられ、これら2枚の胸膜で囲まれた空間を胸腔といいます。壁側胸膜から発生した悪性胸膜中皮腫は、通常、胸水を伴って胸腔全体に広がり、次第に周囲の組織や臓器に浸潤していきます（図）。また、リンパや血液の流れに乗って、リンパ節やほかの臓器に転移することもあります。

胸腔鏡による組織採取で確定診断

胸痛、息切れ、咳などの症状がみられますが、どれも特異的な症状ではないため、早期発見は困難です。胸部単純X線写真やCT検査（コンピューター断層撮影）の所見としては、胸膜の全周性肥厚や腫瘤形成、胸水貯留などが挙げられます（画像1）。

最終的には、胸腔鏡という内視鏡を胸腔内に挿入して、肥厚した胸膜や腫瘤から組織を採取すること

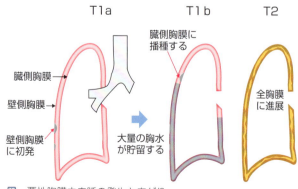

図 悪性胸膜中皮腫の発生と広がり
腫瘍は、壁側胸膜に初発し（T1a）、胸水を伴って臓側胸膜へと広がり（T1b）、やがて全胸膜が腫瘍に置き換わります（T2）

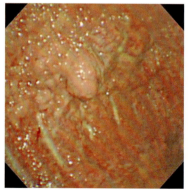

画像2 胸腔鏡所見
胸膜は厚みを増し、顆粒状の腫瘤を多数確認しました

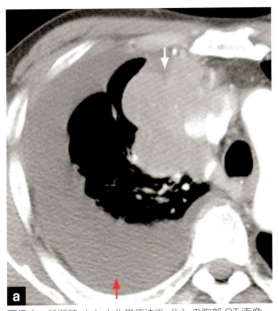
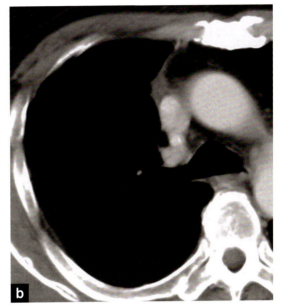

画像1 診断時（a）と化学療法後（b）の胸部CT画像
a. 右胸膜腫瘍（↓）と胸水貯留（↑）を確認しました
b. 化学療法終了後、腫瘍の著明な縮小と胸水の消失を確認しました

によって、病理組織学的に診断を確定します（画像2）。最近、可溶性メソテリン関連ペプチドが血液腫瘍マーカーとして承認され、診断に役立てることができるようになりました。

手術・化学・放射線療法の3つの治療法

悪性胸膜中皮腫の治療法には手術療法、化学療法、放射線療法があります。腫瘍があまり広がっていない場合は、手術療法によって腫瘍を切除します。手術には、2つの方法があります。1つは、片側の肺の全て、壁側胸膜、横隔膜などを一塊として取り除く胸膜肺全摘除術です。この方法は侵襲（体に対する負担）が大きく合併症の発症も予測されるため、臓器機能が十分保たれていて、片肺でも生活できる患者さんに行います。もう1つは、肺を残して胸膜を剥ぎ取る胸膜切除／肺剥皮術です。

手術前に抗がん剤による化学療法を行うことや、手術後に放射線療法を追加することもあります。

腫瘍が手術によって切除しきれないと判断された場合は、抗がん剤による化学療法が選択されます。化学療法は抗がん剤が血液の流れに乗って全身を巡ることによって、全身に広がったがん細胞を攻撃できる利点があります。化学療法だけで悪性胸膜中皮腫を治癒に導くことはできませんが、腫瘍の進行を抑え、症状を和らげるなどの効果が期待できます。

また早期の段階では、手術や放射線療法と組み合わせることによって、治癒率を高めることが示されています。シスプラチンとペメトレキセドという抗がん剤の組み合わせによる化学療法は、大規模な臨床試験によって悪性胸膜中皮腫に対する延命効果が証明されています。さらに、腫瘍縮小だけではなく、痛みや息切れ、咳、疲労感などの症状を和らげる効果も確認されました。

ペメトレキセドとシスプラチンの併用療法は、これら2つの抗がん剤を1回投与した後、約20日間、薬を休みます。この投与と休薬期間を併せて1コースとして、効果があって副作用が許容範囲内であれば4〜6コースを繰り返します。葉酸とビタミンB_{12}は、ペメトレキセドの副作用を抑える効果があるため、補給が必要となります。抗がん剤はがん細胞だけでなく、正常細胞にも影響を及ぼします。特に新陳代謝の盛んな細胞が影響を受けやすく、その結果が副作用として現れます。副作用には自覚症状のある場合とない場合があります。軽度の症状であれば、自然に回復することがほとんどですが、症状

が強い場合には、症状を和らげる治療を行いながら回復を待ちます。

抗がん剤によっては、アレルギー反応、むかつき、嘔吐、腎機能障害などが高い頻度で出現するので、予想される副作用を予防する薬剤をあらかじめ投与しながら化学療法を行います。この患者さんは、ペメトレキセドとシスプラチンの併用療法を4コース受けた後、腫瘍が明らかに縮小し、胸水の消失を確認しました（画像1）。

放射線療法は、術後の再発を予防したり、腫瘍による痛みを軽減する目的で行われます。進行期の患者さんで、全身状態が悪い場合は、QOL（Quality of Life：生活の質）を維持するため、苦痛となっている症状を和らげる緩和医療を優先することもあります。胸痛は、放射線照射やモルヒネなどの鎮痛薬で和らげることができます。息切れや咳に対しては、胸水を抜いたり、酸素吸入などを行います。

なお、国内では、悪性中皮腫の患者さんに対する2つの補償・救済制度（労働災害補償と石綿健康被害救済制度）があります。これらの制度については、各都道府県の労働局、労働基準監督署、もしくは独立行政法人環境再生保全機構にお問い合わせください。

診療科案内

腫瘍内科

腫瘍内科では、呼吸器・消化器・乳腺の3大悪性腫瘍を中心に多くの疾患治療を行っており、放射線腫瘍科や外科など、がんの関連科の充実はもちろん、脳神経外科や循環器、眼科、糖尿病など、さまざまな疾患の専門家と相談をして総合的かつ専門的に診察しています。また毎週の回診やカンファレンスで患者さんへの身体的、精神的サポートをはじめ、ご家族へのサポートも行っています。

患者さんに新しい薬や治療法が早く提供できるよう積極的に治験にも取り組んでおり、新薬や新治療方法を誕生させることによって、将来、より多くの患者さんが新しい治療を受けられるように尽力しています。

現在、実施中の治験数や過去の治験実績は国内大学病院ではトップクラスの実績を持っており、指導的立場から専門医を育成できる医師も多く在籍しています。また、当科は広く開かれた診療体制を心掛けています。当大学のゲノム生物学との共同研究で、各々の患者さんの遺伝子情報を知ることが可能です。その解析結果をできるだけ治療に反映できるように心掛けています。私たちは、標準治療を重視します。その上で、一歩踏み込んだ治療を提案することができます。

詳しい内容は、当科学教室のホームページをご参照ください。

■腫瘍内科ホームページ
検索　近畿大学　腫瘍内科
と入力してください。

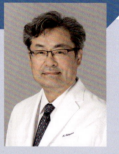

◆教授・診療部長／中川和彦（写真）
◆教授／田村孝雄
◆准教授／鶴谷純司
◆講師／清水俊雄
◆医学部講師／金田裕靖、武田真幸
　林　秀敏、田中　薫、岩朝　勤
　吉田健史
◆医学部助教／奥野達哉、植田勲人
　武川直樹、谷崎潤子、髙濱隆幸
　原谷浩司、野長瀬祥兼、西田諭美

24 早期乳がんの治療
―正確な診断と治療のために―

症例
50歳代後半、女性。乳がん検診を受けたところ、精密検査が必要と言われました。全く症状がなく、どこが悪いのだろうと思いながら、かかりつけ医を受診。そこでは診断できる装置がないということで当科を受診しました。

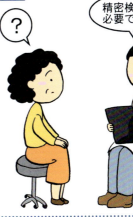

乳がんは年々増加

乳がんは女性のがんの罹患率第1位で、年々増加しています。2011年の統計によると、実に7万2472人の女性が乳がんに罹っていました（図）。現在、12人に1人の女性が乳がんに罹るといわれています。

乳がんの診断・治療のための検査

診断の基本は、マンモグラフィと乳腺エコーです。機器の性能が良くなったことと、読影の技術向上によって、微小な病変も見逃すことなく正確に診断できるようになりました。

さらに、乳房MRI検査の導入によって、小さな病変の診断から大きな病変の診断まで幅広くカバーすることが可能になりました。逆にMRIは、良性の病変も異常ととらえることがあり、不要な生検（病変部の組織を一部採取すること）が増えるなど「過剰診断」には注意が必要です。

当院では、放射線診断医だけでなく、画像診断に精通した乳腺外科医、臨床検査技師が毎週合同でカンファレンスを行い、過不足のない正確な診断を心掛けています（写真1）。確定診断には穿刺吸引細胞診、針生検といった細胞や組織を採取して顕微鏡で確認する検査が必要です。今回はエコーガイド下マンモトーム生検という方法を選択しました。触診では分かりにくい異常病変（今回は石灰化という砂のような病変でした、画像）を専用装置で採取します（写真2）。

乳がんの進行度は、腫瘍の大きさ、リンパ節に転移があるかどうか、ほかの臓器に転移があるかどうかによって決まります。通常はⅠ期からⅣ期に分類されます。今回は、それよりも早期の0期に当た

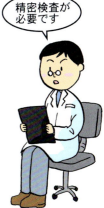

図 乳がんの罹患数の推移（国立がん研究センターがん対策情報センター資料より、一部改変）。乳がん罹患数は年々増加しており、2011年は7万人を超えています

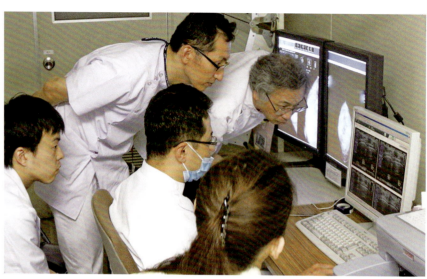

写真1 グループのカンファレンス
多職種で各症例の画像を確認し、広がり範囲や見逃しなどがないかチェックします

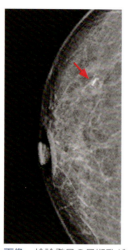

画像 検診発見の早期乳がん症例
マンモグラフィ検査で右乳房に石灰化病変（→）がみられ、要精密検査となりました

る非浸潤がんという診断でした。検診と診断技術の向上のため、0期やⅠ期で診断される乳がんが増えています。当科での0期の乳がんは、2014年には15.8％でした。

体にやさしい低侵襲手術を推進

乳がん手術は縮小化しています。早期乳がんの場合は、温存手術とセンチネルリンパ節生検が標準的です。

センチネルリンパ節生検とは、転移するなら最初に転移するリンパ節を見つけ出して、そのリンパ節だけを取る手技です。以前のようにリンパ節を全て切除すると、術後に腕がむくむ（リンパ浮腫）などの症状が出ることがあります。センチネルリンパ節

生検導入後は、このような症状に苦しむ患者さんは非常に少なくなりました。

今回は非浸潤がんという、さらに早期の乳がんで、センチネルリンパ節生検も必要ないと判断し、乳腺の病変部だけを切除しました。浸潤がんの場合は、再手術が必要となり得るため、正確な診断を心掛けています。最終診断も非浸潤がんであり、術後再発防止のための放射線療法だけを行いました。

トピックス④ ——外科（乳腺内分泌外科）
乳腺MRIによる正確な診断
適切な術式を選ぶのに有効

一見、同じような乳がんに見えて、乳腺MRIを行うと、「画像」のように病変が非常に広く広がっていることが分かることがあります。この画像の症例では乳腺を全て摘出し、乳房再建を行うという方針になりました。正確な診断から、適切な術式を選ぶことが大切です。

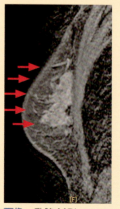

画像 乳腺MRI

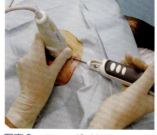 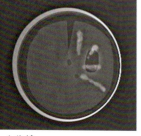

写真2 エコーガイド下マンモトーム生検
石灰化の部分を画像で確認しながら、専用装置で組織を削り取ります（左）。採取した標本のX線像（右）。間違いなく病変が採取できているかを確認しています

25 局所進行乳がんの治療
―常に、その時の最善を尽くす―

症例
- 30歳代後半、女性。2年前に右乳房腫瘤を認めました。1年前から腫瘤が増加し、近隣の医療機関を受診。右乳がんの診断で抗がん剤治療から開始しました。治療中に腫瘤の急速な増大を確認し、治療のため当科に紹介受診となりました。

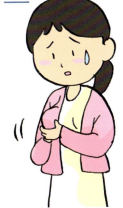

局所進行乳がんの治療

5cmを超える腫瘍、皮膚や筋肉に広く浸潤している、あるいはリンパ節に多数の転移を確認するような乳がんを局所進行乳がんといいます（画像）。局所進行乳がんに対しては、まず薬物療法（通常は抗がん剤治療）を行います。

このような乳がんでは、手術で病巣を取り除くことが困難だったり、取り除いた場合でも高い確率で局所再発したり、遠隔転移（乳房やリンパ節以外の臓器、例えば骨・肺・肝臓などに転移すること）を起こすことがあります。

このような場合は、既に目に見えない小さながん細胞が全身に広がっており、治療成績の向上のために適切な薬物療法が必須とされています。また、乳がんは薬物療法がよく効くため、病巣が縮小し、より確実に手術が行えるようになることが多いのです。

乳がんのサブタイプ

局所進行乳がんに限らず、乳がんに対する薬物療法を決定する際には、その乳がんのサブタイプを調べることが重要です。乳がんは遺伝子の発現パターンが数種類あり、それによって性格が違います。

これを乳がんのサブタイプと呼び、実際には2種類のホルモン受容体（ER、PgR）とHER2タンパクおよびKi67というタンパク質を乳がん細胞が持っているかどうかを調べて決定します。サブタイプの分類とそれに対する治療を「表」に示します。

この患者さんはbasal type（triple negativeと称され

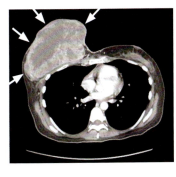

画像 症例のCT画像
右胸部全域に巨大な腫瘍を認め（→）、肋間筋への浸潤の可能性も示唆されています

サブタイプ	定義	治療法
ルミナール A	エストロゲン受容体 強陽性 プロゲステロン受容体 強陽性 HER2 陰性 Ki67 低値（≦14%）	ホルモン療法のみ
ルミナール B	エストロゲン受容体 陽性 プロゲステロン受容体 弱陽性 or 陰性 Ki67 高値（>14%）	ホルモン療法と化学療法（抗がん剤） HER2陽性なら分子的治療（ハーセプチン）
HER2 陽性	エストロゲン受容体 陰性 HER2 陽性	化学療法（抗がん剤）と分子標的治療（ハーセプチン）
basal type	エストロゲン受容体 陰性 プロゲステロン受容体 陰性 HER2 陰性	化学療法

表 乳がんのサブタイプとその治療

25 がん——局所進行乳がんの治療／外科（乳腺内分泌外科）

ることもありますが、厳密には同じではありません）というタイプで、強力な抗がん剤治療を必要としました。しかし残念ながら、抗がん剤治療が思うように効いてくれませんでした。

術前化学療法が無効だった場合の治療

乳がんに対する術前化学療法は多くの場合は有効で、治療中に増大してくる可能性は高くはありません。一方、強力な化学療法を行っても効果がなかった場合の、その後の治療は十分な検討が必要です。今回のように治療開始時点で切除が困難な場合は大変です。

このような場合は①薬剤の種類を変えて薬物療法を継続する②放射線治療で局所を縮小させる③何とか切除できる方法を考える——という3つの方法があり、外科、腫瘍内科、胸部外科、形成外科医が合同で治療方針を検討しました。

まず、薬剤を変更するという方法です。既に乳がん治療として重要な2種の薬剤を使用して効果が見られなかったため、今後、ほかの薬剤を使っても確実に腫瘍が縮小する可能性は少ないだろうと考えました。

また、腫瘍からの滲出液、出血や痛みが現れている当時の状況で、副作用の伴う抗がん剤治療を継続することは心理的、体力的に限界だと判断しました。放射線治療も、腫瘍があまりに大きく、十分な効果が発揮できるかが疑問でした。手術療法についても、初診時よりもさらに増大した腫瘍をうまく切除できるかが問題でしたが、ほかに有効な方法がなかったため、前向きに検討しました。

腫瘍が胸壁（肋骨や肋間筋）に浸潤しているとすれば、切除のためには胸壁切除（肋骨や肋間筋も含めた切除で、ポッカリ胸に穴があいて肺が見えるような感じになり、開いた穴は人工物やほかの組織で充填してふさぐ）が必要となります。乳がん診療ガイドラインでは、このような手術を行うことは推奨されていません。

「諦めの手術はしない」

しかし、全ての患者さんにガイドライン通りの治療が適用できるとは限りません。一般的でない病態については、個別にベストの治療が追求されるべきであり、その治療が成功するように最善を尽くすことが大切です。患者さん、家族と十分な話し合いの上で、切除に踏み切りました。幸いなことに肋骨にも肋間筋にも浸潤はなく、大きな手術にはなりましたが、腫瘍は切除ができ、皮膚の欠損部は形成外科によって背中の筋肉と大腿部の皮膚を移植することで、その後の経過は順調でした。

「諦めの手術はしない」という私たちの教室のモットーがあります。手術だけで完治が得られるわけではありませんが、常にその時の最善を尽くすべく、チーム医療で治療に臨んでいます。

診療科案内
外科（乳腺内分泌外科）

当院は、日本乳癌学会の乳腺専門施設として認定を受けています。当グループでは乳がんを中心とした乳腺の病気に対して、外科手術治療、放射線治療、薬物（抗がん剤やホルモン剤）による治療を組み合わせ、個々の進行程度に応じた治療（オーダーメイド治療）を行っています。治療方針を決定する上で、正確な診断に基づいた過不足のない治療が提供できるよう、他診療科、他職種と検討を重ねています。その上で、患者さんごとの希望も組み入れた治療方針の提示をしたいと考えています。グループ全員、患者さんが納得される診療をめざし、何より患者さんが発言できる双方向性の診療でありたいと思っています。まずはご相談ください。

■外科（乳腺内分泌外科）ホームページ
検索　近畿大学　乳腺・内分泌
と入力してください。

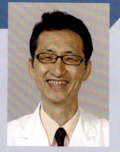

◆教授／菰池佳史
◆医学部講師／橋本幸彦
　安積達也、新﨑亘
◆助教／濱田美佳、久保田倫代

26 乳房再建術
― 再発リスクや進行度に適した方法 ―

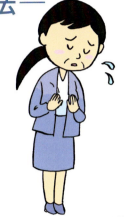

症例
40歳代半ば、女性。左乳がんと診断され、乳腺外科で乳がん手術（皮下乳腺全摘術）を予定していました。手術で乳房が失われることに失意を感じていたところ、主治医から乳房再建について説明があり、当科に紹介がありました。

乳房再建術とは？

「乳房再建術」とは、一般的に乳がんなどの手術の後、変形が生じたり、ボリュームが失われた乳房をできるだけ元の形に復元する手術です。乳がんの手術で乳房が切除されることで女性の象徴が失われ、つらい思いをする患者さんは少なくありません。

乳房再建の希望がある、または考えてみたいと思われる患者さんは乳がん手術前に主治医と相談してください。乳房再建術は、乳がん手術の内容や、術後の乳がん治療、それぞれの患者さんの状態によってタイミングや手術の方法が異なります。

乳房再建の方法

手術の方法は大きく2種類あります。患者さん自身の背中やお腹の組織（自家組織）を使って再建する方法と、人工乳房（シリコンインプラント、写真1）を使って再建する方法です。

シリコンインプラントによる乳房再建では、人工物のため、乳房はやや硬く温かみに欠けますが、体のほかの部分に傷跡を作ることがなく、手術時間、入院期間も短くてすみます。

一方、自家組織による乳房再建では、ほかの部位の組織を移動させるため、体のほかの部分に傷跡が残り、手術時間、入院期間も長くなります。しかし自分の組織で再建されるため、シリコンインプラントでは表現しにくい形の乳房を表現することができ、再建した乳房は自然な柔らかさや温かみがあります。

人工乳房による乳房再建

2013年7月から健康保険の適用対象となった方法です。一般的な方法では、皮膚の伸びと柔らかさを保つために、シリコンインプラントを入れる手術の前に、組織拡張器（ティッシュ・エキスパンダー、写真2）を大胸筋の裏に入れて膨らませ、胸の皮膚と筋肉を伸ばす手術を行います。手術では少量の生理食塩水の入った組織拡張器を大胸筋の下に挿入します。

挿入後、外来で組織拡張器に生理食塩水を少しずつ注入して、胸の筋肉と皮膚を伸ばします。十分に伸びた段階（約半年）で、シリコンインプラントと入れ替え、乳房再建を完成させます。

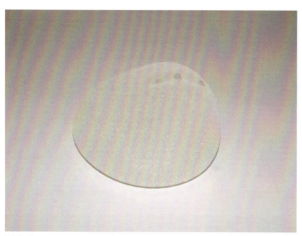

写真1　シリコンインプラント

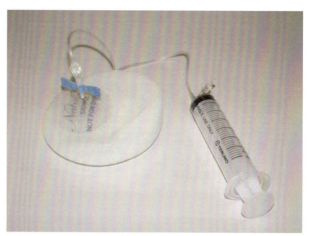

写真2　ティッシュ・エキスパンダー

自家組織による乳房再建

　自家組織による乳房再建は、大きく分けるとお腹の組織を使って再建する方法と、背中の組織を使って再建する広背筋皮弁法（図）があります。お腹の組織を使った方法では、お腹の腹直筋という筋肉に血管をつけた状態で胸に移植する腹直筋皮弁法と、お腹の脂肪組織を血管ごと胸に移植する穿通枝皮弁法が一般的です。

　広背筋皮弁法では、背中の広背筋という筋肉と周りの組織を、胸背動脈という血管を軸として乳房の方に移動させ、乳房を再建します。

乳房再建のタイミング

　乳房再建手術は手術を行うタイミングによって、乳がんの手術と同時に行う一次再建と、乳がんの手術後に一定の期間をおいて行う二次再建に分けられます。一次再建、二次再建にはそれぞれ長所、短所があり、どちらのタイミングで行うかは、患者さんの病状や希望などによって決定します。

　しかし、乳がんの再発リスクや進行の程度によって適した方法は異なります。乳がんの手術前に、乳腺外科医と形成外科医の両方とよく相談し、乳がん治療と乳房再建の方針を決めておくことが重要です。

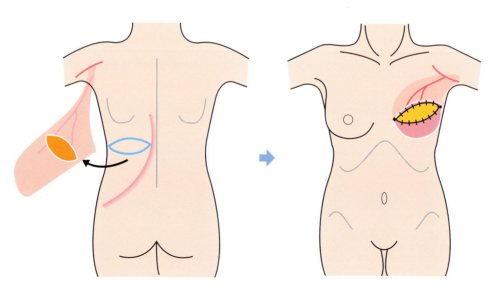

図　広背筋皮弁による乳房再建

27 乳がんの薬物療法
― タイプや進行度に合わせて実施 ―

症例
60歳代半ば、女性。8年前に自宅近くの病院で乳がんの手術歴があります。最近、咳と息切れを自覚してかかりつけ医を受診したところ胸部X線写真で異常を指摘され、精査のため当科へ紹介されました。胸部CT検査などの結果、乳がんの肺や胸膜への再発・転移と診断しました。

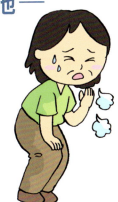

乳がん治療における薬物療法の位置づけ

早期乳がんは ductal carcinoma in situ（DCIS）と呼ばれ、乳腺内にとどまり、血管やリンパ管を介して周辺の組織や遠隔の臓器へ浸潤・転移は起こさないと考えられています。しかし進行乳がんは、がん細胞が乳腺から飛び出し、腋や首のリンパ節や骨、肺、肝臓などにがん細胞が現れるようになります。程度によりますが、これらの場所でがん細胞が生着し増殖すると、根治（治癒）することは難しくなります。

このため、乳腺に対する手術や放射線などの局所治療と組み合わせて、全身に行き渡る薬物療法を使い、遠隔の臓器に遊走しているがん細胞を少しでも減らすことが重要です。これによって手術や放射線治療単独と比べ、根治する確率が増加します。増加の程度は乳がんのタイプや進行具合によりさまざまですので、担当医にご相談ください。

根治手術可能な乳がんにおける薬物療法

根治を目的とした全身薬物療法です。乳がんには大きく分けて3つのタイプがあります（図1）。エストロゲン受容体やプロゲステロン受容体を発現したルミナールタイプ、HER2をがん細胞の表面に過剰発現したHER2タイプ、それにトリプルネガティブタイプです。エストロゲン受容体とHER2の両方を持った乳がんも存在し、ルミナール型とHER2タイプの両法の治療を行います。内訳はルミナールタイプが60～70％、HER2タイプとトリプルネガティブタイプが各20％前後です。ルミナールタイプの薬物療法の中心は内分泌治療であり、閉経の状況で治療が大きく変わります。

まず、閉経前の患者さんでは、エストロゲン受容体に結合し、その機能を阻害するタモキシフェンの内服を毎日行い、一部のハイリスクの患者さんには卵巣機能を抑制し閉経状態を誘導するゴセレリンまたはリュープレリンという皮下注射薬を月に1回、あるいは3か月に1回併用します。最長で5年間にわたり治療を続けます。

これまでタモキシフェンの内服期間は5年が標準でしたが、最近、5年終了後、さらに5年間内服を延長（合計10年の内服）することで、初期の5年間だけ内服するものと比べ再発を抑えられたと報告されました。ホットフラッシュと呼ばれる体の熱感や早期の子宮体がんなどの副作用があり、内服中は婦人科の定期受診が必要です。

27 がん——乳がんの薬物療法／腫瘍内科

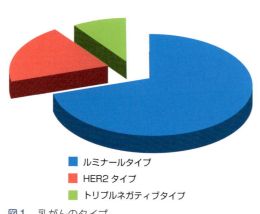

図1　乳がんのタイプ

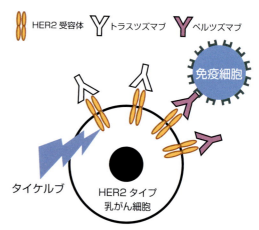

図2　HER2タイプの初回治療

閉経後の患者さんにはアロマターゼ阻害剤というエストロゲン合成に関わる酵素を阻害する薬剤が標準治療です。1日1回、内服を5年間続けるのが標準とされています。副作用に関節痛、骨粗しょう症などがあります。

再発のリスクが高いと考えられるルミナールタイプや、トリプルネガティブタイプの乳がん患者さんには手術の前後で化学療法（抗がん剤）が適応になります。アンスラサイクリンやタキサンと呼ばれる薬剤の中から選択し、リスクを考慮しながら組み合わせて治療を行います。投与は1～3週ごとに、合計で3～6か月間行います。副作用に嘔気、嘔吐、食欲不振、口内炎、皮膚炎、筋肉痛、関節痛、浮腫、手足のしびれ、発熱、心機能低下（収縮能の抑制）があります。

HER2タイプでは、HER2に対するモノクローナル抗体であるトラスツズマブが標準治療です（図2）。化学療法と併用します。3週ごとの投与を12か月続けます。副作用に発熱を含む薬剤に対するアレルギーや、心機能低下があります。投与前と投与後も定期的（3か月ごと）に心エコー検査が必要とされています。

根治手術不能乳がんにおける薬物療法

一般的に進行乳がんと呼ばれるカテゴリーです。3つのタイプに分かれ、タイプに応じて治療が選択される点では先に述べた根治手術が可能な乳がんと同様ですが、治療の目的が大きく異なります。治療の目的は、腫瘍の進行をなるべく遅らせることで延命や症状の緩和を図ることです。ルミナールタイプの場合には、再発後または診断後初めての治療の際は、一般に内分泌治療が選択されます。ただし、腫瘍の進行による症状が著しいか、生命に危険が及ぶと考えられる場合は、後に述べる化学療法を先に行うこともあります。

閉経前で、術後の内分泌治療が終了して1年以上たっているか、または治療歴がない場合（一次治療）には、タモキシフェンの内服とゴセレリン、あるいはリュープレリンの皮下注射を併用します。閉経後の患者さんには、アロマターゼ阻害剤を使用するのが一般的です。

HER2タイプの初回治療には、トラスツズマブ、ペルツズマブ、ドセタキセルやパクリタキセルなどの併用化学療法を定期的に（1～3週ごと）に行います（図2）。これらの治療に効果がなくなった場合は、トラスツズマブにメイテンシンと呼ばれる抗がん剤を結合させたTDM-1を標準治療として使います。このほか、HER2の機能を阻害するラパチニブという抗がん剤（内服薬がカペシタビン）と併用することもあります。

トリプルネガティブタイプには化学療法を行い、アンスラサイクリン、タキサン、フッ化ピリミジン系代謝拮抗剤、ビノレルビン、エリブリンなどから順に使用するのが一般的です。血管新生阻害剤であるベバシズマブをパクリタキセルに併用する場合もあります。鼻血、高血圧、タンパク尿などの副作用があります。

28 腎がんの手術
― 腹腔鏡を使った低侵襲手術 ―

> **症例**
> 70歳代半ば、男性。定期健診の超音波で左の腎臓に腫瘤を指摘され、当院で受診となりました。
> 造影CTでも腫瘍を強く疑い、腹腔鏡下部分切除術を行いました。

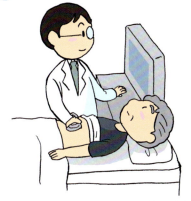

腎がんとは？

　国内では腎がんに罹患する人が年々増加傾向にあり、亡くなる方も増加しています。腎臓は背中側の両側にある直径約12cmのそら豆状の臓器です。毎年10万人当たり8～10人が発症するといわれ、年齢は40歳代から70歳代に多く発症します。男女比は2対1ぐらいです。

　腎がんの症状は血尿、腹部腫瘤、疼痛がありますが、近年は超音波機器の普及や健康診断を機会に発見される偶発がんが増加しています。

　原因は肥満、喫煙などがありますが、透析患者さんでは健康な患者さんと比較して高率に発症すると考えられています。また、Von-Hippel-Lindau病などの遺伝子疾患にも注意を必要とします。

確定診断には腫瘍の摘出が必要

　腎がんは、一般的に造影剤を使ったCT検査が腫瘍の診断に対する精度が高いといえます。同時にがんの広がり（局所の浸潤度や遠隔転移の有無）も診断できます。MRI検査、核医学検査、血管造影検査などは腫瘍の状態によって行う場合があります。

　残念ながら腎がんに対する腫瘍マーカーが存在しないのが現状となります。予後（回復経過）を占う要因としては、手術前CRP（炎症所見）の採血結果も重要と考えられています。そのため確定診断には、腫瘍を摘出する必要があります。

　進行度に応じてステージ分類がされていますが、腎臓に限局する腫瘍がステージⅠ期、Ⅱ期、腎臓の周囲組織に浸潤するものがステージⅢ期、Ⅳ期となります。

手術が有効、分子標的薬も使用

　腎がんは切除不能例や、全身状態不良などの理由での手術困難症例を除いて、基本的には手術療法が最も有効と考えられています。手術の場合、全身の評価を行います（心電図、呼吸機能などをチェックし麻酔が可能か評価を行う）。腎腫瘍の長径が4cm以下であれば、腫瘍だけの腎部分切除を考慮しますが、それ以上に大きい腫瘍は、腎臓を全て摘出する根治的腎摘術が必要となります。

　近年普及した腹腔鏡手術は、小さな傷で腫瘍を摘出することが可能です。痛みも少なく、手術後の早期回復が望めます。

　手術適応としては原則、腫瘍の大きさが7cm以

28 がん──腎がんの手術／泌尿器科

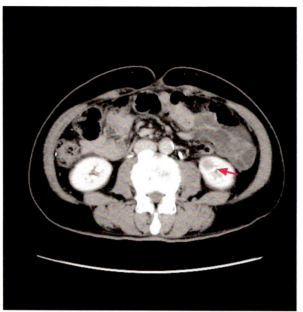

画像1 左腎臓に約2cm大の腫瘤を認めました

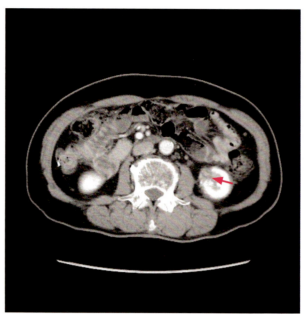

画像2 腎腫瘍切除後、腫瘍は消失しました

下のものとしています。全摘手術だけでなく、部分切除術も可能です。当科は腹腔鏡手術を全般に取り入れ、年間症例数は腎臓だけでも平均30〜40例にのぼり、良好な治療成績をあげています。

診断当初に転移を伴う進行性腎がんの症例や手術困難症例、術後の再発症例には、従来からのインターフェロン治療のほか、2006年から分子標的薬が登場し、急速な発展を遂げています。2015年10月現在、国内では使用可能な分子標的薬は5種類にも増え、使用選択肢が多岐にわたっています。当科は多数例の分子標的薬の使用経験を持っています。

また、腎がんに関しても積極的にワクチン治療などの臨床試験も実施しています。

診療科案内

泌尿器科

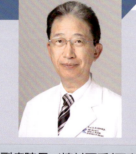

当科では、一般泌尿器科（血尿の精査・前立腺肥大症・尿路感染症・小児泌尿器科・膀胱尿管逆流症・尿路性器先天異常・腎嚢胞・性機能異常など）をはじめ、中でも尿路性器腫瘍（膀胱がん・腎がん・精巣がん・陰茎がん・副腎腫瘍・その他の後腹膜腫瘍など）、神経因性膀胱（排尿障害・尿失禁など）、尿路結石症、腎移植（献腎・生体）に重点をおいた診療を行っています。

また、腹腔鏡手術は副腎、腎臓、尿管を主に行っています。毎週の術前カンファレンスで患者さんに最善の治療を提供できるように検討しています。手術に関しては日本泌尿器内視鏡学会の認定医：吉村一宏教授が主に行っています。

現在、ロボット支援前立腺全摘除術は積極的に行っていますが、今後はロボット支援腎部分切除術も行っていく予定です。

■泌尿器科ホームページ

検索　近畿大学　泌尿器

と入力してください。

- ◆教授・副病院長／植村天受（写真）
- ◆教授／吉村一宏
- ◆准教授／能勢和宏
- ◆講師／野澤昌弘
- ◆医学部講師／南　高文、清水信貴
- ◆助教／杉本公一、本郷祥子
　　　　齋藤允孝、大關孝之
　　　　安富正悟、西野安紀
　　　　高橋智輝、藤島一樹

29 前立腺がんの治療
― 最適な治療を提供 ―

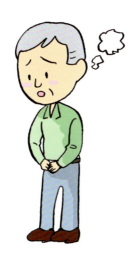

症例

60歳代前半、男性。人間ドックのPSA（前立腺特異抗原）検査が8ng/mlと高値で、前立腺がんの疑いと指摘され泌尿器科受診を勧められ、当科に紹介されました。

はじめに

近年、食生活の欧米化や高齢化に伴い前立腺がんが増加の一途をたどっています。2020年には男性のがんの罹患率（病気になる人の割合）第1位になることが予測されています。

当科では前立腺がんの根治をめざして日々努力をしています。そのためには患者さんの前立腺がんの状態に応じた適切な治療方針を選択することが大事になってきます。ここでは当科での前立腺がんの特徴、診断、治療について解説します。

前立腺がんの特徴

症状は？

初期の前立腺がんは自覚症状がほとんどありません。これは前立腺被膜（前立腺の外側）にがんが発生することが多いため、尿道や膀胱を圧迫して排尿障害をきたしにくいからです。しかし、前立腺がんに気付かないでいると、骨などに転移し、痛みが出てくることがあります。

前立腺がんの成長は？

一般的に前立腺がんの増殖は、ほかのがんに比べると遅いといわれています。ほかの病気で亡くなった高齢患者さんを解剖した際、発見されなかった前立腺がんが見つかる場合も少なくないのです。しかし、がんの顔つき（グリソンスコア）が悪いものでは増殖が速い傾向にあります。

前立腺がんの診断

PSA検査

血液検査でPSAという前立腺から分泌される物質を測定します。一般的にはPSAが4 ng/ml以上の患者さんは、前立腺がんの可能性が20％以上あるといわれ、精密検査を勧めています。

直腸診

肛門から示指を入れ、前立腺を触診します。前立腺表面の硬さでがんの存在を調べます。

MRI

X線検査の1つで前立腺がんがあれば、その部位に異常が認められます。初期がんの場合は分かりにくいことが多いです。

前立腺組織生検

前述の検査でがんの疑いがある患者さんに行います。下半身麻酔をかけ会陰部から前立腺に針を刺し、組織を採取します。血尿、感染症などの合併症も数％

29 がん——前立腺がんの治療／泌尿器科

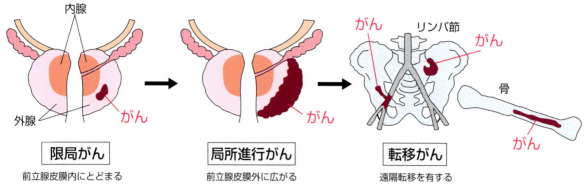

図　前立腺がんの進行

はあり、安全のため入院して行います。この検査でがんの有無、および、がんの顔つき（グリソンスコア）を調べます。

病期診断

前立腺がんと診断された患者さんについては、がんがどの程度進行しているかを調べるため CT、骨シンチを行います。この検査で①前立腺がんの大きさ②周囲のリンパ節への転移③骨への転移の判明でがんの状態を把握します（図）。

前立腺がんの治療

前立腺がんの治療法には幾つかの選択肢があり、根治性、患者さんの QOL（Quality of Life：生活の質）を考慮して決定します。治療方針はがんの病期、グリソンスコア、患者さんの年齢、全身状態などを総合的に判断し、医師と患者さんの間で話し合い決定します。

治療方針
- 手術療法（根治的前立腺全摘除術）
- 放射線治療
- ホルモン治療
- 経過観察

根治的前立腺全摘除術

がんが前立腺にとどまっている患者さんが対象になります。手術のアプローチとしては開腹および腹腔鏡があります。当院は 2013 年に手術支援ロボット「ダヴィンチ Si」を導入しており、従来の開腹手術では困難だった複雑な操作が可能になっていま

す。手術療法の長所は、がん細胞を完全に摘出でき根治の可能性が高いことが挙げられます。

また短所としては手術合併症（出血、腸管損傷）、術後合併症（勃起不全、尿失禁）などがあります。

放射線治療

がんが前立腺にとどまっている患者さんが対象になります。外照射（体の外から放射線を当てる）と内照射（前立腺の中に放射線物質を埋め込む）に分けられます。早期の前立腺がんに関しては、手術に比べ遜色ない治療効果があります。放射線治療の長所としては、合併症を含めた治療後の QOL が高いことが挙げられます。短所としては、放射線治療の晩期合併症としての直腸潰瘍、出血性膀胱炎、尿道狭窄などがあります。

ホルモン治療

前立腺がんは男性ホルモンに依存して増殖するという性質を持っています。この作用をブロックすることで前立腺がんの増殖を抑えます。副作用として女性の更年期障害のような症状が出たり、長期治療で骨粗しょう症を起こしやすくなります。また個人差もありますが治療効果も永続的ではなく、数年で効果がなくなることが多いです。

最後に

前立腺がんは個々の患者さんの状態で治療方針、予後が大きく変わります。当科はこれらを考慮して、最適な治療を患者さんと相談しながら決定しています。

30 前立腺がんの放射線治療
― 手術に匹敵する根治性 ―

> **症例**
> 70歳代前半、男性。もともと健康でしたが、健康診断の採血結果でPSA値が高いと指摘されました。泌尿器科を受診し、MRIや組織生検などの精密検査を受けたところ、限局型の前立腺がんと診断されました。切らずに治療する方法の希望を受け、当科に紹介がありました。

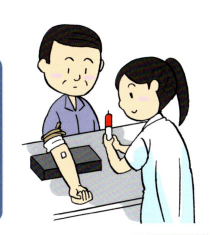

前立腺がんとは？

前立腺は、男性だけに存在するクルミほどの大きさの臓器です。膀胱の下に位置し、背側には直腸が隣接しています。「図」に前立腺と周囲の臓器の位置関係を示します。

前立腺がんは日本の男性に発症するがんのうち、胃がん、肺がんに続いて3番目に多くなっています。今後も高齢化や食事の欧米化による増加が予想されています。前立腺がんは発症数が多い一方、死亡率が低いことも特徴です。これは検診で早期に発見されるがんが多くなったこと、治療技術が進歩したこと、治療の選択肢が多くあること、などが要因と考えられます。

放射線治療のメリット

治療方法には大きく分けて放射線治療と手術による前立腺摘出があり、それぞれに一長一短があります。当科は、病状に応じた治療方法を提示した上で、患者さん自身に治療方法を選んでいただく方針にしています。

放射線治療はがんを治すだけでなく、治療後のQOL（Quality of Life：生活の質）を高いレベルで保つことが可能な治療方法です。近年、コンピューター技術の発達によって、従来よりも高精度の放射線治療が可能になってきました。この結果、前立腺がんに対する放射線治療は手術に匹敵する根治性が示されるようになりました。当科では前立腺に限局した前立腺がんに対し、強度変調放射線治療（IMRT）と放射性物質を封入した小さなカプセル（小線源）を前立腺に埋め込む小線源永久刺入療法の2種類の治療方法が選択できます。

強度変調放射線治療（IMRT）は、先進的な照射技術

一般的には放射線の照射量を増やすことでがんを

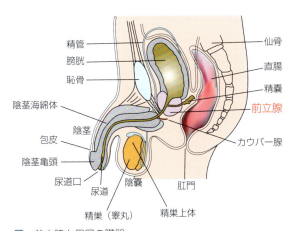

図　前立腺と周囲の臓器
前立腺は膀胱の下部、直腸の腹側に位置しており、内部には尿道が通っています

30 がん——前立腺がんの放射線治療／放射線治療科

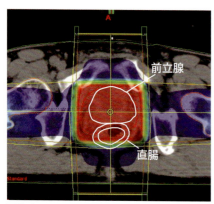

画像1 従来の照射方法
四角い線量分布のため、直腸へも多くの放射線が照射されます

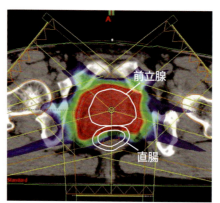

画像2 IMRTによる照射方法
直腸への照射線量を低減し、前立腺への線量増加が可能です

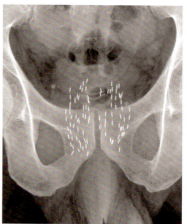

画像3 前立腺に挿入された小線源
放射線による周囲への影響はほとんどありません

制御する力が増えると考えられています。しかし、前立腺は膀胱や小腸、直腸に近接した臓器なので、従来の放射線治療法では、これら正常臓器への照射によるさまざまな合併症が問題となり、完治に必要な量の放射線が病巣に照射できませんでした。従来の放射線治療方法を「画像1」に示します。

従来の前後左右からの照射では四角い線量分布となるため、前立腺とほぼ同等の線量が直腸へも照射されてしまいます。そのため直腸からの出血が問題となり、66グレイから70グレイの照射が限界でした。しかし、この照射線量では完治が困難でした。IMRTはこのような問題点を解決する先進的な照射技術です。

当院は2000年から他院に先駆けてIMRTを開始し、2005年からは前立腺がんへの応用を始めました。「画像2」にIMRTによる照射方法を示します。IMRTは直腸をうまく避けた照射が可能なだけでなく、膀胱や小腸などへの照射線量を極力低くすることが可能です。そのため従来の方法に比べて多くの放射線を安全に病巣に照射できるようになりました。

当科は1回2グレイを39回、合計78グレイの照射を行っており、その効果と安全性が確かめられています。IMRTは自由な線量分布を作ることができるため、遠隔転移のない進行した前立腺がんでも対応が可能です。

早期の前立腺がんに適した小線源治療

小線源治療は非常に弱い放射線を出すカプセル（小線源）を、50〜100個ほど前立腺内に挿入する治療方法です。1つの小線源は長さ約4.5mm、直径約0.8mmで、人工骨などにも使われているチタン製のカプセルの中に、放射性ヨウ素（125I）が密封されています。「画像3」に小線源の写真を示します。

小線源は永久に前立腺に挿入しますが、放射線量は徐々に弱まり、挿入から1年後には、ほぼゼロになります。普通の生活であれば周囲への影響はほとんどありません。小線源治療は前立腺の中から直接放射線を照射する方法なので、前立腺内に限局した早期の前立腺がんがこの治療に適しています。

小線源の挿入は、下半身への麻酔を行った後、超音波画像を見ながら筒状の針を使って行います。放射線が前立腺に集中するため、周囲の膀胱や直腸への影響が少なく、合併症が少ない治療方法です。このため3泊4日程度の短期間の入院で治療が可能です。当科では2005年からこの治療方法を開始しており、現在では500例を超える実績があります。重い合併症はほとんど認められず、良好な治療成績を示しています。

31 子宮頸がんの治療
―国内有数の内視鏡手術―

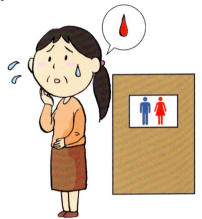

症例
40歳代半ば、女性。3か月前から不正出血を認めるようになったのでかかりつけ医を受診し、子宮頸がんと診断されました。手術で子宮やリンパ節を摘出することが必要で、手術後には排尿障害やリンパ浮腫といった障害が残る可能性があるといわれて、当科に紹介されました。

子宮頸がんとは？

　子宮は赤ちゃんを守り育てる臓器です。成熟女性では、ほぼニワトリの卵大の大きさで、全長約7cm、重さ60〜70gです。「図1」のように、子宮は子宮頸部と体部の2つに分けられ、子宮頸がんは、子宮頸部（子宮の入口部分）に発生します。国内では、年間約1万2000人の女性が子宮頸がんにかかり、約3000人が亡くなっています。近年、若い女性の発症が増加しており、特に20〜30歳代がかかるがんで、第1位となっています。

　子宮頸部は、表面を上皮細胞が覆っています。そ

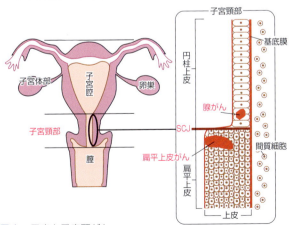

図1　子宮と子宮頸がん
子宮は子宮頸部と体部に分けられます。子宮頸がんは頸部のSCJ付近から発生します。
（出典／患者さんとご家族のための子宮頸がん・子宮体がん・卵巣がん治療ガイドラインの解説・日本婦人科腫瘍学会編）

の上皮細胞には、頸部の入口近くにある扁平上皮細胞と、それに続いて子宮腔寄りにある円柱上皮細胞（腺細胞）の2種類が存在します（図1）。子宮頸がんは主に、この2種類の細胞の境界（SCJ／扁平円柱上皮境界）付近から発生し、扁平上皮細胞にできる「扁平上皮がん」と、腺細胞にできる「腺がん」の2つが大多数を占めています。

　子宮頸がんの発生には、ヒトパピローマウイルス（HPV）の感染が関与していることが分かっています。HPVがSCJにある細胞に感染することで、子宮頸がんが発生するわけですが、約100種類あるHPVの中でも、15種類が子宮頸がんの発生と関係が深いとされ、これらをハイリスクHPVと呼んでいます。

　子宮頸部の細胞には、上皮細胞と、その下にある間質細胞があり、これら2つの細胞は、基底膜によって隔てられています（図1）。上皮細胞から発生したがんが、上皮内にとどまっている段階を「上皮内がん」と呼びます。この段階では、リンパ節転移などはほとんどなく、手術で摘出すればほぼ治る初期の段階です。

　しかし、がんが進行すると基底膜を破って間質に入り込んでいきます。この段階は「浸潤がん」と呼ばれますが、がんの広がり具合によって進行の段階を分類します。がんが子宮頸部にとどまっていればⅠ期、がんが子宮頸部を超えて、子宮周囲の組織や腟へ広がるとⅡ〜

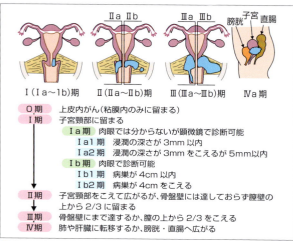

図2 子宮頸がんの臨床進行期分類
内診や画像検査を使って進行期を決定
(出典／「がんとどう向き合うか」子宮がん・財団法人がん研究振興財団編)

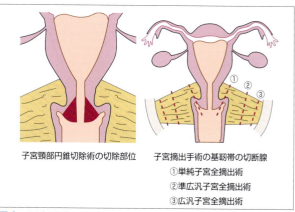

図3 子宮頸がんの手術法
子宮頸部円錐切除術では子宮は温存されます。また子宮全摘術には3つの術式があり、子宮頸がんに行われる広汎子宮全摘術では、子宮やその周囲の組織、腟などを幅広く切除します
(出典／「がんとどう向き合うか」子宮がん・財団法人がん研究振興財団編)

Ⅲ期、子宮周囲の膀胱や直腸、あるいは肺や肝臓など遠く離れた臓器へ転移（遠隔転移）するとⅣ期となります（図2）。

上皮内がんで発見されれば、ほぼ100％治ることは先ほど述べた通りですが、浸潤が進むほど治療は難しくなり、Ⅰ期以上の5年生存率（5年後に患者さんが生存している確率）は、Ⅰ期92.5％、Ⅱ期76.3％、Ⅲ期54.3％、Ⅳ期23.4％と報告されています（財団法人がん研究振興財団・がんの統計2013）。

診断と検査

子宮頸がんでは、細胞診、コルポスコピー（腟拡大鏡診）、組織診（病変の一部の組織を採取して調べる検査）を行い、がんの確定診断を行います。その上で、内診やMRI、CT、PETといった画像検査の結果を参考にしながら進行期を決定し、治療方針を立てていきます。

治療内容と合併症

子宮頸がんの治療は主に、手術療法と放射線療法の2つに大別されます。化学療法（抗がん剤治療）が、最初の治療として選択されるのは、Ⅳb期以外では一般的にはなく、通常は手術あるいは放射線治療に組み合わせて行います。進行期Ⅱ期までは、手術での摘出が可能ですが、摘出が難しいⅢ期以上では、一般には手術は行わず、放射線治療を主体に治療方針を組み立てます。

手術では主に子宮全摘出術を行いますが、進行期によって子宮の摘出方法が違い、リンパ節郭清術の必要性も異なります。また同じ進行期でも、がんの大きさや扁平上皮がんか、腺がんか、といった組織型の違い、患者さんの年齢や合併症の有無、妊娠の希望の有無によっても治療方針は違います。

		治療			
		手術療法		放射線療法	化学療法
		子宮温存希望なし	子宮温存希望あり		
0期（上皮がん）		単純子宮全摘術	子宮頸部円錐切除術		
Ⅰ期	Ⅰa1期	単純子宮全摘術	子宮頸部円錐切除術		
	Ⅰa2期	準広汎子宮全摘術＋骨盤内リンパ節郭清術	広汎子宮頸部摘出術＋骨盤内リンパ節郭清術	○（高齢者など）	
	Ⅰb1期	広汎子宮全摘術＋骨盤内リンパ節郭清術	広汎子宮頸部摘出術＋骨盤内リンパ節郭清術	同時化学放射線療法（あるいは放射線治療単独）術後補助療法として、同時化学放射線、放射線単独治療を行うこともある	
	Ⅰb2期				
Ⅱ期	Ⅱb期	広汎子宮全摘術＋骨盤内リンパ節郭清術			
	Ⅱa期				
Ⅲ期	Ⅲa期			同時化学放射線療法（あるいは放射線治療単独）	
	Ⅲb期				
Ⅳ期	Ⅳa期				
	Ⅳb期				○

表 子宮頸がんの治療法
進行期を決定し、患者さんの状態を考慮して、治療法を選択します。上皮内がん〜Ⅰb1期までは、患者さんの希望によっては、子宮を温存する治療法を選択することができます（注：表内の白の部分は、一般的には選択されない治療法）

一般的な治療方針について、「表」と「図3」にまとめました。

この患者さんですが、検査の結果、子宮頸がんの中の扁平上皮がんで、進行期はⅠb1期と診断され、治療は骨盤リンパ節郭清を含めた広汎子宮全摘術を行いました（写真）。この手術では、リンパ節を郭清（摘出）することでリンパ液の流れが悪くなってしまうため、下肢がむくむ（リンパ浮腫）ことがあります。さらに、広汎子宮全摘術を行うことで、骨盤神経や下腹神経といった排尿機能に関係する神経を切断し、術後に排尿障害を生じる可能性もあります。

そのため現在は、患者さんのがんの状態にもよりますが、骨盤リンパ節の郭清する範囲を慎重に選定したり、骨盤神経温存術式という方法を取り入れるといった予防策がとられています。その結果、術後合併症の発生頻度は、以前と比較して低下傾向にあります。この患者さんも、下肢リンパ浮腫は現れず、また排尿障害も生じませんでした。

なお、若い人の場合、広汎子宮全摘術でも卵巣を温存する（摘出しない）ことが可能な場合があります。この患者さんも、卵巣は摘出しませんでした。

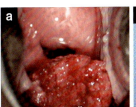
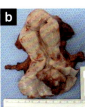

写真
a. 子宮頸がんのコルポスコピー所見
b. 手術摘出標本
コルポスコピー（腟拡大鏡診）で見ると、奥の方に正常子宮頸部があり、そこから外へ突出するように、がんができているのが分かります

子宮頸がんに対する内視鏡手術

近年、子宮頸がん手術にも、低侵襲（体に負担の少ない）な内視鏡手術が取り入れられています。広汎子宮全摘術は、現時点で健康保険診療が認められているのは開腹手術だけですが、2014年12月、腹腔鏡での広汎子宮全摘術が先進医療として認められました。またロボット手術による広汎子宮全摘術（自費診療、2015年10月現在）も行われています。

国内で、これらの内視鏡手術を導入している施設はまだ限られています。当科ではいずれの手術も、適応のある患者さんに対して積極的に行っており、特にロボット手術では、既に10例の広汎子宮全摘術を実施しています。

診療科案内
産婦人科

産婦人科は女性の一生を支える診療科で、その内容は周産期（産科）、腫瘍（婦人科）、生殖内分泌（不妊治療）、女性医学と多岐にわたります。現在、当科では、万代昌紀教授以下、総勢18人の医師（非常勤医師を含む）が診療を担当していますが、毎週の症例検討会で全員が意見を出し合い、徹底的に討論した上で、患者さんにとってベストと思われる治療法を提示することを心掛けています。

当科は創設以来、国内でも有数の婦人科がん治療の施設として、多くの患者さんの治療にあたってきました。これまで婦人科がんの手術は開腹手術が中心でしたが、近年は腹腔鏡手術やロボット手術といった低侵襲な内視鏡手術が取り入れられるようになっています。私たちは、国内の婦人科内視鏡手術の分野をリードしてきましたので、内視鏡手術が適応となるがん患者さんに対しては、腹腔鏡手術のみならず、最新のロボット手術も積極的に導入し、早期の社会復帰をサポートしています。

またがん治療だけでなく、子宮筋腫や子宮内膜症といった婦人科良性疾患、合併症妊娠、不妊症患者さんも多数受診されています。すべての患者さんに、より良い治療が提供できるよう、それぞれのスペシャリストが、日々努力を重ねています。

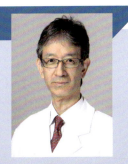

◆教授・診療部長／万代昌紀
◆講師／辻　勲、鈴木彩子
　　　　中井英勝、飛梅孝子
　　　　島岡昌生、小谷泰史
◆助教／浮田真沙世、髙矢寿光
　　　　貫戸明子、村上幸祐
　　　　葉　宜慧、青木稚人
　　　　藤島理沙、宮川知保

■産婦人科ホームページ
検索　近畿大学　産科・婦人科
と入力してください。

32 白血病の治療
―最先端の分子標的治療を実施―

症例
40歳代半ば、男性。1週間前からの発熱や倦怠感から感冒（かぜ）と思い、かかりつけ医を受診しました。38度を超える高熱と足に紫色のアザが出来ており、血液検査を受けました。その結果、担当医から「急いで大学病院で詳しい血液検査を受けるように」と言われて来院しました。

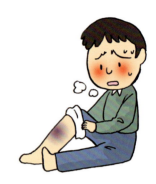

白血病とは？

白血病は血液のがんです。ヒトの体内では骨の中にある骨髄で造血幹細胞という細胞から毎日血液細胞がつくられています（図１）。血液細胞には赤血球、白血球、血小板があり、これらの血液細胞がつくられる過程で、がんになります。がん化した細胞（白血病細胞）は骨髄内で増殖し、骨髄を占拠してしまいます（図２）。そのため、健康な血液細胞が減少し、赤血球不足による貧血、白血球不足による免疫系の働きの低下（感染症）、血小板不足による出血傾向、脾臓（血液を貯蔵しておく臓器）の肥大などの症状が現れます。国内では、１年間に人口10万人当たり、男性で10人、女性で７人の割合で白血病と診断されています。

白血病は、病気の進行パターンとがん化した細胞のタイプから急性骨髄性白血病（AML）、急性リンパ性白血病（ALL）、慢性骨髄性白血病（CML）、慢性リンパ性白血病（CLL）の４つに分けられます。

白血病を含む「血液がん」は、一般に遺伝子や染色体に傷がつくことで発症すると考えられています。例えば、慢性骨髄性白血病では、患者さんの95％以上でフィラデルフィア（Ph）染色体という異常な染色体が見つかります。遺伝子や染色体に傷がつく原因として、放射線、化学物質、ウイルスなどが挙げられていますが、その仕組みは完全には解明されていません。白血病は遺伝しません。親が患っても、子どもが白血病になるわけではありません。

骨髄穿刺検査は大切な検査

進行が速い急性白血病は、できるだけ早めに病院を受診し、血液検査によって、血液細胞の数とバランスに乱れがないかを調べます。

特に大切な検査に、お尻の骨に細い針を刺して骨髄液を少量吸い取り、骨髄液中の細胞成分を詳しく調べる骨髄穿刺検査があります。骨髄内で白血病細胞が増殖していれば、急性白血病と診断します。より詳しい検査を行い、異常細胞の表面にある目印（細胞性免疫検査）や遺伝子・染色体の異常の種類（FISH検査・染色体検査）を調べ、治療方針を決定します。

治療方針と予後など――白血病のタイプごとに治療が異なる

急性白血病（AML・ALL）の場合

急性白血病は発症が急激なため、一刻も早く、抗がん剤を使った治療を開始する必要があります。

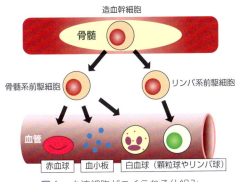
図1 血液細胞がつくられる仕組み

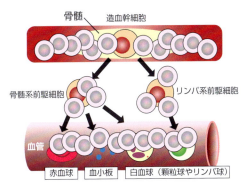
図2 白血病とは

治療はまず「寛解導入療法」を行います。完全寛解（末梢血や骨髄中に白血病細胞がいない状態）を目的とした強力な抗がん剤治療で、副作用や合併症が強く出る可能性がありますが、適切な支持療法で軽減させながら行います。抗がん剤治療は、薬を何種類か組み合わせることで効果を増強させる多剤併用療法で行います。

寛解導入療法後も、体内には白血病細胞が残っています。白血病の治療では「白血病細胞を体内から完全に根絶させる」ことが重要で、残った白血病細胞を、さらに減少させ、寛解を長期間維持させる寛解後療法を行います。また白血病のタイプによっては、抗がん剤治療の途中で、造血幹細胞移植を考慮する場合もあります。これらの治療を進める上で、抗がん剤治療の種々の副作用に対する治療が非常に大切です。感染予防のための内服や、感染症に対する積極的な抗生剤投与、抗がん剤の副作用である貧血、血小板減少に対する輸血療法、嘔気・嘔吐に対する制吐剤投与などがあります。

当科では、日本成人白血病研究グループ（JALSG）のメンバーとして全国の多くの施設と協力しながら、新たな標準的治療の確立を図り、個々の患者さんには常に標準的な化学療法を提供しています。また難治性の白血病に対するマイロターグ®などの新しい分子標的治療など、最先端の医療が受けられるように努めています。

慢性白血病（CML・CLL）の場合

CMLの治療は、以前は経口の抗がん剤で白血球数をコントロールし、インターフェロンで病期の進行を抑えようとしていましたが、その効果は満足できるものではありませんでした。また骨髄移植は一部の患者さんでは長期的な生存可能な治療ですが、全ての患者さんには実施できませんでした。しかし、2001年にイマチニブ（商品名／グリベック®）が承認されてからは、治療方法が大きく変わりました。現在、イマチニブをはじめとする分子標的治療薬で病期進行はほぼ回避され、CMLを治す可能性がある飲み薬として期待されています。当科では、CMLの治癒をめざした治療戦略として、個々の患者さんの日々の生活に関する調査や、前述のJALSGによる標準的治療の確立に加え、CML細胞を使った基礎研究などにも積極的に取り組んでいます。

CLLは、欧米に比べて国内では少ない病気です。根治できる有効な治療法が確立されていないため、病期が進行した場合に、症状の改善を目的に化学療法を行います。

診療実績

当科も所属しているJALSGによる成人白血病の診療実績を示します。

研究名	登録患者数	完全寛解率（%）	5年生存率（%）
AML87	188	79.87	30.1
AML89	232	78.5	35.1
AML92	566	77.2	33.5
AML95	430	80.7	44.3
AML97	789	78.7	40.8
AML201	1057	77.5〜78.2	48.0

表　国内の成人急性骨髄性白血病の診療実績（JALSG）
完全寛解率／造血器腫瘍独特の用語で、末梢血や骨髄中に白血病細胞がない状態
5年生存率／5年後に患者さんが生存している確率

33 悪性リンパ腫の治療
―臨床試験や新薬の治験へ積極的な取り組み―

> **症例**
> 50歳代前半、男性。2か月前から左頸部のリンパ節が腫れていることを自覚していたが、発熱や痛みがなかったため放置していました。最近になって腫れが増大し、右頸部のリンパ節も腫れてきました。寝汗もひどいため受診されました。

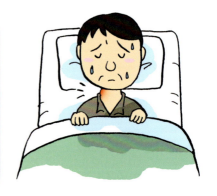

悪性リンパ腫とは？

悪性リンパ腫は血液細胞の1つであるリンパ球ががん化した病気です。リンパ球は白血球の一種で細菌やウイルスなどの感染から体を守ったり、がんを攻撃したりする働きをしています。その機能に応じて、さらにT細胞性、B細胞性、NK細胞性の3つに細分類されます。

悪性リンパ腫にはさまざまなタイプがあり、組織像の違いから大きくホジキンリンパ腫、非ホジキンリンパ腫の2つに分類されます。そして、非ホジキンリンパ腫はさらにT細胞性リンパ腫、B細胞性リンパ腫、NK細胞性リンパ腫に細分類されます。さらに進行の違いにより分類する場合もあります（表1）。病名に悪性とありますが、一般的には固型がんに比べて、治療により高い確率で寛解（病気が見かけ上消失した状態）をめざすことができます。

悪性リンパ腫はリンパ節から発生し増殖することが多いので、一般的には首、わきの下、足の付け根などのリンパ節が腫れてきます。腫れているリンパ節を触っても痛みがないのが特徴です。しかし、リンパ球は体の中のどこにでも存在するので、脳、胃、皮膚などの全身のあらゆる臓器に腫瘤ができることがあり、健康診断などで偶然発見されることも珍しくはありません。自覚症状として発熱、体重減少、寝汗をかくなどの症状を伴うことがあり、これらはB症状と呼ばれています。

病理診断が極めて重要

診断には、腫れているリンパ節を外科的に摘出して（生検）、その組織を顕微鏡で見ることが不可欠です（病理診断）。病理診断は治療方針や予後（回復経過）を決定する上で極めて重要で、当科は病理専門医と緊密に連携し、定期的に協議を行うことに

早く進行するタイプ ↑

	B細胞性	T/NK細胞性
高悪性度 （週単位）	バーキットリンパ腫	リンパ芽球型リンパ腫 急性型、リンパ腫型ATL※2
中悪性度 （月単位）	びまん性大細胞型 B細胞性リンパ腫 マントル細胞リンパ腫	血管免疫芽球型 T細胞性リンパ腫 末梢性T細胞性リンパ腫 NK/T細胞性リンパ腫
低悪性度 （年単位）	濾胞性リンパ腫 MALTリンパ腫※1	慢性型ATL 菌状息肉症/セザリー症候群

ゆっくり進行するタイプ

※1 MALTリンパ腫／粘膜関連リンパ組織リンパ腫
※2 ATL／成人T細胞性白血病リンパ腫

表1　非ホジキンリンパ腫の悪性度の違いによる分類

よって診断・治療の発展に取り組んでいます。

病巣の広がりを調べるために、CT検査やMRI検査、ガリウムシンチ検査、PET検査など、それぞれの特徴を生かして効率的に行っています。

病変、全身状態、合併症などから治療法を選択

病理診断（病型）、病変の広がり（病期、図）、全身状態、年齢、合併症などの評価から治療法を選択します。

(1) 化学療法

一般にリンパ系の腫瘍には化学療法薬（抗がん剤）がよく効きます。このため、複数の薬剤を組み合せて使います。ホジキンリンパ腫に対してはABVD療法、B細胞性リンパ腫に対しては、リツキシマブ（生物学的製剤の項を参照）を併用したR-CHOP療法などが標準的化学療法として行われ（表2）、一般的に6～8コース施行します。

現在、制吐剤などの支持療法が進歩しており、副作用で化学療法が続けられない場合はほとんどありません。副作用の1つである白血球減少に対し白血球増多因子（G-CSF）を使います。また、白血球減少による感染症発症のリスクが高い患者さんでは持続型G-CSF製剤（商品名／ジーラスタ®）の予防投与を行うことで感染症発症リスクが低減し、大部分の患者さんに1コース目だけを入院で行い、2コース目以降を外来で安全に行うことができます。

(2) 放射線療法

低悪性度のリンパ腫で、病変が限局している場合に単独で、また中・高悪性度リンパ腫の限局型では、化学療法後に行います。

(3) 生物学的製剤

①リツキシマブ（商品名／リツキサン®）は、成熟B細胞に現れるCD20抗原に対する抗体です。この抗原を持つ悪性リンパ腫に効果があります。

②ブレンツキシマブ（商品名／アドセトリス®）は、CD30抗原に対する抗体です。再発、もしくは難治性のCD30陽性ホジキンリンパ腫、および未分化大細胞リンパ腫に対して効果があります。

③モガムリズマブ（商品名／ポテリジオ®）は、ケモカイン受容体（CCR4）に対する抗体です。成人T細胞性白血病リンパ腫（ATL）を含む、CCR4陽性成熟T細胞リンパ腫に対して効果があります。

④90Y-イブリツモマブチウキセタン（商品名／ゼヴァリン®）は、CD20抗原に対する抗体であるイブリツモマブ・チウキセタンに、イットリウム90という放射性同位元素が結合しており、CD20抗原陽性のリンパ腫細胞に取り付くと、放射性同位元素から出るベータ線という放射線が、リンパ腫細胞に直接照射して抗腫瘍効果を得ることを目的とした治療法です。CD20陽性の再発または難治性の低悪性度B細胞性非ホジキンリンパ腫およびマントル細胞リンパ腫に対して効果があります。

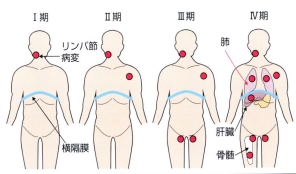

限局期	Ⅰ期	1領域のリンパ節腫脹
	Ⅱ期	横隔膜のどちらか片方だけで2領域以上のリンパ節腫脹
進行期	Ⅲ期	横隔膜を挟んで両側のリンパ節腫脹
	Ⅳ期	リンパ組織以外へのびまん性の浸潤

図　悪性リンパ腫の病期分類に主に使われるAnn Arbor分類

ABVD療法：初発ホジキンリンパ腫

薬剤名	投与方法	1日目	→	15日目
塩酸ドキソルビシン	点滴静注	↓		↓
塩酸ブレオマイシン	点滴静注	↓		↓
硫酸ビンブラスチン	点滴静注	↓		↓
ダカルバジン	点滴静注	↓		↓

R-CHOP療法：初発B細胞性リンパ腫

薬剤名	投与方法	1日目	2	3	4	5	6日目
リツキシマブ	点滴静注	↓					
シクロホスファミド	点滴静注	↓					
塩酸ドキソルビシン	点滴静注	↓					
硫酸ビンクリスチン	点滴静注	↓					
プレドニゾロン	経口	↓	↓	↓	↓	↓	

表2　悪性リンパ腫の代表的な治療レジメン

33 がん——悪性リンパ腫の治療／血液・膠原病内科

⑤そのほか、血液疾患領域では医学の急速な発展に伴い、新規薬剤も次々と登場しています。また国内からの科学的根拠となる情報を発信するため、当院では悪性リンパ腫に対するさまざまな臨床試験や新薬の治験も積極的に行っています。詳しくは担当医師までお問い合わせください。

(4) 経過観察

ゆっくりと進行するタイプのリンパ腫は、症状がなければ治療を行わずに経過観察をすることがあります。

(5) 造血幹細胞移植

標準的な化学療法だけでは再発の可能性が高い場合や、再発後に化学療法で反応がある場合には、大量の抗がん剤を使った治療が行われます。この場合、あらかじめ自分の造血幹細胞を末梢血から採取・保存しておき、大量化学療法後に自分自身に移植をします（自家末梢血幹細胞移植）。

診療実績

2014年度の当院における悪性リンパ腫の新規患者数は123例でした。その内訳を示します（表3）。

ホジキンリンパ腫	5例	T細胞性リンパ腫	17例
B細胞性リンパ腫	99例	末梢性T細胞性リンパ腫	4例
びまん性大細胞性型B細胞性リンパ腫	49例		
濾胞性リンパ腫	33例	血管免疫芽球型T細胞性	2例
MALTリンパ腫	12例	成人T細胞性白血病リンパ腫（ATLL）	8例
バーキットリンパ腫	1例	菌状息肉症／セザリー症候群	3例
		NK/T細胞性リンパ腫	2例

表3　2014年度の診療実績（初診患者数）

診療科案内

血液・膠原病内科

当科では、白血病や悪性リンパ腫などの造血器腫瘍、再生不良性貧血などの造血障害、血小板減少症や凝固異常症など造血器疾患全般の診療を近隣の関連病院とともに行っています。当科は、日本血液学会認定血液研修施設、日本骨髄バンク非血縁者間骨髄・末梢血幹細胞移植採取認定病院ならびに日本輸血・細胞治療学会I&A認定施設で、日本血液学会認定血液専門医8人を含む22人の医師が所属しています。各人が、正確な診断と科学的根拠に基づく治療の実践をモットーに日々の診療にあたっています。

近年、造血器腫瘍の領域では、腫瘍特異的で副作用の少ない分子標的治療薬が数多く開発され、臨床の場で広く使われています。一部の腫瘍では、分子標的薬の使用により、これまで難治とされてきた症例に治癒がもたらされるほどの成果をあげています。

当科では、特に白血病や悪性リンパ腫に対して新たに開発された分子標的薬や免疫調節薬の有効性や安全性を確認する試験（治験、および臨床研究）を精力的に行っています。また、造血幹細胞移植を取り入れた積極的な治療をコメディカルスタッフとともに行い、優れた治療成績をあげています。

■血液・膠原病内科ホームページ
検索 近畿大学　血液・膠原病
と入力してください。

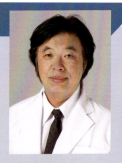

◆教授・診療部長／松村　到（写真）
◆教授／芦田隆司
　　　　辰巳陽一
◆講師／田中宏和
◆医学部講師／森田泰慶
　　　　　　　平瀬主税
　　　　　　　頼　晋也
◆助教／谷口康博
　　　　芹澤憲太郎
　　　　井上宏昭
　　　　口分田貴裕
　　　　ほか11人

トピックス⑤ ── 血液・膠原病内科
造血幹細胞移植に豊富な経験
累計、約400例

◆造血幹細胞移植とは？

　血液細胞には、白血球、赤血球、血小板の3つがあります。作る場所は骨の中にある骨髄という組織で、骨髄の中に全ての血液細胞の基になる造血幹細胞があります。造血幹細胞は、骨髄の中で分化し、成熟した血液細胞になった後、血液中に送り出されます。

　造血幹細胞移植とは、病気にかかった血液細胞を前処置（化学療法剤や放射線照射）によって破壊し、造血幹細胞を移植することによって、病気にかかった血液細胞を健康な細胞に取り替える治療法です。誰の造血幹細胞を移植するかによって「自家移植」と「同種移植」に分けられます。

　患者さん自身の造血幹細胞を事前に採取しておき、前処置後に移植するのが自家移植、ドナーから採取した幹細胞を移植するのを同種移植と言います。悪性疾患である白血病・悪性リンパ腫や、良性疾患である再生不良性貧血で造血幹細胞移植が行われます。

◆GVL効果で白血病細胞を攻撃

　造血幹細胞移植特有の合併症としてGVHD（移植片対宿主病）があります。GVHDは、ドナーの白血球が患者さんの体を異物と認識して、肝臓、皮膚、大腸などを攻撃する合併症です。

　この病態に類似した大変重要な反応としてGVL（移植片対白血病）効果があります。GVHDではドナーの白血球が体を異物と認識しますが、GVL効果では体の中に残存している白血病細胞を異物と認識して攻撃してくれます。

　造血幹細胞移植は、前処置として使う化学療法剤や放射線照射とともに、このGVL効果によって、検査では検出できない程度の白血病細胞を体からやっつけることによって、治癒をめざすことができる治療法なのです。

　当科では1983年から造血幹細胞移植を開始し、「表」に示すように400例近い移植の経験を持っています。患者さんの病態によって結果はさまざまですが、1人でも多くの患者さんを治癒に導く努力をしています。

移植種別	移植数
血縁・骨髄	98
非血縁・骨髄	194
血縁・末梢血	62
非血縁・末梢血	2
臍帯血	37
合計	393

表　当科における移植症例数（2014年末時点）

トピックス⑥ ── 輸血・細胞治療センター
造血幹細胞移植を成功させるために
多くの医療者の力を結集

◆多職種によるチーム医療

造血幹細胞移植は、血液疾患の治療法として欠かせないものになっています。本書のトピックス「造血幹細胞移植」(P95)にあるように、当院は400例の同種造血幹細胞移植を行っています。主治医と看護師以外にも、各科の医師や、薬剤師、検査技師、歯科衛生士、リハビリテーションの理学療法士、栄養士など、多くの人々が参加してチーム医療を行っています。

輸血・細胞治療センター（以下、輸血センター）も造血幹細胞移植を成功させるためにいろいろと関与しており、その一部を紹介します。

同種造血幹細胞移植は、患者さんとドナーさんの血液型が一致していなくても移植は可能ですが、輸注前に幹細胞が含まれた骨髄液を処理する必要があります。この骨髄液の処理と、移植後には血液型の異なる血液製剤を患者さんは輸血することになるため、適切な製剤の出庫・管理などを輸血センターで行っています。

◆種々の造血幹細胞移植に関与

輸注した幹細胞が移植後に造血の場である骨髄に移動し、そこで増えることが重要です。ドナー由来の幹細胞が患者さんの身体の中で増えることを「生着」と呼びますが、この生着確認も輸血センターが担っています。

造血幹細胞移植は、幹細胞をどこから採取するかによって、骨髄移植、末梢血幹細胞移植、臍帯血移植に分かれます。骨髄の採取は手術現場で行われますが、末梢血中の幹細胞の採取は輸血センターで行います。医師とともに血液成分分離装置を使って幹細胞を採取します。採取した幹細胞は移植まで輸血センターで凍結保存します。

また、臍帯血移植に使われる臍帯血も移植に先立って臍帯血バンクから当院に届きますが、臍帯血の凍結保存も輸血センターが責任を持って行っています。

「表」にあるように、これ以外にもいろいろと造血幹細胞移植に関与しており、多くの人々の力を結集して患者さんを治癒に導きたいと努力しています。

輸血・移植	型違い輸血の管理
	血液型 抗原・抗体のフォロー
	生着確認
骨髄移植	自己血採血
	骨髄処理
末梢血幹細胞移植	血球成分分離装置を用いた採取
	凍結・保管
	解凍・輸注
臍帯血移植	凍結・保管
	解凍・輸注

表　輸血・細胞治療センターの造血幹細胞移植への関与

トピックス⑦ ── 輸血・細胞治療センター

輸血療法とその副作用の対策
安全かつ適正に

◆適切な輸血管理

患者さんに安心して輸血療法を受けてもらうために、3つのことが重要です。

1つは安全性を確保することです。血液製剤は適正なときに、適正な製剤を選択することが重要です。そして、安全な輸血を行うために医療従事者の教育的指導を実施するとともに、適切な輸血管理が必要です。

日本輸血・細胞治療学会は、各施設で安全な輸血が行われることを目的としてI＆Aというシステムを導入しました。各施設で、適切な輸血管理が行われているか否かを第三者によってinspection（点検）し、適切であればaccreditation（認証）しています。安全を確保するために条件が厳しいことが影響して、認定施設は全国で88施設、近畿地方では8施設しかありません（2015年4月時点）。当院は、安全な輸血療法を行いたいと考え、近畿地方で2番目の認定施設となりました。

◆24時間体制の導入

2つ目は輸血専任技師による24時間体制の導入です。多くの病院では人手不足のため、夜間や休日は専門外の技師が担当していますが、当院は輸血専任技師を増員し、昼夜の区別なく、いつでも最も安全で、適切な血液製剤の供給ができます。

◆副作用対策

3つ目は副作用対策です。血液製剤は数々の工夫によって極めて安全性が向上しました。しかし、他人の血液から作られた血液製剤は「表」に示すような頻度で副作用がみられます。最も副作用が多いのは血小板製剤ですが、血漿成分を洗浄して除去すると副作用が減少することが分かっています。血液センターには洗浄した血小板製剤がないため、当院は輸血・細胞治療センターで洗浄して副作用の軽減を図っています。

輸血療法は、適正に行われた場合には極めて有効性が高い治療法です。安全かつ適正をモットーとして、輸血療法を行いたいと考えています。

	赤血球製剤	新鮮凍結血漿	血小板製剤	洗浄血小板
蕁麻疹（じんましん）	0.4%	2.8%	6.4%	0.3%
アナフィラキシー反応	0.2%	1.1%	0.4%	0%
血圧低下	0.08%	0.1%	0.06%	0%
発熱反応	1.0%	1.7%	0.7%	0.06%
合計	1.7%	5.7%	7.5%	0.36%

表　輸血による副作用の頻度と、洗浄血小板の有用性

34 放射線治療による緩和治療
—QOLの改善をめざして—

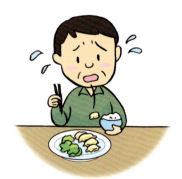

症例
60歳代前半、男性。3年前に大腸がんの手術を受け、昨年、肺の転移性腫瘍で陽子線治療を受けた患者さん。最近、左手で物がつかみにくくなり、食事中には食べ物が口からこぼれるようになりました。言葉も話しにくくなったため頭部の画像検査を受け、脳に転移性腫瘍が見つかりました。ホームページで見たピンポイントの放射線治療を希望し、当科を受診しました。

緩和治療としての放射線治療

現在の緩和治療とは終末期医療だけではなく、がんによる症状の悪化の改善と予防にも重点をおいた広い内容の治療です。がんなど生命を脅かす病気に直面する患者さんとその家族に対するQOL（Quality of Life：生活の質）を向上させることを目標にしています。放射線治療は症状の原因となるがん病変に対して直接作用することで、がんの症状を和げます。実際に放射線治療を受ける患者さんの約3分の1は、症状の緩和を主な目的としています。

多くのがんの治療成績は各種治療法の進歩によってめざましく改善しました。しかし、脳だけは血液脳関門という薬剤の届きにくい仕組みのために、がんの経過の中で比較的高頻度に転移が生じます。特に日本では肺がん、乳がん、消化器がんからの脳転移（転移性脳腫瘍）が多いといわれています。

脳転移では腫瘍そのものや、周囲の浮腫（むくみ）によって頭痛・吐き気や手足の運動障害などを生じ、患者さんのQOLを大きく損ねます。これから説明する放射線治療は脳転移による苦痛や症状を効果的に緩和する強力な治療法なのです。

脳転移に対する放射線治療

脳転移の画像検査にはX線を使ったCTや磁力を使ったMRIが有効です。中でも造影剤を使ったMRIは数ミリ程度の小さな病変も発見できます。このMRI画像を放射線治療にも応用することで、従来の方法に比べて高い放射線量を正確に腫瘍に集中投与するピンポイント照射（定位手術的照射／ここでは定位照射と略す）が可能になってきました。

脳転移の治療方針は病変の大きさ、個数、部位などによって放射線治療、手術、まれに化学療法が選択肢となります。数個であれば手術や定位照射が合併症も少なく効果的です。個数が多くなれば手術や定位照射だけでは治療困難となるため、脳全体に広く放射線治療を行う全脳照射が推奨されます。

しかし、全脳照射では長期的には物忘れが増えることもあり、定位照射だけで治療できることが理想的です。定位照射とは多くの方向から高線量の放射線をピンポイントに集中させ、1回で完了する合併症の少ない高精度の放射線治療です。精密さが重要な治療のため、全脳照射に比べて少し長い準備期間が必要となります。

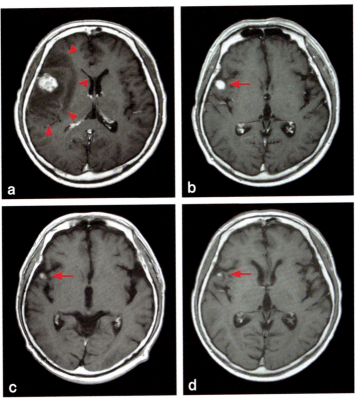

画像 放射線治療前後の造影MRI：造影剤により腫瘍が白くなります
a. 全脳照射前／右脳に広い浮腫（▲）を伴った約2cmの腫瘍が見られました
b. 全脳照射後／腫瘍周囲の浮腫は消失し、腫瘍（←）も1cmに縮小していました
c. 定位照射後3か月／腫瘍（←）はさらに縮小しましたが、6mm残存していました
d. 定位照射後1年7か月／2mmの腫瘍（←）が認められますが、増大なく経過しました

定位照射でがんが休眠状態に

　当科外来で、定位照射を希望する脳転移の患者さんが受診しました。造影MRI（画像a）では右脳に大きな腫瘍があり、周囲の正常脳を圧迫し浮腫（▲で囲まれた黒い部分）を伴っていました。患者さんの症状は徐々に進行し、定位照射の準備を行うための時間的猶予はありませんでした。一刻も早い治療開始を優先し、定位照射の準備を並行しながら、速やかに全脳照射を始めました。当初の患者さんの希望には沿えませんでしたが、全脳照射後の小さくなった腫瘍に対して定位照射を行うことは、治療範囲を小さくできるため効果的な治療法となります。

　全脳照射は外来通院で月〜金曜に2.5グレイを16回（4週間）合計40グレイ行いました。全脳照射6回目（15グレイ）で会話がしやすく言葉も明瞭になり、全脳照射12回目（30グレイ）には左手の動きも戻り、予想以上の治療効果が見られました。

　全脳照射終了時の造影MRI（画像b）では腫瘍の直径が全脳照射開始前（画像a）の半分以下になり、腫瘍の大きさは15％程度まで縮小しました。周りの浮腫も消失し、がん症状が緩和されたのです。

　残った腫瘍（画像b）に対して予定通り1回で25グレイの定位照射を追加しました。定位照射では全脳照射10回分の高線量をピンポイントに限局させた正常脳へのダメージの少ない効果的な治療となります。定位照射後3か月（画像c）の造影MRIでは腫瘍はさらに縮小しましたが、まだわずかに残っていました。定位照射後1年7か月後（画像d）の造影MRIでも腫瘍は小さく点状に認められましたが、この間の経過中に増大することはありませんでした。

　これは放射線治療が症状の原因となる病変に対し、直接作用した結果、腫瘍の休眠状態を維持したことを示します。腫瘍が縮小し、浮腫が消失したことで、さまざまな症状緩和が可能になりました。

34 がん——放射線治療による緩和治療／放射線治療科

その他のがんに対する緩和的放射線治療

　放射線治療は多くの臓器がんの圧迫や浸潤による苦痛・症状に対して、非常に有効な緩和治療となります。例えば、進行した食道がんでは、初発時から腫瘍によって内部が狭くなることで食物が飲み込みにくく、食べられなくなる場合もあります。それが放射線治療で腫瘍が小さくなると内部が広く食べ物が通りやすくなり、食べ物の味や香りも味わうことができます（詳しくは「食道がんの放射線治療」、P26参照）。

　がんは骨に転移することも多く、痛みや手足のしびれ、麻痺を起こすことがあります。こうした骨転移にも放射線治療は有効で、多くの患者さんの痛みが緩和されることで鎮痛薬も減量できます。このように放射線治療は進行した初発時から再発・転移病変にまで広く効果的に活用されているのです。

　がんの苦痛による患者さんの不安や恐怖は体力を奪うだけでなく、精神的にもダメージを与えます。がん治療において苦痛を取り除くことで食欲は回復し、睡眠もよくとれるようになり、結果的に治療成績も向上します。がんの進行や転移によって患者さんのQOLは著しく低下するため、気になる症状があればできるだけ早く受診してください。放射線治療科チームのスタッフは患者さんのQOLの改善を第一に考えて日々の診療に取り組んでいます。当院では2015年9月、最新型の放射線治療装置（下の写真）を導入しており、さらに正確で合併症の少ない安全な放射線治療の提供に努めています。

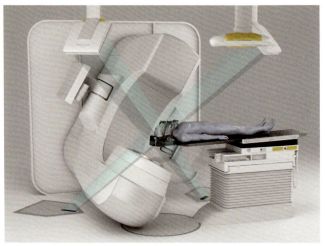

写真　高精度な画像誘導放射線治療（IGRT）が可能となりました

診療科案内
放射線治療科

　悪性腫瘍（がん）は、国内の死亡原因の第1位を占め、高齢化社会の到来でさらに増加、その克服は大きな国民的課題となっています。放射線治療は、手術、抗がん剤と並ぶがん治療の三本柱の一つですが、がんに侵された臓器の機能と形態を残せるという大きな特徴があります。

　がん患者さんの半数が治癒できるようになった現在、寿命を延ばし、社会復帰の可能なQOLの高いがん治療法の期待が強まっています。放射線治療は、まさに時代の要求するがん治療法です。

　当科は、CTやPET/CTを使った3次元あるいは4次元治療計画を行い、良好な治療効果と合併症の少ない放射線治療を心掛けています。頭頸部腫瘍、脳腫瘍や前立腺がんなどには強度変調放射線治療（IMRT）、早期の肺がんなどには定位放射線治療（ピンポイント照射）などの高精度放射線治療ができる国内有数の放射線治療施設です。子宮がんに対する192-Ir高線量率腔内照射、あるいは前立腺がんに対する125-I永久挿入密封小線源治療も行っています。

　がんを切除せずに治す根治照射のほか、がんの再発転移に伴う痛みなどの症状緩和にも放射線治療は有効です。がん関係の各診療科医師、医学物理士、診療放射線技師、放射線治療部看護師、クラークたちでチーム医療を行っています。

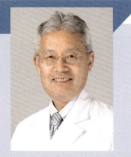

◆教授・がんセンター長・診療部長／西村恭昌
◆准教授／金森修一
◆准教授／門前　一
◆講師／中松清志
◆医学部講師／横川正樹
◆医学部講師／立花和泉
◆助教／石川一樹
　　　　建部仁志
　　　　稲田正浩
　　　　福田浩平

35 PETの検査・診断
―がんの存在・広がりを正確に診断―

症例

60歳代前半、男性。会社の健康診断で肺の異常を指摘され、かかりつけ医を受診。CT検査で肺の腫瘤と縦隔のリンパ節の軽度腫大がみられ、肺がんと診断されました。治療法の決定にあたり、PET／CT検査で肺がんの広がり、遠隔転移の有無を正確に判断するため、当科に紹介されました。

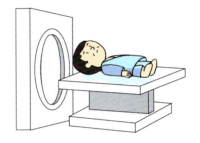

がんとは？

人間の体の細胞は細胞分裂することで絶えず入れ替わっており、新しい細胞が誕生しています。しかし、細胞分裂は完璧ではなく、細胞分裂に失敗した「傷ついた細胞」も誕生しています。傷ついたほとんどの細胞は、体内の修復機構によって修復されて正常な細胞となり、修復不可能な細胞は、その細胞を排除することで、体内には常に正常な細胞しかない状態を保とうとしています。

しかし、残念ながら「傷ついた細胞」の中には修復に失敗し、また排除されることなく生き残る細胞も存在します。この「生き残った傷ついた細胞」の中で「腫瘍となる条件」を満たした細胞が増殖していくと良性腫瘍や悪性腫瘍となってしまいます。細胞が傷つく原因には上記のような細胞分裂時の失敗のほかにも、喫煙や過度の飲酒、ウイルス、ストレス、食生活、運動不足、紫外線などさまざまなものが刺激となっており、現代社会ではいくら健康や食生活に気を付けても避けられない病気となっています。

日本のがんの動向

厚生労働省の発表では約50％の人が生涯に一度はがんに罹るという結果が出ており、がんによる死亡率は約30％となっています（2011年／男性32％、女性24％）。これに対し老衰はわずか数％と低く、現在では何らかの疾患によって亡くなるという方がほとんどです。がんによる死亡の内容をもう少し詳しく見てみると、1年間で気管支および肺がんで約7万人、胃がんで約5万人、大腸がんで約4万人、肝がんで約3万人が亡くなっています。

PET検査とは？

人間の細胞はブドウ糖を栄養源に活動をしています。がん細胞も例外ではなくブドウ糖を栄養源に成長しています。がん細胞は成長が速いため正常細胞よりも多くのブドウ糖を消費しています（図）。PET検査はこの点を利用した検査です。

ブドウ糖に放射性同位元素をつけた18F-FDG（FDG）という薬剤を投与すると、がん細胞はブドウ糖と一緒にFDGをたくさん取り込み、がん細胞から微量の放射線が出るため、体内の放射線を検出

35 がん――PETの検査・診断／高度先端総合医療センター PET分子イメージング部

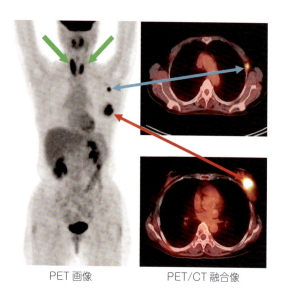

画像1 左乳がん腋下リンパ節転移
PET/CT検査で、左乳腺内にFDGが集積している腫瘍があり(→)、乳がんと診断できます。左の腋のリンパ節転移にもFDGが集まっています(→)。PET/CTでは病変の広がりを一度に検査できるため、適切な治療法を選択できます。甲状腺にもFDGが集まっています(→)が、これは慢性甲状腺炎によるものです

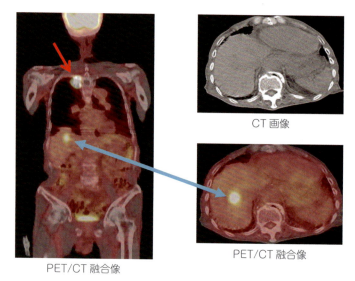

画像2 肺がんと肝転移
右肺の上に白く光っている部分(→)がFDGの集積した肺がん。同時に腹部(肝臓)にも黄色く光っている部分(→)があり、肺がんの肝転移です。肝転移はCTでははっきりと映っていませんが、PET/CTの画像でははっきりと映っており、CT画像と重ねることで病変の場所が正確に分かります。このようにPET検査では全身の検査が一度に行えるのが大きな長所です

するPETカメラ(写真1)でがんが映ります(画像1、2)。 PET検査に使用するFDGは日本核医学会および日本アイソトープ協会が定めるガイドラインに準拠し、サイクロトロン(写真3)と合成装置を使って、検査当日に製造して品質管理試験に合格したものを使用します。この薬剤による副作用の心配はありません。

PET診療

がんは、進行程度のどの段階で発見、治療するかで、その後の生存率が大きく違ってきます。PET検査はおよそ1cm前後のがんも発見することができるため、病変の部位やその周囲への広がり(画像1)、さらに転移巣などの遠隔部への広がりを正確に評価できます(画像2)。つまり、手術、化学療法など病期に合わせた適切な治療法の選択が可能になります。

例えば肺がん検診は肺だけ、胃がん検診は胃だけの撮影しか行いません。しかし、PET検査は一度に全身の撮影を行うため、全身のがんを見つけること

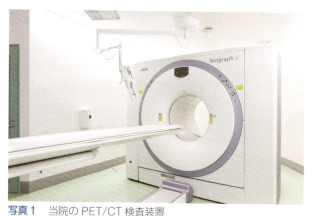

写真1 当院のPET/CT検査装置
PET/CT装置は、がん細胞に取り込まれたFDGから出る微量の放射線の検出が可能で、CT画像と併せて病変の部位や広がりを正確に診断できます

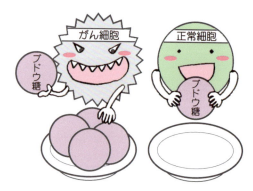

図 がん細胞も正常細胞もブドウ糖を栄養源にして活動しています。しかし、がん細胞は正常細胞よりも多くのブドウ糖を消費します

も可能で、検診としても非常に優れている検査といえます。

大阪南エリア初のPET施設

当院は2005年10月にがん診療において高度医療へのさらなる取り組みの1つとして、がんの早期発見、進行度診断などに有効なPET（陽電子断層撮影）装置を大阪南エリアとしては初めて導入し、高度先端総合医療センターPET分子イメージング部を設立しました（写真2）。同部にはFDG製剤を作成するサイクロトロン（写真3）と合成装置をはじめ、PET検査用のPET/CT1台とPET2台を設置しています。

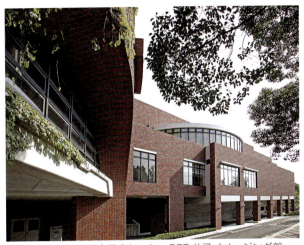

写真2　高度先端総合医療センターPET分子イメージング部

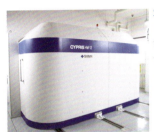

写真3　当院のサイクロトロン
PETに使うFDG製剤は、当施設内のサイクロトロンと合成装置を使って、検査当日に製造して品質管理試験に合格したものを使用しています

診療科案内
高度先端総合医療センターPET分子イメージング部

当センターPET分子イメージング部の部長は、医学部附属病院の放射線診断科長・中央放射線部長の村上卓道主任教授が兼任しています。PET分子イメージング部の専属スタッフとともに、当院放射線診断科に所属する多くの放射線診断専門医・核医学専門医・診療放射線技師・看護師などの優秀なマンパワーや、中央放射線部の世界最高レベルのCT・MRI装置などのハードパワーを連携し、PETによるがん診療のさらなるレベル向上を図っています。

さらに、当部は近年、高齢化社会の進む日本で問題となっている認知症の早期診断のため、脳FDG-PET検査、脳アミロイドPET検査も当院早期認知症センターと共同で始めました。

当部は、当院各診療科、近隣医療施設からのPET検査依頼を受けるとともに、PET/CTを使った検診も行っています。検診時に異常などが疑われた場合は、当院の各専門診療科の専門医やご希望の医療施設にスムーズに診察を受けていただけるように紹介体制を整えています。

〔PET検査での放射線被曝について〕

PET検査に使用する薬剤は放射性医薬品で、少量の放射線被曝があります。PET検査による放射線被曝線量は約2～3ミリシーベルト（mSv）と低く、またPET/CT検査の場合はCT検査分の被曝も加わりますが、被曝線量はごくわずかで人体に影響はありません。

妊娠されている方、その可能性のある方は一応の制限があります。現在、授乳中の方は検査1日後から授乳が可能です。

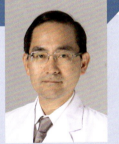

◆教授・診療部長／村上卓道（写真）
◆教授／石井一成
　　　　細野　眞
◆准教授／鶴崎正勝
◆講師／熊野正士
◆医学部講師／小塚健倫
　　　　　　　細川知紗
　　　　　　　柳生行伸
　　　　　　　甲斐田勇人
　　　　　　　任　誠雲
◆助教／山田　穣
　　　　兵頭朋子

■高度先端総合医療センターホームページ
　検索　近畿大学　PET
と入力してください。

ゲノム生物学を活用した治療
― 全国の大学病院をリードする最先端医療 ―

ゲノムとは？

　ゲノムは遺伝子の「総体」です。遺伝子を真珠に例えるなら、ゲノムは真珠のネックレスに当たります。ゲノム生物学では1つひとつの真珠および真珠のネックレスを調べて、個々の特徴を生かして活用していく研究をしています。特に注目しているのはがんです。

　個々の患者さんのがんの遺伝子の変化、ゲノムの特徴を把握し、個々に最適な治療法を提供する「個別化医療」を実現するため、多くの臨床部門と連携しています。

　近年バイオテクノロジーの進歩で、遺伝子の解析技術が飛躍的に進歩しました。個々のゲノムの配列を全て解析することも、1週間以内に可能となっています。個々の患者さんの遺伝子を調べ、診断、治療に役立てることをクリニカルシーケンシングと言いますが、近畿大学医学部はそれを可能にする次世代シーケンサーという最先端機器をいち早く導入し、がんの解析を行っています（写真1）。希望される患者さんのがんの遺伝子の解析を実施するため、学内にゲノムセンターを設立し、クリニカルシーケンシングを実施しています。

がんがどの臓器から発生したか不明の場合

　原発不明がんという病気があります。多くのがんは、胃がんとか肺がんとか、どの臓器からがんが発生したのかを、CT、PETなどの画像診断やがんの組織を使った病理学的検査で調べます。がんの治療を行う場合は発生した臓器の特徴に応じて行います。しかし、まれにどの臓器から発生したのか不明なことがあります。その場合は、治療の開始が遅れてしまうこともあります。そうした問題を解決するために、当センターでは腫瘍内科とともに臨床試験を実施しています。

　いろいろ検査しても、原発が不明ながんがあり、治療方針の決定に難渋している患者さんがいます。

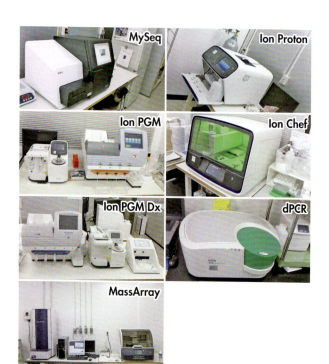

写真1　近畿大学ゲノムセンターで稼働中の最先端遺伝子検査機器

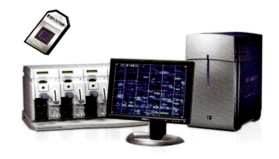

写真2　網羅的遺伝子発現解析のためのマイクロアレイ機器
この機器によって、患者さんごとの腫瘍の全遺伝子の発現を一度に調べます

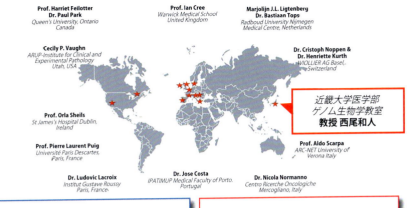

図 グローバルコンソーシアム（国際共同研究チーム）に参加
近畿大学が参加する次世代遺伝子検査開発のための国際共同研究チーム。国内からは近畿大学医学部のみが参加しており、これまでに肺がん遺伝子検査パネル（下段）を2つ作成し、検査に使っています

■ゲノム生物学教室ホームページ
[検索] 近畿大学 ゲノム
と入力してください。

診断時に採取した腫瘍（がん）の米粒の4分の1程度の小さな塊が主治医から送られてきます。そこから遺伝子を取り出して、全ての遺伝子（約2万種）の発現を一度に調べます（写真2）。その膨大な量のデータをコンピューターを使って解析し、原発を調べます。仮に「腎がん」と判定された場合は、腎がんに対する最適な治療を実施します。この原発不明がんに対する臨床研究は、国（厚生労働省）からのサポートを得て、今日では、近畿大学だけではなく、全国の大学、病院から送られてくる腫瘍の遺伝子解析を行っています。

治療法の選別に有効活用

Aさんは1か月前から咳が止まらず心配になって、当院を受診しました。CT検査などで、肺がんの疑いと担当医に言われ、PET検査の後、気管支鏡検査を行いました。気管支鏡検査では、肺の一部の組織を採取し、病理学的検査を行い、担当医から「遺伝子の検査を実施して、治療方針を決定しましょう」との説明を受けました。

グローバルコンソーシアム参加による最新技術

ゲフィチニブ（イレッサ®）やクリゾチニブ（ザーコリ®）といったがん分子標的薬という抗がん薬があります。これらの薬はそれぞれ*EGFR*、*ALK*融合遺伝子というがん遺伝子の異常を持つ肺がんによく効きます。従って、現在では遺伝子を調べてどの薬が最適かを判断するクリニカルシーケンシングを実施することが求められています。

Aさんの場合、遺伝子検査の手順としては、*EGFR*遺伝子検査、*ALK*免疫組織学的検査、*ALK*融合遺伝子検査、もしそれらの検査で陰性なら*ROS1*、*RET*融合遺伝子検査を行います。それらを1つずつ受けていけば時間が掛かり、検査に必要ながんの塊には限りがあります。遺伝子検査を進めるために、もう一度、気管支鏡検査を行うのは嫌なものです。

私たちは、1つの小さな塊で、一度に必要な全ての遺伝子の検査を行う方法を、グローバルコンソーシアム（国際共同研究チーム）に参加して開発してきました（図）。この最新技術を使って、当院受診の患者さんで希望する方を対象に遺伝子検査を行い、その結果を次回の外来受診時に説明するクリニカルシーケンシングを行っています。

これらのアプローチは全国の大学病院の中でも当院が先駆けて行っています。今では、腫瘍内科、外科、婦人科、皮膚科など多くの診療科とともに、さまざまながんについて実施しています。現在は、国のサポートを得て、研究として行っていますが、近い将来、同テクノロジーを医療保険として認めてもらうよう準備を進めています。

37 がん患者に東洋医学（漢方治療、鍼灸治療）を応用
—生活の質が改善—

症例
30歳代後半、女性。乳がん手術後から肩こり、腰痛、手術した側の腕に違和感があり、担当医から湿布薬を処方されましたが、改善しませんでした。手術後のホルモン療法開始後に、ほてり感・倦怠感がひどく、症状の軽減も求め漢方治療を希望して当科に紹介されました。

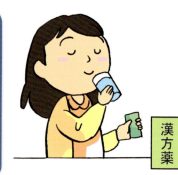

古くて新しい漢方治療

2000年前の中国にさかのぼる漢方治療ですが、西洋医学との組み合わせで、西洋医学の副作用対策やすき間を埋める役割として、最近、注目を集めるようになりました。

がん治療もその1つで、残念ながら、がんそのものを漢方で治すことはできませんが、治療に伴う副作用対策として、日本でも広く使われるようになってきました。最近、がん治療専門病院のなかで、漢方外来が設置されるようになってきたことも、このことをよく表しています。

私たちが調査・論文報告した婦人科がんで外来受診中の患者さんのデータによると、22％の方が漢方薬を服用していました。また、実際に漢方薬を服用しているがん患者さんでは「漢方薬の効果は西洋薬と比べて劣らない」と思っている結果が出ています（図1）。

もともと経験則に基づいて使用されてきた漢方薬ですが、最近では幾つかの薬剤については、作用の仕組みや治療効果に関する科学的な検討が行われるようになってきました。

例えば「六君子湯」という胃腸の調子を整える漢方薬についていうと、2015年1月の段階でこれまでに106編の英文論文が報告され、グレリンという食欲を増進するホルモンに作用するといったことまで、分かるようになってきました。

漢方治療とは？

西洋薬のほとんどが単離合成した物質で構成されているのに対し、漢方薬は複数の天然物（主に植物・鉱物を原料にした生薬）から構成されています。これらの生薬を煮出したものが漢方薬（昔からある煎じ薬）となるのですが、国内の一般的な病院で使用される漢方薬は、製薬会社で煎じたものをインス

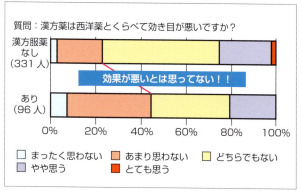

図1　がん治療中・治療後の外来患者での漢方薬・サプリメント・健康食品服用の実態
(Takeda T. International Journal of Clinical Oncology 2012より)

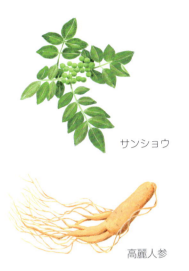
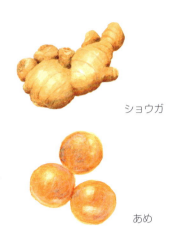

サンショウ

ショウガ

高麗人参

あめ

図2　大建中湯を構成する4つの生薬

タントコーヒーのようにフリーズドライで乾燥させて顆粒にしたエキス剤が使用されます（図3）。エキス剤は品質が均一で服用も簡便ですが、健康保険診療での使用量の上限や特定の生薬の増減ができないなどの制限があります。

　一方、煎じ薬は自分で作る手間と健康保険診療では高品質の生薬の使用が難しいのが難点ですが、生薬の組み合わせ・増減の自由度が高く、より効果的な治療が可能になります。もともとの漢方診療では、西洋医学とは少し異なった漢方治療ならではの診断方法（「冷え症の治療」、P214）に基づき処方を決めますが、病名に対しての簡便なエキス剤による治療でもかなりの効果がみられます。

　本来の漢方治療の基本的な方針として、「心身一如」という考え方があります。これは、心と体を一体のものと考えて治療を行うもので、全人的医療と共通する面があります。がんの診断・治療に伴うがん患者さんの心理的な負担は大きく、心身両面からの治療を基本とする漢方治療は、QOL（Quality of Life：生活の質）の改善への応用に期待されています。

漢方治療の応用

　手術や放射線治療、抗がん剤治療、緩和医療など、がん治療のさまざまな場面で、漢方治療の応用が可能です。

　外科や婦人科の開腹手術では、術後に腸の動きが悪くなります。これに対しては、「大建中湯」が使われます。「図2」に示すように、サンショウ、ショウガ、高麗人参、あめの4つから成り立つシンプルな漢方薬ですが、この薬剤も非常に多くの研究報告があり、西洋薬と同じような感覚で、いわば腸管運動改善薬として、広く使われています。

　腹部の放射線治療は、腸への障害が避けられず、放射線性腸炎が副作用として起こる場合があります。これに「大建中湯」を応用することで、ひどい腹部の張り症状が改善した症例を「画像」に示します。「大建中湯」は腸管の血流を改善する作用があり（図4）、これによる腸管運動改善、それがよい

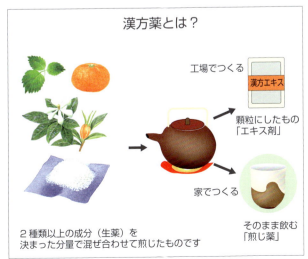

図3　エキス剤と煎じ薬の違い

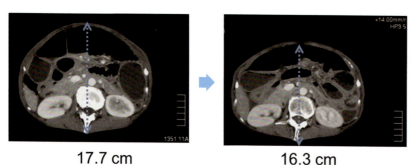

画像　放射線性腸炎による腹部膨満症状
（左）「大建中湯」投薬前（右）投薬3か月後、腹部のCT画像を示す。腸のなかのガスの貯留が改善し、自覚症状では、投薬開始後3日目くらいからお腹の張り感が改善してきました
（Takeda T. Journal of Alternative and Complementary Medicine 2008 より引用）

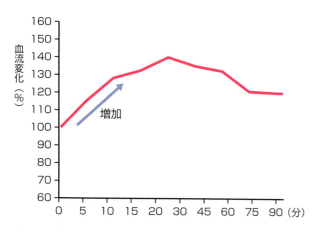

図4　大建中湯による腸の血流増加効果
大建中湯エキスを健常人に1回投与すると、超音波で測定した腸間膜の血流が増加しました
（Takayama S, Takeda T　Tohoku Journal of Experimental Medicine 2009 より）

効果につながっていると考えられます。

　緩和医療では、痛みに対するモルヒネ投与は極めて有効ですが、副作用でひどい便秘の場合があります。このような場合に、通常の便秘薬と「大建中湯」を併用することで、違った作用からの改善が期待できます。

　抗がん剤治療に伴う副作用はいろいろありますが、投与に伴う倦怠感や食欲不振に対して、前述の食欲を増す効果がある「六君子湯」を使います。ほかに漢方には「補剤」と呼ばれる胃腸機能を整えて元気にする薬剤が何種類かあり、患者さんの症状に合わせての使い分けをします。

　女性の場合は、治療の必要性から、閉経前に卵巣をとったり、薬剤で卵巣機能を止めたり、意図的に閉経したのと同じ状態にする場合があります。症例で示した患者さんがこれに当たります。自然閉経の更年期症状には、女性ホルモンを補うことが可能ですが、乳がんに対する悪影響から使用できません。

更年期障害の治療に使う漢方が応用可能です（トピックス「更年期障害の治療」、P218）。

　がん治療の患者さん全般に言えますが、治療や副作用に対する不安、再発への不安など、常に不安と隣り合わせの状態が続きます。そのため、不眠症状が現れる場合も多いのですが、漢方薬にも不安や不眠症状を改善する薬剤が何種類かあります。「抑肝散」は、もともと子どもの夜泣きや疳の虫に使われた薬剤で、ストレス緩和作用があります。「抑肝散」の不眠に対する改善効果のメカニズムとして、睡眠を安定化し、質を良くするという報告があります。

　なにより、患者さんの細かな症状に寄り添い対応できる漢方治療は、西洋医学だけでは対応しきれないすき間を埋め、患者さんの立場に立った医療を可能にする一番のメリットがあります。

ほとんど痛みを感じない鍼灸治療

　腰痛や肩こりなどに行う鍼灸治療（ハリ治療）は有名だと思いますが、抗がん剤治療に伴うしびれ症状や、気分の安定化からの不眠症状改善など、がん治療の全般で広く応用できます。針を刺すということで、痛くて怖い印象を持たれるかもしれませんが、実際には髪の毛くらいの非常に細い針を使うため、ほとんど痛みは感じません。また、使い捨ての滅菌した針を使うため、ふつうの場合は衛生的にも問題はありません。

　とは言え、抗がん剤治療中で感染や出血傾向のある場合やリンパ浮腫がある場合など、がん治療に対する専門的な知識を持った施設での治療を受ける方が安全です。

38 狭心症の治療
―個々の患者さんに最適な治療を―

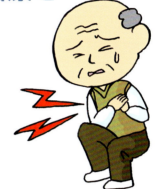

症例
70歳代半ば、男性。以前から、階段を上ると、胸部圧迫感が現れ、休むと治っていました。最近、その頻度が増してきたのでかかりつけ医を受診したところ、精密検査を勧められ、来院しました。

狭心症とは？

　心臓は、肺で取り入れた酸素を全身組織に運搬するため常に拍動、つまり収縮と拡張の繰り返しをしています。1分間におよそ5リットルの血液を駆出することで、その役割を果たしていますが、心臓自体も働くためには酸素が必要です。しかも、最も酸素を消費する臓器でもあります。心臓の筋肉、つまり心筋に酸素を供給するのに心臓の外表面には冠状動脈（以下、冠動脈）があります。右冠動脈と左冠動脈の2本が、心臓の出口すぐの大動脈基部から起始しています。左冠動脈は、さらに前下降枝と回旋枝の2本に分かれ、冠動脈は3本として扱うことが多いです。

　冠動脈の形態、または機能異常によって生じるのが狭心症で、その症状は心筋の酸素不足に起因しています。心筋の酸素不足は、医学的には虚血と呼ばれます。それは酸素の需要と供給のアンバランス（需要＞供給）によって生じます。大きく分けると、需要は一定で供給が高度に減少する場合と、供給の潜在的な減少のときに需要が増大する場合とがあります。前者のケースは、冠攣縮性狭心症や不安定狭心症があり、後者には労作性狭心症があります。

　狭心症の分類は若干、複雑です。狭心症はその症状の安定具合から、安定狭心症と不安定狭心症に分類されます。しかし最近では、不安定狭心症は、急性心筋梗塞と冠動脈の粥腫破綻という共通の病態基盤を持つことが多いことが明らかになっており、急性冠症候群に含まれることもあります。狭心症と急性心筋梗塞をまとめて虚血性心疾患あるいは冠動脈疾患と呼ぶこともあります。一般的には、冠動脈に動脈硬化（アテローム硬化、粥腫）が生じ、進行した結果、前記の病態が生じます。しかしながら特殊な病態として、冠動脈が突然痙攣（攣縮、スパズム）を起こしてひどく狭くなって虚血が生じる、冠攣縮性狭心症があります。

　日本人に多いとされ、診断・治療に注意が必要なタイプの狭心症です（図）。

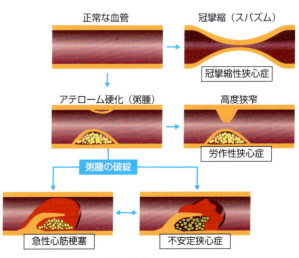

図　狭心症における冠動脈の状態

38 循環器、心臓・血管、高血圧症――狭心症の治療／循環器内科

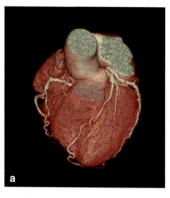
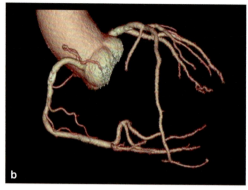
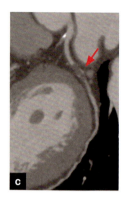
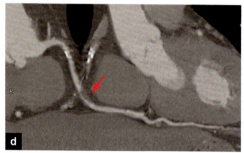
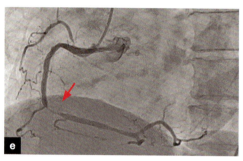

画像 冠動脈CT検査による画像
a. b. 大動脈基部から起始した3本の冠動脈は、心臓の外表面を走行
c. 左回旋枝近位部が閉塞しています（↓）
d. 不安定狭心症患者さんの右冠動脈のCT画像（↓）
e. 同じ患者さんの冠動脈造影検査による画像。同じように狭窄を認めます（↓）

狭心症の患者さんには、狭心痛と呼ばれる胸部症状が現れます。胸痛という表現で訴えられることが多いのですが、実際は締め付け感、圧迫感、息苦しさなど単純な痛みとはやや異なっています。高齢の患者さんは、体のだるさや元気がないなどの非典型的な訴えも少なくありません。部位は前胸部が最も多いのですが、皮膚表面の症状ではありません。頸部・下顎、左肩から上肢、心窩部に痛みが放散することもあります。労作性狭心症は、一定の心負荷のかかるような労作で症状が現れ、休息によって症状の寛解がみられます。一方、冠攣縮性狭心症では、早朝や夜間睡眠中、飲酒後などの安静時に現れます。一般に自然寛解します。

狭心症では胸痛の持続時間は数分以内のことが多く、逆に持続時間が長いときは狭心痛ではない場合が多いです。特に数秒のものは、不整脈や非心臓疾患の可能性が考えられます。灼熱感あるいは冷汗を伴うような強い胸痛、10〜30分以上持続するような胸痛、新たに現れる胸痛、より軽度の労作、安静時に生じるように増悪する胸痛では、急性冠症候群が疑われます。速やかに医療機関を受診する、あるいは救急車を呼ぶことが必要です。

症状を医師に伝えることが最も重要

狭心症の診断は、まず前述のような胸部症状に関する問診が最も重要です。その上で、外来診療で行う検査には、12誘導心電図検査、胸部X線検査、心臓エコー検査、血液生化学検査などがあります。いずれもほとんど負担のない検査ですが、労作性狭心症の診断には、さらに運動負荷心電図検査を行います。より詳しく診断する、あるいは病態の評価をする際には、負荷心筋シンチグラム（SPECT）検査や負荷心エコー図検査を行います。最近は冠動脈CT検査が進歩しており、外来で冠動脈の狭窄度の判定が可能です（画像）。全ての患者さんの判定が可能だというわけではありませんが、非常に精度が上がってきています。

冠動脈造影検査は、短期間の入院が必要ですが、冠動脈疾患の診断や治療に欠かすことのできない検

査です。狭窄がある冠動脈の病変部位・枝の数ないしは形態などの同定、治療方針を決定するために行います。冠攣縮性狭心症の診断では冠動脈造影検査時に薬物負荷による誘発試験を行うこともあります。

薬物治療、心臓カテーテル治療、冠動脈バイパス治療の3つ

3種類の治療法があります。①薬物治療②心臓カテーテル治療（経皮的冠動脈形成術）③冠動脈バイパス治療です。当科では薬物治療と心臓カテーテル治療を行っています。前述のように同じ狭心症といってもさまざまな病態があり、治療法の選択は異なります。また同じ病名でも、患者さんの状態によって治療法の選択は異なります（「急性心筋梗塞のカテーテル治療」、P114、「冠動脈バイパス術とは？」、P112）。

薬物療法は、治療法の基本です。2つの目的があります。1つは、狭心症状を抑えQOL（Quality of Life：生活の質）を高めるための治療、もう1つは生命予後を良くするための治療です。前者では、β遮断薬、Ca拮抗薬、硝酸薬と呼ばれる薬剤が患者さんの病態に応じて使われます。後者では、薬物療法だけでなく生活習慣の改善と定期的な検査が必要です。高血圧、脂質異常症、糖尿病の薬物治療、および減塩をはじめとした食事療法、肥満予防、禁煙、定期的な運動が求められます。いったん起こった動脈硬化の退縮ないしは進展予防が基本的な治療目標となります。

診療実績

当科では全ての狭心症に対して、積極的な検査、診断および治療を行っています。特に治療に際しては、患者さんの個々の状態に応じた最適な治療を行うため、循環器内科スタッフ全員でのカンファレンス、および心臓外科との合同カンファレンスを定期的に行っています。

冠動脈造影検査	446件
冠動脈CT検査	546件
負荷心筋シンチグラム（SPECT）検査	558件
負荷心エコー図検査	243件
待機的心臓カテーテル治療	185件

表　2014年実績

診療科案内

循環器内科

当科では、虚血性心疾患、心不全、不整脈など全ての循環器領域の専門家が揃っており、地域の医療機関と連携し、個々の患者さんの病態に応じた最適の診療を提案します。

また、2011年1月には、循環器内科と心臓血管外科が一体化した心臓血管センターを設立しました。CCUを核とした緊急患者対応の態勢を整え、より迅速で適確な対応をすべく、24時間態勢でのハートコール（ダイレクトコール　電話番号0120-145-810）の設置と窓口の一本化を行っています。また、後方ベッド拡充により、CCU病床の流動的活用などを実施し、多くの患者さんに対応できるシステムを構築しています。

心臓血管センターでは虚血性心疾患はもちろんのこと、急性心不全、急性動脈疾患、重篤な不整脈疾患、肺塞栓など緊急を要する疾患に対して常に対応すべく、それぞれのエキスパートを揃え、最高レベルの医療を提供するよう日々精進しています。

■循環器内科ホームページ
検索　近畿大学　循環器
と入力してください。

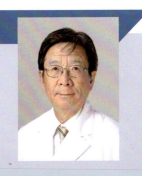

◆教授・診療部長／宮崎俊一（写真）
◆教授／栗田隆志
◆准教授／平野　豊、岩永善高
◆講師／小夫家和宏、谷口　貢
◆医学部講師／山本裕美
　元木康一郎、上野雅史
◆客員教授／高階經和、横井良明

39 狭心症・心筋梗塞の治療
―体に負担の少ない手術―

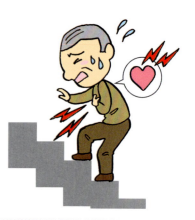

症例
60歳代前半、男性。以前から1年に1回程度、階段を急に駆け上がったときに動悸と胸部を締め付けられる鈍痛を自覚していました。今年になりこの症状を自覚することが増え、かかりつけ医を受診したところ、精密検査を勧められました。

冠動脈バイパス術とは？

　冠動脈バイパス術は、狭心症や心筋梗塞に対する外科手術で最も一般的に行われる手術です。心臓の筋肉に酸素の供給を行うために、3本の血管（冠動脈）が心臓を包むように取り巻いています（図1）。この血管が細くなる（狭窄）と、心臓の筋肉に酸素が届けられにくくなります。この血管が急に詰まった（閉塞）ときは、心臓の筋肉が壊死を起こします。

　これに対して、狭窄・閉塞部分より先に血管をつなぎ、心臓の筋肉に十分な酸素供給を行う手術を冠動脈バイパス術と言います。まさに血流のバイパスを作成し、血液の流れを再建する手術です。

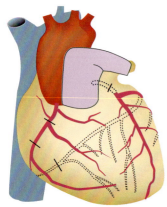

図1　冠動脈

バイパスに使う血管は？

　では、どういった血管をバイパスに使うのでしょうか。最もよく利用される血管は内胸動脈です（図2）。ほかの血管を使ったバイパスに比べ、10年、20年にわたって働き続けることで、寿命をのばし、元気に生活することができます。特に左の内胸動脈は、前下行枝（冠動脈で最も重要な血管）にバイパスされることが多く、冠動脈バイパス術のゴールドスタンダードと言えます。右の内胸動脈もしばしば使われ、複数の狭窄・閉塞がある患者さんでは、両方の内胸動脈を使用する場合もあります（図3）。そのほか、下肢の大伏在静脈や腕の橈骨動脈、右胃大網動脈といった血管がバイパスに使用されます。

手術の適応

　こうした手術は、冠動脈の3本の血管のうち、全ての血管に細いところがある場合や、重要な部分（左心室）に栄養を供給する血管の根元に近い部分に高度な狭窄・閉塞が複数ある場合に考慮されます。こうした手術の適応について、当科では週に1回、循環器内科と情報を共有し、内科と外科の両面からその適応を判断しています。

手術の方法

　手術方法は、人工心肺を使い心臓を止めて行う方

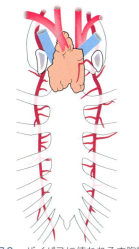
図2 バイパスに使われる内胸動脈

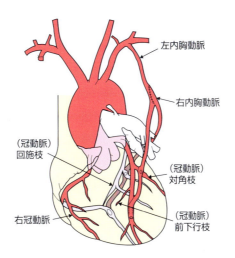
図3 両方の内胸動脈をバイパスに使用
右内胸動脈を切り離し、左内胸動脈にＹ字型につなぎ、複数箇所へのバイパスを行います

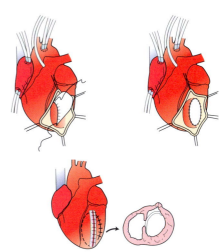
図4 左室形成術の図
左心室を切り開き、パッチを心室内に縫い付け、弱った心筋に圧力がかからないようにします

法（CCAB）と、人工心肺を使わずに心臓を動かしたまま行う方法（OPCAB）があります。その選択にはいろいろ意見がありますが、当科では患者さんの手術前の状態でその方法を決定します。つまり、脳血管障害や腎機能障害がある患者さんではOPCABを、リスクのない・少ない患者さんではCCABを行います。

また、当科ではCCABを行う際、血液が異物に接触することで生じる炎症反応を軽減するため、できるだけ血液が空気に触れないように工夫した人工心肺（MECC）を使用し、より低侵襲化（体に負担の少ない）を図った手術を行っています。

そのほかの手術

心筋梗塞を生じたあとに、心筋の壊死によって左右の心室間に穴が開くこと（心室中隔穿孔）や、左心室が拡大し左心室と左心房の間にある僧帽弁のしまりが悪くなり逆流が生じること（虚血性僧帽弁逆流）、左心室の一部が瘤状になり、心臓の収縮の際に飛び出すこと（心室瘤）があります。これらは、長期間放置すると心臓に負担をかけるため、バイパス手術の際に同時に手術することがあります。

心室中隔の穿孔に対してはパッチでの閉鎖を、僧帽弁の逆流に対しては弁の形成や弁置換を行い、心室瘤に対しては心筋の一部を切り取り、心臓の形態を整える左室形成術を併施します（図4）。

診療実績

2005年から2014年の手術症例の推移を示します（図5）。

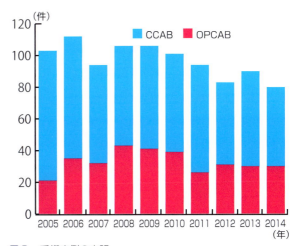
図5 手術症例の内訳
当院での冠動脈バイパス術の内訳を示します。毎年８０〜１００例程度行っています

参考文献：
1) 循環器病の診断と治療に関するガイドライン（2010年度合同研究班報告）、虚血性心疾患に対するバイパスグラフトと手術術式の選択ガイドライン（2011年改訂版）
2) 高本眞一監修　心臓外科 Knack& Pitfalls 冠動脈外科の要点と盲点（図1、2）
3) Lawrence H. Cohn CARDIAC SURGERY IN THE ADULT; FOURTH EDITION: MCGRAWHILL MEDICAL（図3、4）

急性心筋梗塞のカテーテル治療
―ハートコールによる24時間体制―

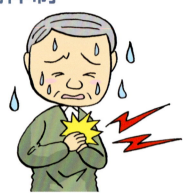

症例 60歳代半ば、男性。3日前から1日に数回、胸部が締め付けられるような症状を感じていたが、5分以内に症状が消えるため問題ないだろうと思っていました。そんなある日、急に冷や汗を伴ういつもよりも強い症状が現れ、症状の改善が見られないため、当科へ救急搬送となりました。

急性心筋梗塞とは？

　心臓は筋肉の塊で、収縮と拡張を繰り返してポンプのように全身の臓器に血液を送り出している臓器です。心筋は心臓の周りを包み込むように存在する冠動脈という血管によって酸素や栄養分を含む血液を供給され、養われています。冠動脈は心筋の養う部分によって右冠動脈と左冠動脈に分かれています。左冠動脈はさらに心臓の前壁を養う前下行枝と、側壁を養う回旋枝の2つの動脈に分かれます（画像）。急性心筋梗塞はこの冠動脈が突然詰まり、心筋が時間とともに壊れていく（梗塞）病気です。

　近年、高齢者の増加につれ虚血性心疾患（狭心症や心筋梗塞）は増え続け、3大死因の1つになっています。なかでも急性心筋梗塞は年間約25万人が発症していると推定され、うち少なくとも14％以上が病院到着前に心停止状態となっており、その大部分は心室細動などの重篤な不整脈が原因だといわれます。高血圧や糖尿病、高コレステロール血症の疾病を持つ家族がいたり、喫煙やストレスがある人は心筋梗塞発症の危険因子であり、こうした危険因子を複数持つ方は狭心症や心筋梗塞という病気になる可能性が高いといわれています。

大半は胸痛が30分以上続く

　多くの場合、自覚症状は、胸部の激痛、絞扼感（締め付けられるような感じ）、圧迫感として発症します。胸痛は30分以上続き、冷や汗を伴うことが多く、重症では血圧が低下し、顔面蒼白な状態になることがあります。しかし、高齢者では特徴的な胸痛ではなく、息切れ、吐き気などの消化器症状で発症することも少なくありません。また、糖尿病の患者さんは無痛性のこともあり、無痛性心筋梗塞は約15％に上ります。これまで経験したことがないような激しい痛みを前胸部中心に感じ、なかなか収まらないときには、「心筋梗塞かも？」と考えてください。血流が止まっている時間が長いほど、心筋の梗塞範囲は大きく進行していくため、すばやい受診が大事です。心筋梗塞は突然

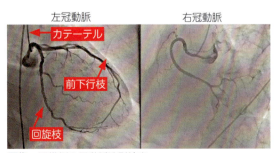

画像 正常例の冠動脈造影検査
カテーテル先端から造影剤を注入し、左冠動脈と右冠動脈を撮影します。左冠動脈はさらに前下行枝と回旋枝に分岐します

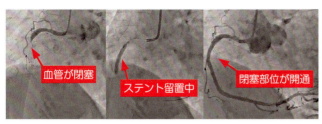
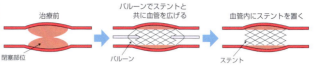

図　急性心筋梗塞の再灌流治療
右冠動脈近位部に閉塞を認め、同部位にステントによる治療を行い、再灌流治療に成功しています

死の原因にもなるため、その症状を知り、初期の対応を誤らないことが大切です。特に初期は危険な不整脈が起きやすくなっており、意識を失うことがあります。自分で車を運転して病院に向かうのは大変危険です。まず、すぐに近くにいる誰かに症状を伝え、必ず救急車を呼んでもらいます。可能なら自ら119番コールをしてください。

冠動脈造影で詳しく検査

急性心筋梗塞はできるだけ早く診断し、治療を行うことが重要です。受診では、直ちに心電図で異常がないかを調べ、さらに心臓超音波検査で心臓の壊死を起こしている部分（動きが悪くなっている部分）がどの部位かを判断します。同時に血液検査も行います。心筋梗塞の急性期には壊死に陥った心筋から心筋逸脱酵素が放出され、血液中で上昇します。

しかし、いずれの血液検査も心筋梗塞の発症から血液中で上昇を始めるまでには時間的にずれがあるため、発症直後であれば、たとえ心筋逸脱酵素が上昇していなくても、急性心筋梗塞を否定することはできず、心電図、心臓超音波検査などで急性心筋梗塞が疑われる場合は直接、冠動脈を観察する冠動脈造影検査を行います。

この検査は、局所麻酔をした後、手首、肘や大腿の付け根の動脈から、直径2mm弱の柔らかい管のカテーテルを血管や心臓の中に挿入し、内圧を測定したり、カテーテル先端から造影剤を注入して、X線を使ったビデオなどで形や動きを見るものです。この冠動脈造影によって冠動脈の状態が詳しく分かります（画像）。

カテーテルによる再灌流治療

冠動脈造影検査で閉塞部位を確認すると、心筋が壊死する前に、血流を再開させることが必要であり、直ちに再灌流治療を行います。手首や足の付け根の動脈からカテーテルを心臓まで入れて、詰まった血管を風船やステントと呼ばれる網状の金属で押し広げて、心筋への血流を回復させます（図）。ステントは、血管内腔を押し広げた状態を保つことで、血流を改善し心筋のダメージを最小限に食い止めることができます。一度、壊死した心筋は元には戻らないため、治療は一刻も早く行います。

ステントは血管の細胞にゆっくりと覆われてくるため永久にむき出しの状態ではありませんが、ステント留置後約1年間は十分に覆われていない可能性があり、血栓が付いて閉塞する可能性があるため、血液をさらさらにする抗血小板剤の服用が必要です。

急性期に心筋の血流が回復した後は、後療法として心筋の保護と動脈硬化の進展を抑えるため心臓のリハビリテーションと薬物治療、また次の心筋梗塞の発症を防止するため、禁煙や運動などの生活習慣の改善などが重要です。

ハートコール　0120-145-810（イイヨゴ　ハート）

急性心筋梗塞を代表とする循環器救急疾患は、発症から受診までの時間短縮が非常に重要で、当院はハートコールといった医師に直通の24時間体制のシステムを構築し、夜中でもオンコールによる迅速かつ的確な循環器診療体制で最新の医療を患者さんへ提供しています。2014年の緊急心臓カテーテル治療は116件です。

トピックス⑧ ── ハイブリッド手術室

ハイブリッド手術室のメリット
より高度で精密、体に負担が少ない手術へ

◆ハイブリッド手術室とは？

　当院では現在、最新の機能を備えたハイブリッド手術室の整備が進行中です。

　ハイブリッド手術室とは、血管撮影装置などの機能を持つ透視装置を備えた高機能複合型手術室のことです。従来は、血管撮影やX線透視を使う治療はカテーテル検査室や放射線透視室で行い、手術は手術室で行う、というふうに、まったく異なった治療方法として、異なった治療室で別々に行われてきました。

　ハイブリッド手術室は1つの手術室で、それら両方の機能を行えるというだけではなく、それらの方法を融合させて、両者の特徴を生かし、飛躍的に高度で精密、また低侵襲（体に負担が少ない）な治療が行えるようになります。

　当院で進行しているハイブリッド手術室は、心臓外科・循環器内科が担当する心臓血管外科手術とカテーテルによる血管内治療の融合、最新のナビゲーションシステムを使った高度の脳外科、整形外科手術など、多機能で高度な最新の治療が行える能力を備えています。

◆心臓外科・循環器治療で大きな飛躍

　特に心臓外科・循環器治療では、すでに当院で多く行われている大動脈瘤、大動脈解離に対するステントグラフト治療や末梢血管疾患に対するステント治療など、カテーテルによる血管内治療の能力が飛躍的に高まるだけでなく、現在、実用化されつつある、カテーテルによる大動脈弁膜症に対する手術が行えるようになります。

　さらに近い将来には、大動脈弁だけでなく、ほかの心臓弁膜症に対する治療も胸を大きく切開することなく、カテーテルで治療できる時代が到来すると思われます。

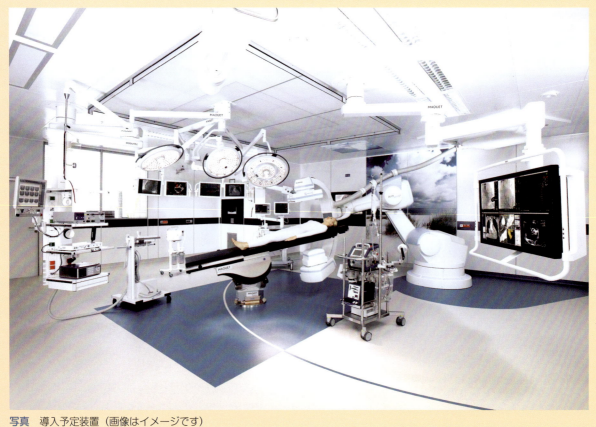

写真　導入予定装置（画像はイメージです）

41 不整脈の治療
―カテーテルアブレーションで根治をめざす―

> **症例**
> 60歳代後半、男性。50歳代半ばから動悸発作があり、発作性心房細動の診断を受けていました。かかりつけ医で不整脈の薬投与を受け、日常生活には支障がない程度に発作は抑えられていました。ところが、昨年から発作が週1回程度に増え、最近は半日以上続くようになってきたため、当科に紹介となりました。

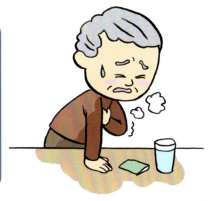

不整脈、そして心房細動とは？

不整脈とは、正常な心臓の「歩調とり」ができなくなった状態の総称で、大きく分けて徐脈（脈が遅い状態）と頻脈（脈が速くなる状態）があります。頻脈は突然に発生する動悸として自覚されることが多く、原因は心房細動以外にも発作性上室性頻拍、心室頻拍などがあります。

心房細動は加齢とともに起こりやすくなる疾患で、社会の高齢化とともに、その発生数は増加しています。現在は日本国内で約100万人の心房細動患者さんが存在するといわれています。

心房細動は心房の中で電気的興奮がぐるぐると不規則に回転することで発生し、その興奮頻度は1分間に400～600回に達します（画像1）。そうなると心房は痙攣しているだけで収縮ができない状態になります。

過剰な心房の興奮は間引かれて心室にやってきますが、それでも心室拍動（脈拍）数が100～150回に上昇し、脈の間隔がばらばらになるため、多くの人は動悸を自覚します。

心房細動を引き起こす要因は高血圧、糖尿病、肥満、腎臓病、痛風などが知られており、これらの治療を早期に行い、心房細動の発症を予防することが大切です。

しかし、この患者さんのように心房細動が起こってしまったらどうしたらよいのでしょうか。心房細動で直接死亡することはほとんどありませんが、時に心不全や失神、さらに最悪の場合、大きな脳梗塞を誘発し、生活の質や生命予後を悪化させることがありますので、しっかりとした診断と治療を受ける必要があります。

心房細動に限らず、不整脈の診断は心電図記録によって行われます。動悸が続いているときはできるだけ医療機関を受診し、心電図を記録することが重要です。携帯型の心電計を購入して発作時に自分で心電図記録をすることもできます。

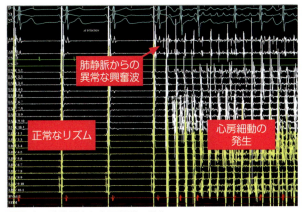

画像1 肺静脈から心房細動の発生

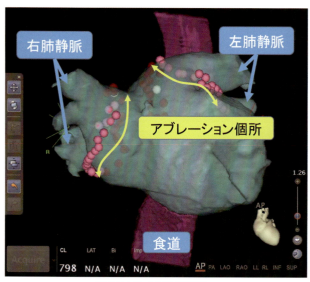
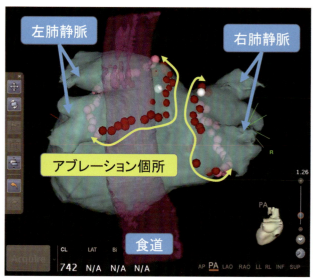

前から見た左房と肺静脈　　後ろから見た左房と肺静脈

画像2　心房細動に対するカテーテルアブレーション

心房細動の治療は大きく3つに分かれます。

最も重要なものは、脳梗塞を起こさないように血液を固まりにくくする抗凝固療法です。以前から使われてきたワーファリンに加え、最近はより安全で管理が容易な新しい抗凝固薬が登場し、患者さんにとって受け入れやすい治療になっています。

2つ目は心房細動自体を抑制する抗不整脈薬治療です。多くの薬剤が使用できますが、特効薬といわれるものはなく、幾つかの薬剤を試しても完全に抑制することは残念ながら困難です。

3つ目はカテーテルアブレーション（カテーテル焼灼法）という小さな手術です。根治をめざした治療法で、当科でのカテーテルアブレーションの半数以上は心房細動に行います。心房細動の多くは、左心房につながる左右上下、4本の肺静脈から異常な興奮によって発生することが分かっており（画像1）、肺静脈の周りを焼灼し、異常興奮を肺静脈内に閉じ込めてしまえば、心房細動を治せるのです（画像2）。

約90％の患者さんが根治

当科では2014年には146人の心房細動患者さんにアブレーションを行い、発作性心房細動では9割近い患者さんが根治しています（図）。心房細動以外の頻拍性不整脈も多くはカテーテルアブレーションによって根治が可能になっています。

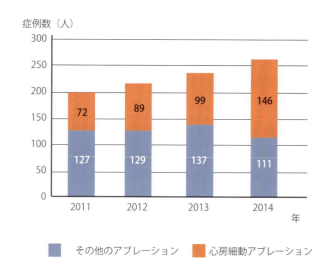

図　当科でのアブレーション数の推移

42 肺血栓塞栓症の治療
―症状に応じて4つの治療法を選択―

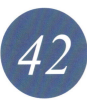

症例
30歳、女性。妊娠36週。急に左下肢が腫れ、痛みも出てきましたが、妊娠に伴う症状と思い放置していました。その翌日、排便後に突然、呼吸困難が生じ、一時的に意識がなくなったため、救急車で当院に搬送されました。

肺血栓塞栓症とは？

肺血栓塞栓症とは、肺の血管（肺動脈）に血の固まり（血栓）が詰まって、突然の呼吸困難や胸痛、失神発作、時には心停止をきたす危険な病気で、急性心筋梗塞、大動脈瘤／大動脈解離と並んで、循環器の3大救急疾患の1つといわれています（図1）。この病気は、飛行機で長時間旅行した後、飛行機を降りて歩き始めたとたん、急に呼吸困難やショックを起こし、時には亡くなることもある「エコノミークラス症候群」と呼ばれる病気としてよく知られ、長期入院中の患者さんや手術後、妊産婦さんにも発症します。

肺血栓塞栓症の原因は、太ももやふくらはぎの筋肉内にある静脈（下肢深部静脈）に血栓ができ、何らかの拍子に足の血栓がはがれて肺に到達し発症します。そのため「深部静脈血栓症」と「急性肺血栓塞栓症」は、1つの病気の異なった2つの側面を見ているだけで、最近はまとめて「静脈血栓塞栓症」と呼ぶことも多くなっています（図2）。

肺血栓塞栓症の発症数は、ここ10年間に2.25倍に増加し、人口100万人当たりに換算すると62人程度と推定され、日本人では男性より女性に多く、60歳代から70歳代にピークがあります。

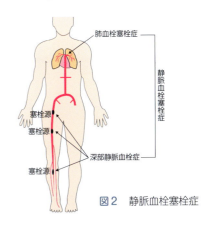

図2　静脈血栓塞栓症

急性肺血栓塞栓症（静脈血栓塞栓症）の原因は？

静脈の中に血栓ができ、これが肺へ飛んで急性肺血栓塞栓症になる原因として、以下の3つが関係し

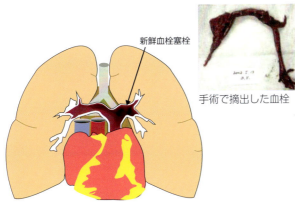

図1　急性肺血栓塞栓症

ているといわれています。

①静脈の壁が傷ついた場合
カテーテル検査・手術などで、血管の中に点滴や輸血をするための管を長期間入れておく必要があった場合などに、血栓ができやすくなります。

②静脈の流れがよどんでいる場合
足の筋肉は「第二のポンプ」といわれ、筋肉が動くことで足の静脈の血の流れが良くなります。脳卒中後の麻痺で足が動かなくなったり、エコノミークラス症候群のように、長時間いすに座って足を動かさない場合、妊婦や子宮筋腫のある方などは腹部の大きな静脈が圧迫され、血の流れが悪くなった場合などに深部静脈血栓症の危険性が高くなります。

③血液が固まりやすい患者さん
血液が普通の人と比較して固まりやすい体質の人がいます。アンチトロンビン欠乏症、プロテインC欠乏症、プロテインS欠乏症、抗リン脂質抗体症候群という病気があり、血液検査で調べることができます。ほかには悪性腫瘍（がん）を患っている患者さんも、血液が固まりやすい状態になっている場合のあることが分かっています。

肺血栓塞栓症の診断

急に呼吸困難が起きて、この病気を疑った場合は、造影剤を点滴しながら、CT検査（断層撮影）を行うことで肺動脈に血栓のあることを確認できます（画像1）。

また、血液検査で、ディーダイマー（D-Dimer）という血栓を溶かす（線溶）物質が血液の中に多く現れることが分かってきました。血液検査の値が高い場合、この病気の存在を疑います。

4つの治療法

①抗凝固療法
肺動脈内の血栓が比較的少なく、血圧、呼吸状態が落ち着いている場合はヘパリンという薬の点滴を行い、その後、ワルファリンという口から飲む薬に切り替えます。ヘパリンもワルファリンも血液を固まりにくくする作用を持っています。

②血栓溶解療法
肺動脈内の血栓が多くショック状態の場合は、詰まった血栓をなるべく早く溶かす必要があり、組織プラスミノーゲン・アクチベーター（t-PA）という強力な血栓溶解薬を使用します。

③カテーテル治療、肺動脈血栓摘除術
心臓が停止した状態や、症状が極めて重い場合には、直接、血栓を取り除く治療が必要です。

心臓血管外科で肺動脈血栓摘除術という緊急手術を行ったり、経皮的心肺補助循環装置（PCPS）を装着しながらカテーテルを肺の血管の中まで挿入して、詰まっている血栓を細かく壊したり吸引したりして取り除く治療をすることがあります。

④下大静脈フィルター
下肢にまだ血栓が残っており、肺に飛びそうな場合、腹部の静脈に傘の骨のような金属のフィルターを入れて、仮に血栓が飛んでもフィルターで捕捉され、肺に飛ばないようにすることもあります（画像2）。

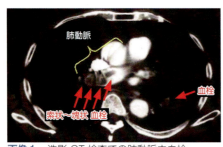

画像1 造影CT検査での肺動脈内血栓

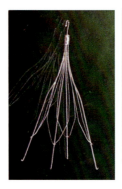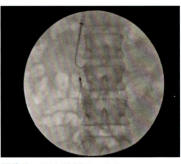

画像2 下大静脈フィルター

43 大動脈瘤、大動脈解離の治療
―全身状態を診て、手術法を決定―

症例
60歳代半ば、男性。寝ているときに突然、胸背部痛を感じました。しばらく様子を見ましたが、痛みが治まらないため、救急車を要請し、救急隊員が近大病院ハートコールに連絡しました。

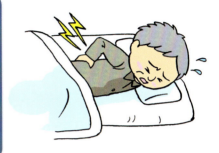

大動脈瘤・大動脈解離とは？

　心臓から全身に血液を送る太い血管（大動脈）は、内膜・中膜・外膜の3層で構成されています。大動脈瘤は、大動脈の一部の壁が、全周性か局所性に拡大、突出した状態のことです。大動脈瘤は無症状のことが多く、正確な発症頻度は不明ですが、近年は画像検査（腹部エコーやCT、MRI検査）の発達に伴い、その診断件数は増加していると考えられます。手術件数の推移でみると、年々増加傾向です（国内で行われる手術件数は年間約6000～8000件です）。

　一方、大動脈解離は、大動脈壁の壁が中膜で裂け、動脈走行に沿ってある程度の長さで大動脈の内腔が2腔になった状態のことです。急性大動脈解離は突然死などの原因となる場合があります（図1）。正確な発生頻度は不明ですが、地域調査の報告などから10万人当たり約3人といわれています。

症状や診断と手術の適応

　大動脈瘤の多くは症状がなく、検診やほかの疾患の精査中に偶然見つかることが多いとされています。ごく少数の例では、胸部では嗄声（声のかれ）や飲み込みにくいといった違和感や漠然とした背部痛があります。腹部では、腹満感、便秘、腰痛などの症状が見られる場合があります。

　診断方法はCT検査で、大動脈径を計測し、胸部

図1 急性大動脈解離の病態
（解離により生じる可能性がある症状）

表 腹部大動脈瘤径別推定年間破裂率

腹部大動脈瘤最大短径（mm）	年間破裂率（％/年）
40以下	0
40～50	0.5～5
50～60	3～15
60～70	10～20
70～80	20～40
80以上	30～50

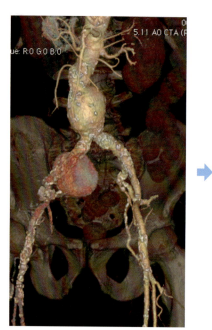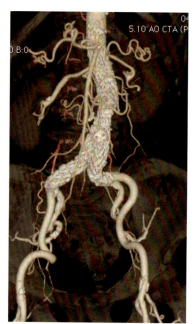

画像 腹部大動脈瘤に対するステントグラフト治療の手術前後のCT画像

は55mm前後で手術を考え、それ以下では半年から1年ごとにCT検査を行い、拡大状況を観察します（半年で5mm以上拡大する場合は拡大のスピードが速いと判断し、瘤が小さくても手術加療を検討します）。腹部では、診断時の瘤径が大きいほど、年間破裂率が増大します（表）。そのため50mmを超えていれば、手術を検討します。

大動脈解離の症状は、大動脈が裂ける際の突然の急激な胸背部痛です。こうした症状がある場合、まず大動脈解離を疑います。70～80%でこの症状を認めますが、自覚症状がない場合もまれにあります。そのほか、大動脈弁逆流による心不全症状や、心筋梗塞、脳血管障害、腹部臓器や下肢の虚血がみられることもあります（図1）。診断は造影剤を使ったCT検査で行います（腎機能が悪い患者さんは、造影剤を使えないこともあります）。

人工血管置換術やステントグラフト内挿術

大動脈瘤の治療は、胸部大動脈瘤の場合は既述のように、瘤の直径が概ね55mm前後で手術となります。手術は瘤化している部分の前後を含め人工血管に置き換えます。心臓に近い部分では、人工心肺を使用し、心臓を止めて手術を行います。腹部では50mm前後で手術を考慮に入れ、腎動脈以下の大動脈瘤の場合はI字型、Y字型に人工血管での置換を行います。

2008年以降はステントグラフト内挿術という手術方法も健康保険の適用となりました。これは金属のバネ（ステント）のついた人工血管（グラフト）を足の付け根の動脈からカテーテルを使って挿入し、最適な部位の血管内で固定する方法です。この治療法は皮膚の切開創が小さいため、体への負担が少ないといわれています。

部位や形態によっては、全ての場合で行えるわけではありません。また、患者さんの全身状態を考慮し手術の方法を決定します。この治療法は胸部、腹部の大動脈瘤いずれにも適応できます（画像）。

大動脈解離の治療は、裂けている部分によって、その治療方針が異なります（図2）。上行大動脈に解離が及ぶStanford A型は発症直後から生命への危険が極めて高いのが特徴で、予後の不良な代表的な心大血管病です（破裂、心タンポナーデ、循環不全、脳梗塞、腸管虚血などが、主な死因）。内科治療の予後は極めて不良（2週間生存率が43%）で、緊急手術が必要となります。

一方、下行大動脈に解離があるStanford B型は、急性A型大動脈解離よりも自然予後が良いため、基

本的には安静と血圧を下げる内科治療が第1選択となります。しかし、腹部や下肢への血管が閉塞され臓器に血液が流れない状況では、外科治療が必要となります。

また、近年は解離した大動脈径が大きい場合など、慢性期に瘤として拡大することがあり、そのことによって合併症を生じることがあります。これに対して、発症早期にステントグラフトでの治療介入が必要かどうかの研究が世界的に行われています。

当科での診療実績

当院の胸部大動脈瘤、腹部大動脈瘤、急性大動脈解離の手術件数の推移を「図3」に示しています。

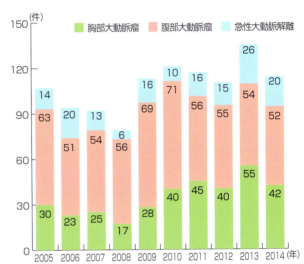

図3 胸部大動脈瘤、腹部大動脈瘤、急性大動脈解離の手術件数の推移

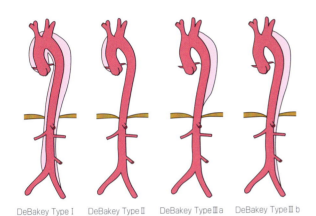

図2 急性大動脈解離の解離部位による分類
（Stanford ＜スタンフォード＞分類と DeBakey ＜ドベーキ＞分類）

参考文献／
1）循環器病の診断と治療に関するガイドライン（2010年度合同研究班報告）、大動脈瘤・大動脈解離診療ガイドライン（2011年改訂版）（表、図1）
2）関連10学会構成　日本ステントグラフト実施基準管理委員会ホームページ
3) Cronenwett and Johnston; RUTHERFORD'S VASCULAR SURGERY; 7TH EDITION: SAUNDERS（図2）

診療科案内
心臓血管外科

当科では、患者さんが安心して質の高い手術治療を受けられるよう、執刀医、麻酔科医、看護師など各々の高い専門性を持った医療チームが献身的な努力を行っています。新しい治療の開発、ニーズの拡大、医療技術の高度化・情報化に対応し、それぞれの医療スタッフがさらに医療の質を上げて行くことが求められており、心臓血管外科の対象となる、全ての分野に対して高度で良質な手術が提供可能となっています。

また、国内では重症心不全例に対して、植込み型左室補助人工心臓治療が健康保険で適用できるようになりました。当科では、4機種が保険収載され、全国でも数少ない植込み型補助人工心臓実施施設として認定を受けました。南大阪エリアにおける唯一の植込み型補助人工心臓治療を行える拠点病院として、この診療を推進していきます。

■心臓血管外科ホームページ
検索　近畿大学　心臓
と入力してください。

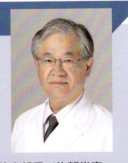

◆教授・診療部長／佐賀俊彦
◆准教授／尾上雅彦
◆講師／金田敏夫
◆医学部講師／中本　進、井村正人
　　　　　　　札　琢磨、藤井公輔
　　　　　　　西野貴子、湯上晋太郎

44 難治性高血圧症の治療
―良好な血圧コントロールを実現―

> **症例**
> 40歳代半ば、女性。1年前から血圧が上昇し、かかりつけ医を受診。減塩などの食事療法に加えて、さまざまな降圧薬を投与しても十分に血圧が下がらず、当科に紹介されました。専門的精査の結果、根治には手術が必要な高血圧と診断しました。

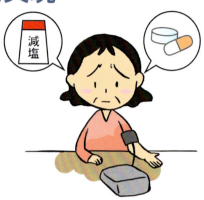

難治性高血圧とは？

　高血圧は多く見られる疾患で、日本の高血圧人口は約4000万人と推測されています（50歳以上の約半数は高血圧）。治療は、まず減塩や適度な運動など生活習慣の改善を提案していますが、患者さんの多くはそれに加えて薬物治療が必要となります。患者さんの中には「一度、高血圧の薬を飲み始めると、一生飲み続けなければいけないので飲みたくない」と思っている方がいますが、全くの誤解です。降圧薬で早く血圧を下げ「高血圧が体に根付く前に」生活習慣を改善することで、自然に血圧が低下し降圧薬を中止できる方が少なくありません。逆に、「高血圧が体に根付いてしまってから」、または重症化してからでは、降圧薬を中止するのは困難になります。現在では多彩な優れた降圧薬があり、高血圧治療は容易になってきています。

　しかし、十分な血圧コントロールができない患者さんも多くいます。特に、生活習慣の改善を行ったうえで利尿剤を含む適切な用量の3剤の降圧薬を投与しても、目標値まで血圧が下がらない状態を難治性高血圧または治療抵抗性高血圧と呼び、こうした患者さんが高血圧患者の約15％を占めていると考えられています。難治性高血圧の中には手術が必要な疾患が潜在している可能性もあり、確かな診断が必要です。

難治性高血圧の原因と対策

　難治性高血圧の原因には、血圧測定上の問題（医療機関での緊張性血圧上昇を含む）、服薬の問題（飲み忘れなど）、生活習慣の問題（食塩過剰摂取・肥満・ストレス・飲酒過多、または血圧を上昇させたり降圧薬の作用を減弱するような薬物や食品の摂取など）、降圧薬の問題（種類、用量や組み合わせなど）に加えて、二次性高血圧の可能性が挙げられます。

1. 食塩過剰摂取・肥満・飲酒などの生活習慣、服薬不良、医療機関での緊張による血圧上昇、降圧薬の不適切な選択や用量、二次性高血圧、降圧効果を減弱させる薬剤やサプリメントを内服していないか、などの要因を考慮する。
2. 患者と医師の間で十分なコミュニケーションをとり、生活習慣修正および適切な服薬に努める。降圧治療では、作用の仕組みが異なる薬剤を（多剤）併用する。降圧薬は十分な用量を使用し、服薬回数や時間を考慮する。
3. 臓器障害が存在する可能性が高いこと、脳心血管疾患のリスクが高いこと、二次性高血圧の可能性があることから、適切な時期に高血圧専門医の意見を求める。

表1　難治性高血圧の対策

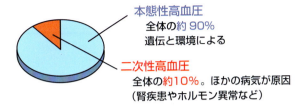

図　高血圧の種類

　まず、正しい血圧測定が行われているか確認することが重要です。病院などの医療機関では緊張して血圧が上昇することがあるため、家庭での血圧値も参考にします。その際、手首や指で測定するタイプの血圧計は不正確になりやすく、血圧は必ず上腕で測定します。また、上腕径に比べて小さいサイズのマンシェットを使用すると、測定値は実際より高値を示すので注意が必要です。正しく測定できていれば、家庭血圧値が正常ならそれ以上の降圧は不要です。

　高血圧は自覚症状がほとんどないため、薬の飲み忘れが多いようです。飲み忘れが多くて血圧コントロールができない場合は、主治医の先生と飲み忘れない工夫を相談しましょう。

　血圧を上昇させてしまう生活習慣を是正することで、難治性高血圧を改善することができます。評価項目として、摂取食塩量・肥満度・飲酒量などが挙げられます。食塩の過剰摂取は血圧を上昇させるだけでなく、多くの降圧薬の作用を減弱させるため、難治性高血圧の治療では減塩の徹底が極めて重要になります。肥満で増加する内臓脂肪からは血圧を上昇させるホルモン（アンジオテンシノーゲンやレプチンなど）が産生されることが知られており、10kgの体重減少によって収縮期/拡張期血圧が平均7.0/5.0mmHg減少するとの報告があります。また、アルコールの過剰摂取も神経の興奮度（中枢性交感神経活性）を高め血圧を上昇させるため、節酒によって血圧が低下する患者さんも少なくないようです。

　解熱鎮痛薬や経口避妊薬、漢方薬などには血圧を上昇させるものや降圧薬の作用を減弱させるものが多数あり、注意が必要です。血圧を上昇させる甘草などは多くの市販漢方薬に加えて加工食品にも含まれているため、高血圧治療に難渋する場合には併用薬や食習慣の見直しが必要になることもあります。

　また、高血圧の薬は1日1回、朝に内服するのが基本です。患者さんによっては夕方や就寝前に内服する方が良く効く場合や、何度かに分けて内服する方が効果的なこともあり、降圧薬の種類とともに飲み方の見直しも必要です。

　以上の項目を除外もしくは是正しても、なお難治性高血圧が持続する場合には、二次性高血圧の可能性を検討する必要があります。

二次性高血圧とは？

　高血圧患者の約10％には高血圧をきたす原因疾患が潜在しており、このような高血圧を二次性高血圧と呼びます（図）。主な二次性高血圧を示します（表2）。二次性高血圧の頻度は決して高くありません（4000万人の10％なら400万人の患者さんがいる計算になります）が、原因によっては、それを根治させることで高血圧の完全治癒につながり、また高血圧だけを治療していても原疾患の進行を抑制できないため、的確な診断と治療が必要となります。一方、二次性高血圧が否定された高血圧患者は本態性高血圧と診断され、治療としては「血圧を低下させれば良い」ということになります。

　どのようなときに二次性高血圧が疑われるのでしょうか。まず、発症や経過が通常の本態性高血圧としては典型的でない場合です。一般に、本態性高血圧では家族歴が濃厚で、血圧は20歳代からやや

・腎実質性高血圧症（腎臓病による高血圧）
・腎血管性高血圧症（腎臓の血流低下を原因とする高血圧）
・ホルモン分泌異常による内分泌性高血圧
　（原発性アルドステロン症、クッシング症候群、褐色細胞腫など）
・睡眠時無呼吸症候群
・甲状腺疾患
・その他（血圧を上昇させる薬剤や食品による高血圧など）

表2　主な二次性高血圧

高めで、30歳代、40歳代と段々と高くなっていくのが普通です。従って、若いときに発症する重症の高血圧（家族歴がない場合は、特に疑わしい）や、逆に60歳を過ぎてから高血圧が発症してくる場合は二次性高血圧の可能性が高いと考えられます。数週間以内に急激に血圧が上昇してくる場合にも必ず重大な原因があると考えて、診断する必要があります。

また、加齢とともに動脈が硬くなって収縮期血圧（いわゆる上の血圧）は上昇しやすくなり、拡張期血圧（いわゆる下の血圧）は徐々に低下するのが一般的です。従って、高齢者で拡張期血圧が高い場合にも二次性高血圧を疑う必要があります。そのほか、通常の降圧薬は内服開始後1～2週間かけて少しずつ血圧を低下させますので、処方された降圧薬が全く効かない場合や、逆に著効する（内服開始した翌日には血圧が下がるなど）場合にも二次性高血圧が疑われます。二次性高血圧を疑う所見を示します（表3）。この中で何か思い当たることがあれば、主治医に相談してください。

二次性高血圧の原因疾患の中で、腎血管性高血圧症は、血管炎や動脈硬化によって腎動脈に狭窄が生じ、腎血流量が減少することで腎臓からのホルモン分泌に異常が生じて血圧が上昇する疾患です。根治にはカテーテル治療などによる腎動脈拡張が必要になります。原発性アルドステロン症、クッシング症候群、褐色細胞腫は主に副腎に腫瘍ができて、昇圧ホルモンの産生量が増加して血圧が上昇します。根治には手術による腫瘍摘出が必要になりますが、当院は泌尿器科による低侵襲腹腔鏡下手術が可能ですので、数日間の入院で根治が期待できます。

家庭血圧測定で早朝高血圧がある場合には、必ずしも肥満はなくとも、睡眠時無呼吸症候群を疑う必要があります。睡眠中の呼吸停止の有無やいびきの程度、日常生活に支障があるような日中の強い眠気の有無を確認した上で、まずは（自宅で可能な）簡易検査を行い、次に医療機関の検査を行うことになります。

当科には2人の日本高血圧学会認定の高血圧専門医／指導医が在籍し、毎年30例以上の難治性高血圧症例が紹介受診されていますが、ほぼ全例で確定診断がついて良好な血圧コントロールが得られるようになっています（このうち約10例がカテーテル治療や手術の適応）。

- 若年発症、特に家族歴のないとき
- 急速な高血圧の発症
- 血圧コントロールが困難なとき、または、それまで良好だった血圧コントロールが急に困難となったとき
- 60歳を超えてから発症した高血圧、特に拡張期高血圧
- 拡張期血圧≧130mmHgなどの重症高血圧
- 降圧薬が全く効かないなど

以下のような特徴的な症状や身体および検査所見があるとき
- 比較的急な体重増加、肥満
- 夜間尿、血尿、浮腫など（腎臓病が疑われる）
- 睡眠時のいびきと無呼吸、昼間の眠気（睡眠時無呼吸症候群が疑われる）
- 解熱鎮痛薬や漢方薬などの服用
- 脱力感、多尿
- 頭痛・発汗を伴う頭痛

表3　二次性高血圧を疑うとき

45 糖尿病ってこんな病気
―健康寿命を延ばそう―

> **症例**
> 30歳代半ば、男性。急に体がだるくなり、翌日に意識がぼんやりしたためかかりつけ医を受診。血糖が1578 mg/dlと大変高く、当科に紹介を受け、即日入院となりました。検査の結果、1型糖尿病と診断し、安全に血糖を維持するためにインスリンポンプ療法を開始しました。

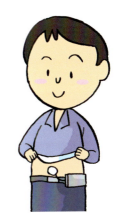

糖尿病と診断されたら

　糖尿病には幾つかのタイプがあり、代表的なものとして1型糖尿病と2型糖尿病があります。血糖を下げる働きを持つインスリンというホルモンは、膵臓のβ細胞から分泌されます。1型糖尿病は、このβ細胞が壊れインスリンが全く出なくなる糖尿病で、良好な血糖値を維持し、合併症を予防するためにインスリン自己注射を続けることになります。子どもや若い人に多い傾向がありますが、本例のように成人や高齢者でも発症します。

　2型糖尿病は、膵臓からインスリンは出ているものの、十分でなかったり効きが悪かったりするために生じ、過食・運動不足・肥満などの好ましくない生活習慣が誘因となります。中年以降に起こることが多く、糖尿病の90％以上は2型糖尿病で、皆さんが糖尿病と聞いて想像するのはこちらのタイプでしょう。血糖値がかなり高い場合にはのどの渇き、多尿、体重減少などの自覚症状がありますが、2型糖尿病の初期や軽症例では自覚がないため、自分は糖尿病だということになかなか気付きません。

　しかし、このような自覚症状がない段階でも、水面下で合併症が進むことが分かっており、症状のな

```
1  空腹時血糖値≧126mg/dl
2  随時血糖値≧200mg/dl
3  OGTT（経口ブドウ糖負荷試験）2時間血糖値≧200mg/dl
4  HbA1c≧6.5%

1 2 3 のいずれかを2回       }
1 2 3 のいずれかと 4        } は「糖尿病」と診断されます（注）

注）糖尿病の典型的症状や糖尿病網膜症、と血糖値から
    診断する場合もあります
```
日本糖尿病学会編『糖尿病治療ガイド2014～2015』20ページを参考に作成

図1　糖尿病の診断

いうちから定期的に尿や血液の健康診断を受けて、早期の発見が重要です。糖尿病と診断（図1）されると治療の開始です。健康診断で糖尿病予備群と言われた方も、動脈硬化のリスクが高い状態ですので、生活習慣の適正化など介入・治療の対象になります。

　1型糖尿病のようなインスリンが膵臓から出ないタイプの糖尿病では、インスリン自己注射が治療の中心になります。2型糖尿病では、食事療法・運動療法を中心に、さまざまな薬物療法が追加されます。

合併症を起こさないために

　糖尿病患者の平均寿命は、健康な人よりも10年以上短いといわれています。平均寿命を短くするの

45 糖尿病、内分泌系の病気——糖尿病ってこんな病気／内分泌・代謝・糖尿病内科

目標	コントロール目標値 注4		
	注1 血糖正常化を目指す際の目標	注2 合併症予防のための目標	注3 治療強化が困難な際の目標
HbA1c(%)	6.0未満	7.0未満	8.0未満

治療目標は年齢、罹病期間、臓器障害、低血糖の危険性、サポート体制などを考慮して個別に設定する。

注1) 適切な食事療法や運動療法だけで達成可能な場合、または薬物療法中でも低血糖などの副作用なく達成可能な場合の目標とする。
注2) 合併症予防の観点からHbA1cの目標値を7%未満とする。対応する血糖値としては、空腹時血糖130mg/dl未満、食後2時間血糖値180mg/dl未満をおおよその目安とする。
注3) 低血糖などの副作用、その他の理由で治療の強化が難しい場合の目標とする。
注4) いずれも成人に対しての目標値であり、または妊娠例は除くものとする。

日本糖尿病学会編「糖尿病治療ガイド2014～2015」25ページより引用

図2 血糖コントロール目標

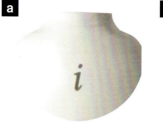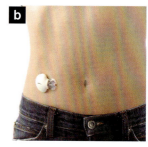

写真1
a. 当科で使用している持続血糖モニター
体に装着し、外した後にコンピューターでデータ解析を行います
b. 体に装着中の持続血糖モニター

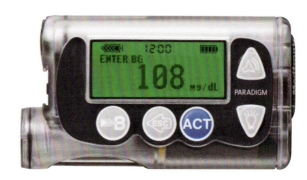

写真2 当科で使用しているインスリンポンプ

は、糖尿病の合併症です。特に、全身の血管を中心とした慢性合併症が影響します。慢性合併症には、網膜症（眼）・腎症・神経障害・動脈硬化性疾患があり、動脈硬化性疾患には、狭心症・心筋梗塞・脳梗塞などが含まれます。

ただし、早期からの適切な糖尿病治療によって合併症を予防すれば、健康な人と変わらないQOL（Quality of Life：生活の質）と寿命（健康寿命）を確保することができます。合併症を予防するための血糖コントロール目標は、HbA1c7.0％未満とされています（図2）。しかし、動脈硬化性疾患にならないためには血糖コントロールだけでなく、体重・血圧・脂質のコントロールが必要で、禁煙も重要です。

テーラーメイド医療

ひと口に糖尿病と言っても、その病気の成り立ちは患者さんによって異なるため、患者さん一人ひとりの病態に応じた治療（テーラーメイド医療）が必要です。食事療法・運動療法の重要性は変わりませんが、薬物療法については、効き方の異なる多くの種類の薬剤があります。患者さん一人ひとりに最も適切な薬を選択するには、簡易血糖測定器を使った血糖測定、膵臓からインスリンが出ている量の測定や合併症など、できる限り詳しい病気の状態を知ることが必要です。さらに当科入院中には、先端機器（持続血糖モニター／CGM、写真1、図3）を使って、5分ごとに連続した血糖の動きを調べて、適切な薬を選択します。

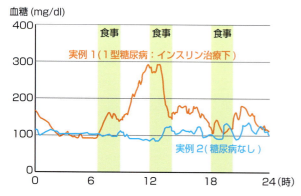

実例1（1型糖尿病）では、インスリン治療下でも血糖は大きく変動していますが、実例2（糖尿病なし）では、食後もほとんど血糖変動がみられません

図3 持続血糖モニターの実例

1日に必要なインスリン量には個人差がありますが、1人の患者さんでも1日の時間帯によって必要量が時々刻々変化しています。健康な人は、膵臓から出るインスリン量を細かく微調整して良好な血糖値を維持しています。

　1型糖尿病は、2型糖尿病と異なり、膵臓からインスリンが全く出ないため、インスリンの種類・量・注射のタイミングを工夫しても血糖値がなかなか安定しない方がいます。当科は、時間帯によってインスリン注入量をプログラムできるインスリンポンプ（CSⅡ／持続皮下インスリン注入療法、写真2）を導入しており、安定した血糖管理をすることができます。

　また、このようなテーラーメイド医療は、患者さんを中心として、医師・看護師だけでなく、栄養士・薬剤師・歯科衛生士などのチームで行っています。

診療実績

当科の診療実績を下記に示します。

総入院数	722人
糖尿病	622人（うち1型51人）
副腎疾患	55人
間脳下垂体疾患	13人
甲状腺・副甲状腺疾患	11人
電解質異常	5人
その他	16人

表　診療実績
2014年度に当科に入院した患者数は722人です

診療科案内
内分泌・代謝・糖尿病内科

　当科では、糖尿病・脂質異常症をはじめ代謝疾患、甲状腺・副腎・下垂体など内分泌臓器の疾患に関して診療・教育・研究を行っています。

　当科の特徴は、患者さんがこれからの人生を安全・安心・快適に送ってもらうために、「トータルケア」を行っていることです。患者さんを中心にさまざまな医療スタッフが力を合わせる「チーム医療」を推進しています。糖尿病学会専門医、内分泌代謝科専門医、糖尿病認定看護師、糖尿病療養指導士の資格を持つ看護師、管理栄養士、薬剤師で構成され、一人ひとりの状態に応じた「テーラーメイド医療」を行っています。

　なかでも症例数の多い糖尿病患者さんに対しては、血糖変動を連続して測定できる持続血糖モニター（CGM）やインスリンポンプ（CSⅡ: 持続皮下インスリン注入療法）といった最新の治療方法を取り入れています。それらの成果として、厚生労働省のサポートのもと、全国81の糖尿病専門施設で実施されている、糖尿病合併症抑制のための「J-DOIT3」という国家プロジェクトにおいて、糖尿病診療総合評価で4年連続第1位を獲得しています。

　研究面では、テーラーメイド医療の根本に位置する体質・遺伝素因の解明を中心テーマにしています。遺伝素因を解明すれば疾患発症のメカニズムが明らかになり、根本的予防法・治療法を確立できる可能性があるからです。研究成果を患者さんへ還元するため、日夜、励んでいます。

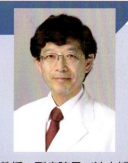

◆教授・副病院長／池上博司
◆准教授／川畑由美子
◆講師／能宗伸輔
　　　　馬場谷成
　　　　廣峰義久
◆医学部講師／伊藤裕進
　　　　ほか

■内分泌・代謝・糖尿病内科ホームページ
検索　近畿大学　内分泌・代謝・糖尿病
と入力してください。

46 副腎偶発腫の治療
― 経験豊富な多数の専門医が診療 ―

症例
50歳代前半、女性。専業主婦。もともと健康だったため、これまで健康診断を受けたことはありませんでした。50歳を機に人間ドックを受けたところ、腹部のCT検査で左副腎腫瘍を認めたため（画像）、精密検査を受けるように勧められ、当院に紹介されました。

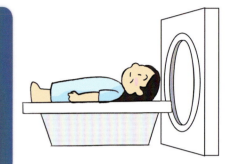

副腎偶発腫とは？

副腎偶発腫とは、副腎に偶然に発見された腫瘍のことを言います。最近、人間ドックなどでCTやMRIなどの画像検査を受ける機会が増えたため、このような腫瘍が見つかることが多くなっています。

副腎は、左右の腎臓の上にある馬蹄形をした3〜4cmの臓器で（図）、ヒトの生命活動を維持するために必須の副腎ホルモンをつくっています。内部構造は、外側の皮質と言われる部分と、内側の髄質と言われる部分から構成されています。皮質からは、アルドステロン、コルチゾール、性ホルモンが、髄質からはアドレナリン、ノルアドレナリンというホルモンが分泌されています。これらのホルモンは体内での濃度が一定に保たれ、過剰になったり不足したりしないように分泌量が調節されています。

副腎偶発腫が発見されたら

副腎偶発腫が見つかれば、どのようにすればいいのでしょうか。大切な点は、この腫瘍が何らかのホルモンを過剰につくりすぎていないか、悪性ではないのかの見極めです。ホルモンを過剰につくりすぎておらず、悪性でもなければ何も処置する必要はありません（ただし、定期的な経過観察は必要です）。

副腎偶発腫が発見された場合は、この腫瘍の見極めを行うことが必要なため、一度は内分泌専門内科を受診し、必要に応じて入院、精密検査を行うことが求められます。

内分泌専門内科で行うこと

見つかった副腎腫瘍の見極めを行うために、CT検査や腹部超音波検査を追加で行います。必要に応じてMRI検査やシンチグラフィー検査を行うこともあり、これらの画像検査で、副腎腫瘍の大きさや形、内部の構造などを調べます。

また、採血検査、蓄尿検査、負荷試験（さまざまな薬剤を投与し、体内の副腎ホルモンの反応性を調べる試験）などを行い、ホルモンの分泌異常（過剰分泌や分泌不足）がないかを調べます。副腎以外の病気の結果、副腎が腫脹している場合や他の臓器にも変化を伴う可能性がある場合は、そのほかの臓器の検査（例えば、脳下垂体、副甲状腺、甲状腺、膵臓など）も追加し、総合的に判断します。これらの検査は、多くの場合入院して行われます。

当院に紹介される副腎腫瘍患者さんの多くは、最

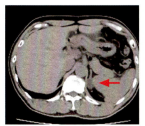

画像 副腎腫瘍（←）

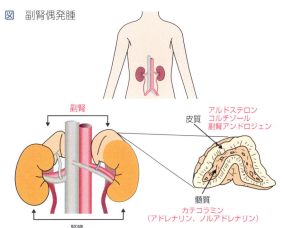

図　副腎偶発腫

アルドステロンとコルチゾールは副腎皮質から、カテコラミンは髄質から分泌されます

終的に副腎ホルモンの分泌異常がない副腎腫瘍（非機能性腫瘍）という診断がされています。

しかし、一部の患者さんで、副腎ホルモンを過剰産生する腫瘍（機能性腫瘍）があり、後述の病気と診断され、治療を必要とするものがあります。また、腫瘍が大きい場合（判断基準／4cm以上、施設によっては5cm以上）や、観察中に大きくなる場合は、悪性腫瘍の可能性もあり、手術を検討します。

副腎ホルモンが過剰分泌される病気

原発性アルドステロン症／副腎の皮質からは、アルドステロンというホルモンが分泌されています。このホルモンが過剰に分泌される病気が原発性アルドステロン症です。主に、高血圧を引き起こします。最近までは、アルドステロン症はまれな病気とされていましたが、最近は発見されることが増えています。

この病気では、高血圧のほかに、血中のカリウム濃度が低下する場合があり、低下が著しいと手足の脱力などの症状が現れることがあります。最近、過剰なアルドステロンが心臓や脳、腎臓などに悪影響を与えることも明らかになっています。

治療は、片側の腫瘍が原因の場合と、両側の場合とで治療法が異なります。片側の腫瘍が原因の場合には、手術を行います。両側の場合や、片側の場合でも何らかの理由で手術ができない（もしくは、希望しない）場合には、アルドステロン作用を阻害する薬を使って治療を行います。

手術療法を前提とする場合は、左右の副腎のどちらからホルモンが分泌されているか確認するため、放射線科でカテーテル検査を行います。

クッシング症候群／アルドステロンと同じように、副腎の皮質から、コルチゾールというホルモンも分泌されており、このホルモンが過剰に分泌される病気がクッシング症候群です。高血圧や糖尿病、肥満・丸顔、にきび、筋力低下、骨粗しょう症などのさまざまな病気を引き起こすため、積極的な治療が大切です。

治療は、可能な限り手術による腫瘍摘出を行います。手術後1年くらいは、ステロイド剤を内服する必要があります。手術ができない場合には、副腎皮質ホルモン合成阻害薬などの薬で治療します。

褐色細胞腫／副腎の髄質からは、アドレナリンやノルアドレナリンというホルモンが分泌されています。このホルモンが過剰に分泌される病気が褐色細胞腫です。血圧の上昇、頭痛、動悸、発汗過多などの症状を引き起こします。一時的に、これらのホルモンが大量に分泌されることがあり、そのような場合には発作的にこうした症状が現れます。

治療は、可能な限り外科的に腫瘍を摘出します。また、褐色細胞腫には、副腎以外の臓器（副甲状腺や甲状腺）に腫瘍を併発することがあり、これらの臓器について検査をし、必要に応じて治療を行います。

診療実績

当院には、経験豊かな内分泌専門医が多数勤務し、副腎を含めた内分泌疾患の診療に従事しており、副腎偶発腫で当院へ紹介される患者さんが年々増加しています。2014年には副腎腫瘍の精査目的で、51人の患者さんが入院し精密検査を受けられました。

最終的な診断は、非機能性腫瘍が27例、原発性アルドステロン症が8例、クッシング症候群が7例、褐色細胞腫が5例、その他が4例でした。

47 新しい喘息の治療
― 気管支温熱形成術 ―

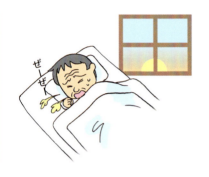

症例
60歳代前半、男性会社員。5年ほど前に夜明け頃の咳や痰、ゼーゼーしたり息苦しいといった症状を自覚し、近所の内科クリニックで喘息と診断されました。吸入のステロイド薬と気管支を広げる薬（長時間作用性の気管支拡張薬）の配合剤、それに飲み薬も使用していましたが、時々発作を起こすため、当科を紹介されました。

喘息とは？

喘息とは、空気の通り道である気道にアレルギーによる「ボヤ」が常に起こっている状態です（このボヤを"炎症"といいます）。この状態になると、気道はいろんな刺激に対して敏感になります。例えば、健康な人はホコリ、タバコの煙やペットのフケなどを吸っても、ほとんど何も起こらないのですが、喘息の患者さんでは気道が敏感に反応して狭くなり、咳や痰が出て、ゼーゼー（喘鳴）したり、息苦しくなったりするのです。

つまり、「ボヤ」が「大火事」になってしまうのです。「大火事」は、喘息発作と言い換えることができます。

この「ボヤ」が軽い段階では「大火事」になっても適切な治療で元に戻りますが、「ボヤ」が続くと、気道をとりまく壁や筋肉が分厚くなって、だんだんと気道が狭く固くなり、元に戻らなくなってしまいます。そうなると、ちょっとしたことでも気道が「大火事」になりやすく、喘息症状が悪化することになり、日常生活や学校・労働活動、運動などに影響が出てしまうのです（図1）。

喘息の症状は夜間に起こりやすいのです。理由は、交感神経と副交感神経という2つの神経によって調節されている気道が、昼間は交感神経が優位に働いて開く方向にありますが、夜間は逆に副交感神経が優位になって、狭くなるように働くため、喘息の発作が起こりやすくなるのです。

喘息の症状

喘息患者さんの症状には、以下のような特徴があります。

・夜間、早朝に現れやすい突然起こる息苦しさ、喘鳴（ゼーゼー、ヒューヒュー）、咳を繰り返す。
・ホコリやタバコの煙を吸うと咳が出やすい。

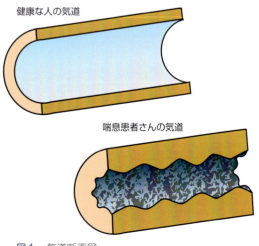

図1　気道断面図

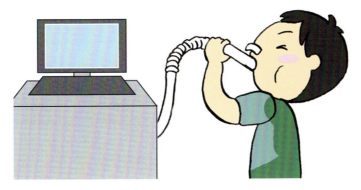

図2　呼吸機能検査

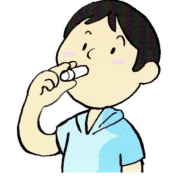

・風邪をひいた後に咳が長引きやすい。
・アレルギーの原因物質を吸ったとき、運動、気象の変化、精神的なストレス、月経などで症状が起こる。

喘息の診断

当科では、患者さんの症状を把握した上で、いろいろな検査を駆使し、喘息とよく似た病気ではないことを調べて、喘息の適切な診断とその程度の判定を行っています。

喘息の検査には、呼吸機能検査、呼吸抵抗検査、気道過敏性検査、胸部X線や胸部CT検査、血液検査、呼気ガス検査、喀痰検査などがあります。そのほか必要時に応じて種々の検査を組み入れています（図2）。

当科では、約1500人の喘息患者さんの治療・管理を行っており、大学病院では西日本一の患者数となります。

治療薬の基本は、吸入ステロイド薬

喘息と診断したら気道の「ボヤ」を鎮めるために吸入ステロイド薬を使うことが標準治療となっています。飲み薬ではなく吸入薬なので、薬が直接気道に働くため使用量は少なくて済み、副作用の心配はほとんどありません。

また、「ボヤ」は恒常的ですので、「大火事」や気

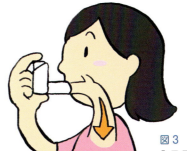

図3　喘息治療の基本は吸入ステロイド薬を使うことです

道が固く狭くなるのを防ぐため、ほとんどの患者さんは長い間、吸入ステロイド薬を使わなければなりません。ただ、「ボヤ」が下火になれば吸入ステロイド薬の量を減らすことができます。

さらに、患者さんの病状に応じて、吸入ステロイド薬に気管支拡張薬や喘息を起こす物質をブロックする薬などを加えます。万が一、喘息発作が起きてしまった場合は、発作の程度に応じて、即効性に気管支拡張作用のある吸入薬（短時間作用性気管支拡張薬）を使ったり、医療機関を受診して点滴治療を受けることになります（図3）。

喘息患者さんの治療のゴールは、「全く症状がない、短時間作用性気管支拡張薬を使うことがない、呼吸機能が保たれる、発作によって救急外来などを受診することがない」などを生涯維持することです。

重症者の新しい治療方法（気管支サーモプラスティ／気管支温熱形成術）

喘息患者さんの中には、吸入ステロイド薬の量を多くするとともに、長時間作用性気管支拡張薬やほかの喘息治療薬も使わざるを得ない場合や、これらの薬を使用しても、なかなか症状が安定しない方がいます。このような重症の喘息患者さんに朗報となる治療法が始まりました。2015年から始まった「気管支サーモプラスティ／気管支温熱形成術」という治療法です（図4）。

これは、気道の分厚くなった筋肉（気道平滑筋）を高周波で加熱し、筋肉量を減らす治療です。数日間入院し、気管支内視鏡を使って3週間の間隔で3回行います。ただし、以下の患者さんの場合にはこの治療を行うことができません。

①ペースメーカーなどの植え込み電気機器を使用している。
②気管支内視鏡検査に必要な薬剤が使えない。
③以前に同一部位において気管支サーモプラスティを実施した。
④呼吸器感染症に罹患している。
⑤過去14日間に喘息が悪化したり、飲み薬のステロイド薬を使用している患者さんで、その量を変更（増量または減量）している。
⑥血液の固まる力が弱まっている（血液凝固障害）。
⑦血液をサラサラにする薬剤（抗凝固薬、抗血小板薬、アスピリン）や非ステロイド性消炎鎮痛薬（血液をサラサラにする副作用がある）などの使用を中止できない。

この治療は健康保険が適用されており、2015年10月現在で、国内では当科を含め、限られた施設で行われている治療法です。

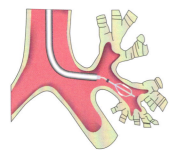

図4
気管支サーモプラスティ
気管支内視鏡を通じて器具が気管支の内側に接触し、気道の分厚くなった筋肉を加熱します

診療科案内
呼吸器・アレルギー内科

高齢社会の到来および環境の変化などにより、呼吸器疾患ならびにアレルギー疾患の患者さんが増加しています。しかし、国内では呼吸器専門医、アレルギー専門医が非常に少ないのです。特に関西地区においては呼吸器・アレルギーを専門とする病院が少なく、当科に対する地域住民の方々、各病院、診療所からのニーズは非常に大きなものがあります。

当科では、以下の疾患の診療を行っています。
●呼吸器疾患
喘息、慢性閉塞性肺疾患（COPD）、呼吸器感染症、気管支拡張症、肺結核とその後遺症、急性・慢性呼吸不全、肺血栓塞栓症、間質性肺炎（肺線維症）、サルコイドーシス、職業性肺疾患（じん肺、アスベスト肺など）、睡眠時無呼吸症候群、肺がん、胸膜炎、自然気胸など
●アレルギー性肺疾患
アレルギー性気管支肺アスペルギルス症、過敏性肺炎、好酸球性肺炎、薬剤性肺炎など
●アレルギー疾患
食物アレルギー、ハチアレルギー、薬剤アレルギー、好酸球性多発血管炎性肉芽腫症、好酸球増多症候群など

患者さんの医療に対する意識の向上が高まる中、分かりやすい説明を行って、患者さんを救い、支える医療を心掛け、実践しています。

■呼吸器・アレルギー内科ホームページ
検索　近畿大学　呼吸器・アレルギー
と入力してください。

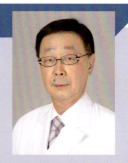

◆教授・診療部長／東田有智（写真）
◆教授／久米裕昭、吉田耕一郎
◆准教授／東本有司、岩永賢司
　　　　　佐野博幸
◆講師／西山　理
◆医学部講師／山縣俊之
　　　　　　　佐野安希子
◆助教／西川裕作、忌部　周
　　　　綿谷奈々瀬、沖本奈美
　　　　山﨑　亮、花田宗一郎
　　　　佐伯　翔、中西雄也
　　　　御勢久也、白波瀬　賢

48 COPDの診断と治療
―呼吸リハビリテーションに高い評価―

症例
60歳代前半、自営業の男性。毎日40本の喫煙を35年。3年前から坂道や階段を上ったときに、息切れを感じるようになりました。最近、歳のせいだろうと思っていましたが、4か月前から咳や痰も伴うようになってきたので、糖尿病でかかりつけの医師から、当科の受診を勧められました。

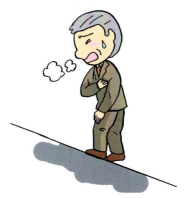

COPDとは？

COPD（Chronic Obstructive Pulmonary Disease）とは、昔から「慢性気管支炎」「肺気腫」と呼ばれていた病気の総称で、日本語では慢性閉塞性肺疾患と言います。タバコの煙など有害物質を長期間に吸うことで、気管支に炎症が起こり、肺の末端（肺胞）が破壊される病気です。40歳以上の中高年に起こりやすく「タバコ病」ともいわれています（図1）。

COPDによる死亡者数は増加

厚生労働省の統計によりますと、COPDで死亡する患者さんの数は徐々に増加しており、2013年では1万6443人でした。この数は全死亡原因のうち第9位にあたります。超高齢社会の到来と、いまだ日本人の喫煙率は約20％と先進諸国の中では高い方にあることなどを考えると、この順位は今後さらに上昇するといわれています（図2、表）。

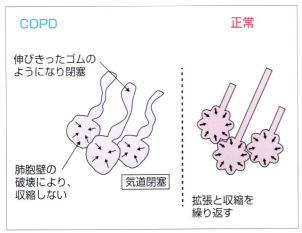

図1　正常の気道とCOPDの気道（肺の末端）

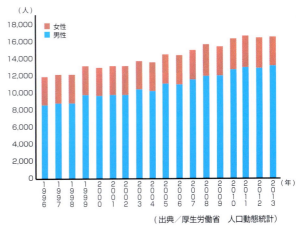

図2　COPD死亡者数の年次推移

順位	死亡原因	順位	死亡原因
1位	悪性新生物（がん）(364,872人)	6位	不慮の事故(39,574人)
2位	心疾患(196,723人)	7位	自殺(26,063人)
3位	肺炎(122,969人)	8位	腎不全(25,101人)
4位	脳血管疾患(118,347人)	9位	COPD(16,443人)
5位	老衰(69,720人)	10位	大動脈瘤および解離(16,105人)

表　2013年の死亡原因順位（厚生労働省 人口動態統計 2013年より）

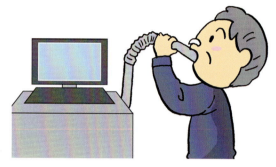

図3　肺機能検査

COPDの症状

COPD患者さんの症状は、咳や痰、階段や坂道を上るときの息切れ、呼吸の度にゼーゼーすることなどです。この病気は中高年の方に多いことから、こうした症状は喫煙や、歳のせいと思い、発見が遅くなることも多々あります。

COPDが進行すると、息切れの具合がひどくなって外出ができなかったり、日常生活に支障が出てきたりします。そして、呼吸不全や心不全などに進展していきます。

COPDの診断

COPDの患者さんは症状を自覚し始めても、医療機関を訪れることは少ないので、早期に受診することが診断への一歩です。また、COPDは全身性疾患といわれるほど、さまざまな病気を合併するのが多いということが特徴です。心不全、心房細動、虚血性心疾患、高血圧、脳梗塞、骨粗しょう症、糖尿病、うつ傾向などに隠れていることがありますので、かかりつけ医に相談することが必要です。

当科では、さまざまの検査を駆使して、COPDの診断を行い、患者さんのCOPDの程度を判定して治療を行うように努めています。

その検査は、呼吸機能・呼吸抵抗検査、胸部X線や胸部CT検査、心電図、血液検査、動脈血ガス分析、呼気ガス検査、喀痰検査、運動負荷試験などです。そのほか、必要時に応じてさまざまな検査を組み入れています（図3）。

COPDの治療は、まず禁煙

ほとんどの原因がタバコなので、治療は、まず完全に禁煙することです。インフルエンザや肺炎にかかるとCOPDが悪化するため、予防ワクチン接種も必要です。さらに、先に述べた、もともと合併している病気の治療も重要です。

COPDの薬物治療には、症状や呼吸機能に応じて吸入気管支拡張薬を使います。また、年に2回以上COPDが悪化する患者さんや、喘息を同時に持つ患者さんには、吸入ステロイド薬も使います。呼吸不全の状態になれば、在宅酸素療法や在宅人工呼吸療法を行います（図4）。

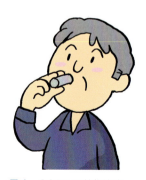
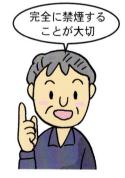

図4　COPDの薬物治療

COPDには呼吸リハビリテーションが有効

　COPD患者さんは、息切れのために体を動かそうとせず、筋力の低下を招き、社会的孤立や抑うつなども加わって、さらに息切れが悪くなっていくという悪循環が生じます。これを断ち切るには、呼吸リハビリテーションが有効です。息切れの改善、運動に耐えられるよう体力の改善、QOL（Quality of Life：生活の質）の改善、日常生活における動作の改善が得られるのです。余命を延長する効果も期待されています（図5）。

　呼吸リハビリテーションは、息切れのあるCOPD患者さんに動いてもらうための治療です。運動療法を中心に行いますが、その下地として患者さんへの教育（禁煙や身体活動の維持）、前述の薬物治療、栄養指導や患者さんによっては酸素療法も必要なので、医師、理学療法士、看護師、薬剤師、栄養士のチーム医療が欠かせません。

　当院は、この取り組みを「包括的呼吸リハビリテーション」と名付けて、各COPD患者さんに応じた2週間のプログラムを組み、入院治療で行っています。どの医療スタッフも呼吸リハビリテーションに熟練した者ばかりです。これを行った患者さんからは「日常生活の種々の場面での息の使い方がよく理解できた（食事のとき、入浴のとき、服の着替えのとき、トイレに入っているときなど）」「息が楽になり、日常生活でよく動くようになった」「薬の必要性がよく理解できた」などの感想が多く寄せられています。

　退院後は、定期的に外来で運動療法を継続してもらいます。どうしても、この2週間の入院ができない患者さんには、外来で運動療法を開始することもできます。

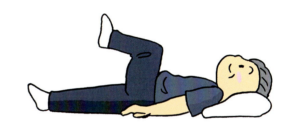

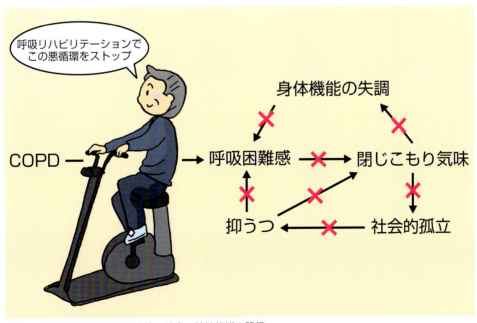

図5　COPD患者における身体、社会、精神状態の関係
（COPD＜慢性閉塞性肺疾患＞診断と治療のためのガイドライン第4版、一般社団法人 日本呼吸器学会）

トピックス⑨ ── 呼吸器・アレルギー内科
ハチアレルギーの治療
関西圏で唯一の免疫療法を行っています

◆ハチアレルギーとは？

ハチ（スズメバチ、アシナガバチ、ミツバチなど）に刺されたあとに、体の中に取り込まれた毒に対して免疫という体のシステムが働き、そのハチに対して反応しやすい体質になる場合があります。このような状態で再びハチに刺されると、アレルギー症状が起こるのです。刺されたところが腫れるくらいの軽いものから、時には死に至る「アナフィラキシー」という全身の症状を起こすことがあります。

◆ハチアレルギーの治療

アナフィラキシーの治療として、まずはアドレナリンを筋肉注射します。症状が出てからいかに迅速に注射できるかどうかが救命のカギになります。

そこで、ハチアレルギーと診断された患者さんで、アナフィラキシーを経験したことがある人や今後発症する可能性の高い人が、万が一ハチに刺されたとき、医療機関を受診するまでの間、自分でアドレナリンの注射ができるように、私たちは自己注射キット（エピペン®）を処方して患者さんに携帯してもらうようにしています。

◆ハチアレルギーに対する免疫療法

ハチアレルギーに対する唯一の根本的な治療法として、免疫療法があります。体質改善を目的とし、ハチ毒のエキスを注射するのです。少量から始め、約9日間で維持量まで増量し、その後は月に1度の注射を5年間は継続します。

健康保険の適用ではありませんが、この免疫療法を行うことによって、ハチに刺されても再び強いアレルギー症状を起こさないような体質に改善することが期待できます。これは、関西エリアの大学病院では当院呼吸器・アレルギー内科だけが行っている、貴重な治療法です。

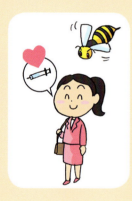

49 リウマチ・膠原病の治療
― 筋力低下を覚えたら ―

> **症例**
> 50歳代前半、女性。5か月前から起床時に体を起こしづらくなりました。2か月前から洗濯物を干すときに腕が上がらず、また、階段を上ると息切れを感じるようになり、さらに、2週間前からしゃがみ立ちが困難になったため来院しました。

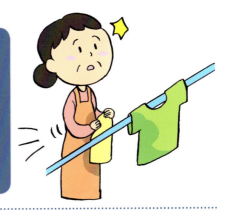

症状と治療経過

患者さんの腕と太ももの筋力が弱く、押えると痛みの訴えがありました。検査の結果、CPK値が高く、筋電図で筋肉の異常所見が見られ、太ももの筋肉に炎症細胞が確認できました。

診断は多発性筋炎で、ステロイドで治療し、CPK値は少し下がったものの、正常にはならず、筋力は回復しませんでした。そこで、免疫抑制剤を併用したところ、症状と検査数値に改善が見られました。

膠原病とは？

膠原病は体に痛みや腫れを生じることが多く、最近の半年で紹介された患者さんの症状（図1）は関節痛が最も多く、関節リウマチ、ウイルス感染や変形性関節症などさまざまな病気で見られます。従って、関節リウマチなのか、それ以外の膠原病か、膠原病以外かを知ることから始めます。

関節痛を訴える患者さんの確定診断名（図2）が関節リウマチとは限りません。膠原病では脊椎関節炎、強皮症、全身性エリテマトーデス、あるいはリウマチ性多発筋痛症、ほかにウィルス性関節炎や線維筋痛症などがあります。

関節痛の次に四肢の腫脹（手足が腫れること）、発熱、口渇が続きます。四肢の腫脹は心臓や腎臓の病気、内分泌疾患など、膠原病以外でも起こります。従って、直接の原因と、膠原病があるかどうかを判断し、適切な治療を行います。患者さんの中には、既に治療を受けていて、さらに高度の治療を目的に来院される方、合併症や薬の副作用の治療を目的に来られる方もいます。

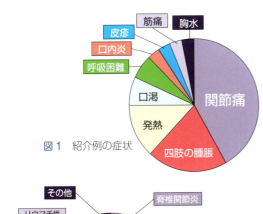

図1 紹介例の症状

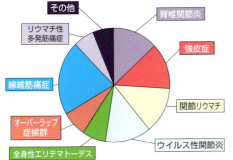

図2 関節痛を訴える患者さんの確定診断名

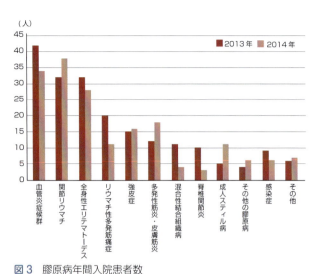

図3　膠原病年間入院患者数

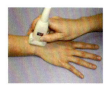
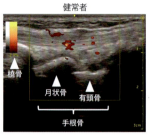
健常者
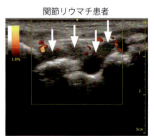
関節リウマチ患者

画像1　関節エコー検査の一例

　最近2年間の入院患者数を示しました（図3）。最も多いのは血管炎症候群で、これは全身の血管が侵される病気で、顕微鏡的多発血管炎、多発血管炎性肉芽腫症、好酸球性多発血管炎性肉芽腫症、大動脈炎症候群などがあり、関節リウマチ、全身性エリテマトーデスがこれに続きます。

　関節リウマチの患者さんの入院目的は①診断②より高度の治療③合併症の治療に分けられます。①については、特徴的な症状と検査（抗CCP抗体など）やX線、MRI、関節エコーなどの検査で診断します。

　「画像1」は関節エコー検査の事例です。手首の関節が、健常者（左）に比べ、関節リウマチ患者さん（右）では矢印の箇所のように、関節を取り囲む膜（滑膜）が腫れ上がっています。この検査は血液検査の結果が良いにもかかわらず、痛みや腫れが残っているときや、次に述べる生物学的製剤などの治療が奏功しているかどうかを確認するのに有用です。また、関節リウマチ以外の診断にも使います。

膠原病の治療と合併症

　膠原病では、体を攻撃する細胞（T・Bリンパ球）が現れ、自己抗体やサイトカインと呼ばれる因子ができる結果、皮膚、血管、腎臓、肺などに炎症が生じます。そのため、治療には免疫抑制剤・生物学的製剤・γ（ガンマ）-グロブリン大量療法などを組み合わせて使います。

　最新の薬の作用点を示します（図4）。よく使われる免疫抑制剤（①）はステロイドですが、シクロフォスファミドやアザチオプリンは、抗原の情報をTリンパ球に渡す働きをする抗原提示細胞や、自己免疫反応の中心的役割を担うTリンパ球、あるいは、自己抗体（抗DNA抗体など）を作るBリンパ球の機能を抑えます。

　カルシニューリン阻害薬（②）はTリンパ球の働きを抑え、ミゾリビンやMMF（ミコフェノール酸モフェチル）（④）はTおよびBリンパ球の増殖を抑えます。一方、関節リウマチでよく使われる生物学的製剤（③）のうち、インフリキシマブ、トシリズマブなどはサイトカイン（TNF-α、IL-6など）の作用を抑え、アバタセプトは抗原提示細胞とTリンパ球の反応を抑えます。

　一方、血漿交換療法（⑤）は自己抗体を取り除き、

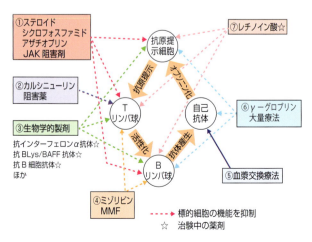

図4　膠原病に対する集学的治療の作用点

γ-グロブリン大量療法（⑥）は抗原提示細胞、Bリンパ球、あるいは、自己抗体の反応を抑えます。

また、レチノイン酸（⑦）はビタミンA誘導体で、私たちが効果を確認した免疫調整剤で、抗原提示細胞やリンパ球の機能を調節します。

これらの薬にはそれぞれ特有の副作用があり、それらを最小限に食い止めるため、最適な薬を選びます。さらに、膠原病特有の内臓障害に対する治療と、感染症や偶発的な合併症にも対応して総合的に治療を行っています。

膠原病の重要な合併症に肺高血圧症があります。症状は動悸、息切れで、強皮症、混合性結合組織病、全身性エリテマトーデスなどで多く見られます。これらの膠原病では血管の炎症や狭窄が起きやすく、さらに、間質性肺炎や心筋障害から肺動脈に負担がかかりやすいことが原因です。最近は、非常に効果のある薬がありますが、進行すると効果が半減するため、早期発見、早期治療が大切です。そのためには、レイノー現象、指先潰瘍や息切れに気を付け、年に1〜2回のX線、心臓超音波、肺機能の検査を行います。「画像2」は肺高血圧症の患者さんの胸

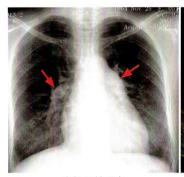

胸部X線写真　　　　心臓超音波検査
（→：肺動脈が拡張している）　（→：右心室が左心室を圧迫）

画像2　肺高血圧症のX線と心臓超音波検査

部X線（左）と心臓超音波検査（右）です。肺炎のような白く写る陰影はありませんが、心臓の両側の肺動脈がやや張り出しています。超音波検査では、左心室が右心室から圧迫されているのが分かります。

膠原病グループでは膠原病の診断、その臓器障害を把握し、症例ごとに適切な治療に努めています。

診療科案内

血液・膠原病内科（膠原病グループ）

当グループは、膠原病を扱っています。関節リウマチや全身性エリテマトーデスはよく知られた膠原病ですが、膠原病はこれら以外にもよく似た多くの病気があります。その特徴は、しばしば発熱をきたし、関節、筋肉、皮膚をはじめ全身のいろんな場所が腫れたり痛んだり、機能障害を起こしたりすることです。

発病のメカニズムは、本来、体に侵入した異物を排除する免疫細胞が、遺伝因子や環境因子の影響で自分の体を標的として攻撃することです。

対象となる病気は、本文に述べたように多彩で、それぞれに特徴的な症状、検査異常ならびに治療法があります。

特に重要な症状は、中枢神経系障害（脳卒中、痙攣）、腎障害（蛋白尿、尿毒症）、呼吸器障害（間質性肺炎、胸水）、心臓・血管障害（心膜炎、肺高血圧症）などさまざまで、これらの障害が起きないように、また、既に発症していれば、できるだけ早く診断して治療を行うよう努力しています。

治療の基本は、高まり過ぎる免疫を抑制することですが、治療中に抵抗力が落ちる場合もあり、感染症に細心の注意をしながら、適切な治療法を選択します。

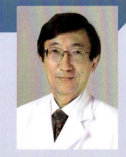

◆教授／船内正憲
◆講師／野﨑祐史、永禮靖章
◆助教／岸本和也、矢野智洋
　　　　樋野尚一、志賀俊彦
　　　　朝戸佳世、李　進海
　　　　井上明日圭、田崎知江美
　　　　酒井健史、伊丹　哲
◆非常勤講師／杉山昌史
　　　　高田由紀子
　　　　俞　炳碩

50 炎症性腸疾患（潰瘍性大腸炎、クローン病）の治療
― 全ての患者さんに最適な治療を ―

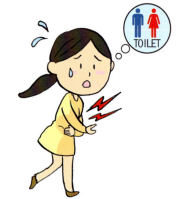

症例

20歳代前半、女性。1日に10回の下痢があり、かかりつけ医で潰瘍性大腸炎の診断を受けて入院し、ステロイド治療を受けていました。しかし、症状が改善しないため、当院での治療を希望し転院されました。

消化器内科の特徴

潰瘍性大腸炎、クローン病は、小腸や大腸の粘膜に炎症や潰瘍を引き起こす原因不明の病気です。厚生労働省の難病対策における「特定疾患」で、患者さんによってその病態が多様で治療が難しい病気です（図）。

当科は通常の健康保険診療ではできないような有効な検査、治療を行っており、全ての患者さんに最適な治療を提供することをめざしています。例えば、薬剤の血液中の濃度をモニターすることで、患者さんに合った治療薬の選択や、新しい薬による治療を行っています。

炎症性腸疾患の症状は？

潰瘍性大腸炎の初期症状として血便（便に血液が混じること）、粘液便（ねばねばした油のような分泌物が混じること）、腹痛を起こすことが多いです。ひどくなると夜間に下痢があったり、発熱や食欲不振が見られたりすることもあります。症状が長期間続くことが特徴で、再燃（悪くなること）と寛解（良くなること）を繰り返したりすることがあります。

クローン病の特徴的な症状は腹痛、下痢、全身倦怠感、食欲不振、体重減少などがあります。クローン病は肛門に病変を形成することが多く、お尻が痛

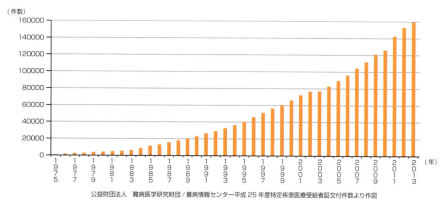

図　平成25年度特定疾患医療受給者証交付件数

近畿圏	受給者証交付件数 （25年度末時点）
大阪府	11,317
兵庫県	6,240
京都府	3,469
奈良県	1,896
滋賀県	1,836
和歌山県	1,245

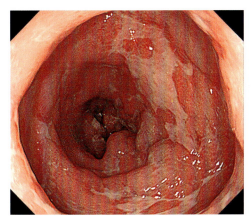
画像1　浅い潰瘍

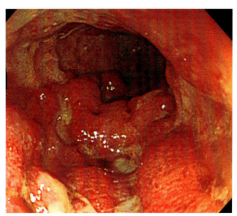
画像2　深い潰瘍

い、肛門の周囲から膿が出ているなどの症状が現れることがあります。また腸管に狭窄（狭くなること）が起こることで腸閉塞による症状（お腹が張る、吐気、嘔吐、腹痛）が出ることがあります。お腹の中に膿瘍（膿のかたまり）や瘻孔（腸と腸または腸と体外との間に交通路ができること）を形成すると腹痛、発熱があります（画像1、2）。

原因は分かっているのでしょうか？

はっきりした原因は分かっていません。ただ複数の原因が関与していると考えられています。遺伝的要素に加えて、脂肪の多い「欧米化した」食事や腸内細菌の変化などの環境因子が加わり、免疫の過剰によって炎症を起こすと考えられています。

両親が潰瘍性大腸炎の場合、その子どもが炎症性腸疾患になるリスクは、病気でない人と比べやや高いのですが、近年の世界的な炎症性腸疾患の頻度の増加（図）は遺伝的要素だけでは説明がつかず、食生活などほかの因子の関与の方が大きいと考えられています。

どんな治療がありますか？

潰瘍性大腸炎の治療はペンタサ・アサコールに代表される5－アミノサリチル酸製剤とステロイド製剤で始めることが多いです。また炎症が直腸やS状結腸など肛門に近い部位にある場合には注腸療法や座薬を使うこともあります。重症例（画像2）では入院による治療が必要です。

またステロイドの長期投与による副作用が問題になっており、免疫調節剤（サンディミュン、プログラフ、イムラン、ロイケリン、ネオーラル）、抗TNF-α製剤（レミケード、ヒュミラ）、血球成分吸着・除去療法（GCAP、LCAP）などを使う場合があります。当院では通常の健康保険診療では使えない新しい薬を使う治療も行っています。

クローン病の治療法は栄養療法と薬物療法があります。栄養療法は大切な治療法の1つです。脂質が病気の再燃の引き金になると考えられるため、脂肪を制限した栄養剤を服用する治療がこれに当たります。薬物療法は5－アミノサリチル酸製剤、ステロイド製剤、免疫調節剤（イムラン、ロイケリン）、抗TNF-α製剤（レミケード、ヒュミラ）、血球成分吸着・除去療法（GCAP）を使って、免疫異常や腸管炎症を抑制し症状を改善させます。

この中で、抗TNF-α製剤がクローン病の治療の中心的な役割を果たしています。当院は抗TNF-α製剤の血液中の濃度を測定し、患者さんに合ったより良い治療を選択しています。これも通常の健康保険診療では行われていません。

どんな食事をすればいいですか?

潰瘍性大腸炎では食事療法の意義は小さいと考えられています。寛解期には食事制限や乳製品や繊維質の回避などは必要ありません。ただ排便回数が多い活動期には絶食や繊維質の回避は症状改善に有効です。

クローン病は栄養療法が治療として行われているように、食べ物の炎症に与える影響はあると考えられます。活動期はもちろんのこと、寛解期でも低脂肪、繊維質の少ない消化の良いものを食べることが望ましいです。

ただ、比較的コントロールが良く穿孔、狭窄、瘻孔のリスクが高くない場合は、寛解期に極度の制限をするとストレスにもつながります。無理のない範囲で栄養療法を行うのが望ましいです。

大腸内視鏡は受けないといけませんか?

大腸内視鏡は楽な検査ではありません。実際、世界中で内視鏡以外で病状を把握しようとする研究が盛んに行われています。X線を使った消化管透視検査やMRI、カプセル内視鏡などが内視鏡の代わりに行われることもあります。

ただ、炎症性腸疾患を長期間患っている患者さんは大腸がんができやすいことが分かっており、このような炎症性腸疾患にかかわる大腸がんの診断には、内視鏡検査や生検(大腸組織の一部を採取すること)による病理学的検査が必要です。

世界で新しい治療薬の研究が進む

炎症性腸疾患は「難病」とされ治療が難しい場合がありますが、早期に診断し適切な治療を適切な時期に行うことで、病気でない人と同様の生活を送ることができます。世界中で新しい治療薬の研究が進められ、米国など海外で既に使用されている有効な治療薬が近い将来、日本でも使えるようになります。

「今日解決できないことも明日には解消できる」と信じて、病気としっかり向き合うことが大切だと考えています。

診療科案内
消化器内科

特に肝細胞がん・胆膵がんの診断と治療および消化管の早期がんに対する内視鏡的治療に力を入れています。

肝細胞がんにおいては早期のがんに対するラジオ波治療から肝動脈塞栓療法・動注化学療法・分子標的治療および新しい薬剤の開発治験ならびに厚生労働省科学研究費補助金事業の主導や国立がんセンターの主導する多数の班会議に所属し、新しい治療の開発を行っています。

月～土曜まで常に肝臓・肝膵・消化管専門医が外来におりますので、ぜひお問合せください。

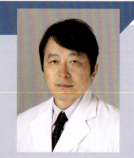

- ◆教授・診療部長／工藤正俊(写真)
- ◆教授／樫田博史
- ◆准教授／北野雅之、西田直生志
- ◆講師／松井繁長
- ◆医学部講師／上嶋一臣、萩原 智、矢田典久、櫻井俊治 南 康範、朝隈 豊、北井 聡、田北雅弘、依田 広

■消化器内科ホームページ

検索 近畿大学 消化器

と入力してください。

51 慢性膵炎の治療
―国内有数の手術治療数と成績―

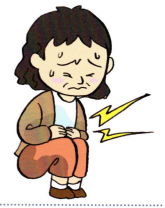

症例
60歳代半ば、女性。毎日飲酒する習慣があり、以前からお腹や背中に痛みがありました。最近みぞおちを中心に痛みがひどくなり、かかりつけ医を受診したところ、膵炎を疑われ、当院を紹介されました。

慢性膵炎って、どんな病気？

　膵臓は、食物を消化するための消化酵素を分泌する外分泌と、血糖を下げるインスリンなどのホルモンを分泌する内分泌の全く異なる2つの機能を持つ重要な臓器です。慢性膵炎という病気は、その膵臓が10年以上の長い時間をかけてゆっくりと破壊されていく厄介な病気です。経過が長く、その中でさまざまな症状が出てきますが、患者さんを最も悩ませるのはお腹と背中の痛みです。

　慢性膵炎は、膵臓でつくられて腸に分泌されてから食物を消化する消化酵素（膵酵素）が膵臓の中で病的に活性化される結果、自分の膵臓をゆっくりと消化・破壊し、長い時間をかけて厚い線維組織に置き換えられていく疾患です（画像1）。そして、膵臓がほぼ線維に置き換わって硬くなると、消化不良による便通の異常や栄養障害と糖尿病が起こってきます。

慢性膵炎の原因と症状・経過は？

　最も多い原因はお酒の飲み過ぎですが、お酒を飲むと誰でも慢性膵炎になるのではなく、一定の体質の人がお酒を飲みすぎた場合に慢性膵炎になると考えられます。また、「特発性」といって、原因のよく分からない慢性膵炎もあり、女性に多い傾向があります。

　初期には、多くの場合で強い腹痛発作を繰り返します。進行すると消化吸収不良による下痢や体重減

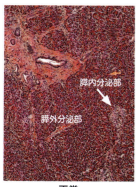
正常

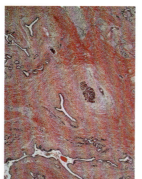
慢性膵炎

画像1 正常な人と慢性膵炎患者の膵臓の顕微鏡像
正常で見られる膵臓の外分泌部、内分泌部が慢性膵炎ではほとんど消失して線維に置き換わっています

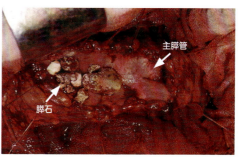

画像2 手術で切開した、拡張した主膵管とその中にあった膵石

51 消化器病（がん以外）——慢性膵炎の治療／外科（肝胆膵外科）

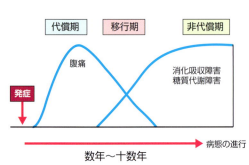

図1　慢性膵炎の病態と経過

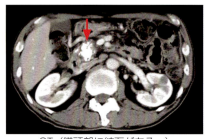

CT（膵頭部に結石がある→）

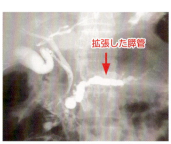

ERCP

画像3　慢性膵炎の画像診断

少、糖尿病が現れます。場合によっては、膵臓に石ができたり、膵管（膵液の通り道）が、太くいびつになることがあります（画像2）。

一度、このような状態になった慢性膵炎は元には戻らない（不可逆性）と考えられます。慢性膵炎になると膵がんの発症リスクが7～11倍に上昇し、寿命も平均より10年ほど短くなるといわれています。

慢性膵炎はお腹が痛くなる病気です。自覚症状は腹痛が最も多くみられ、まれに痛みのない患者さんもいますが、約80％の方が経過中に痛みを感じます。痛みの程度は、強いものからごく弱いものまでさまざまで、慢性膵炎の急性期には急性膵炎と同じようにみぞおちを中心に非常に強い痛みが起こります。痛みは臍の左右や背中にも及びます。これは、膵臓が胃の裏側にあるためです。

そして、吐き気や嘔吐も伴います。場合によっては重苦しさや、鈍い痛みとして感じる場合もあります。

痛みの特徴としては、食事をした数時間後に現れることが多く、アルコールや脂肪摂取が引き金になります。また、持続性で、鎮痛剤が効かない頑固な痛みの場合もあります。そのほかの症状としては、上腹部の膨満感や、倦怠感などもあります。

慢性膵炎の早い段階（代償期）では、膵臓の働きは保たれていて腹痛が主な症状ですが、進行すると（移行期）、膵臓の働きが徐々に落ち、膵臓の外分泌腺や内分泌腺が減少して、膵臓の機能が著しく低下してしまいます（非代償期）。そうなると、腹痛は軽くなり、なくなってしまうこともあります（図1）。

また、膵臓の働きが低下することによって、消化不良に伴う下痢、脂肪便、体重減少などの症状や、糖尿病による喉の渇き、夜間の排尿、尿量の増加などの症状も現れるようになります。

診断・検査は？

慢性膵炎は、日本膵臓学会が定めた慢性膵炎臨床診断基準に基づき診断します（表）。

腹部超音波検査やCT検査で、膵臓の中に膵石があるとき、また内視鏡的逆行性胆管膵管造影（ERCP）や核磁気共鳴法による胆管膵管像（MRCP）に不規則な主膵管拡張があれば、画像だけで慢性膵炎と診断します（画像3）。しかし、このようなはっきりとした所見がある慢性膵炎は、治ることはなく進行を止めることはできません。

そこで、最近は、もっと早い時期の慢性膵炎を診断して、病気の進行を食い止めようという試みとして「早期慢性膵炎」という病名が提案されています。そのためには、より膵臓の細かい変化をとらえることが必要です。胃や十二指腸に挿入した内視鏡の先端の超音波装置から膵臓を観察する超音波内視鏡（EUS）で膵臓を検査し、膵臓内の細かい変化を観察して診断する試みが進められています。

慢性膵炎の診断項目

1. 特徴的な画像所見（確診所見：膵管内の膵石など）
2. 特徴的な組織所見（確診所見：実質の脱落と膵線維化など）
3. 反復する上腹部痛発作
4. 血中または尿中膵酵素（アミラーゼ、リパーゼなど）値の異常
5. 膵外分泌障害

1～5の組み合わせで診断する

表　慢性膵炎臨床診断基準（日本膵臓学会）

治療にはどんな方法があるのでしょう?

慢性膵炎の治療で、最も大切なのは原因を排除することです。大多数の人の原因が飲酒なので、まず断酒することが必須です。また、進行を早めて発がんを促進することが分かっている喫煙をやめることも重要です。

その上で、代償期で痛みの激しいときには、鎮痛薬に加えて膵酵素の働きを止める膵酵素阻害薬や栄養剤の内服などを行います。しかし非代償期に入ると、低下した膵臓の機能を補う必要があり、外分泌の低下に対しては消化酵素薬の内服を、内分泌が低下した場合はインスリン注射を行います。

痛みに対する治療

慢性膵炎で最も大変なのは頑固な痛みです。鎮痛薬を常用していると次第に強い薬でも効きが悪くなり、ついには「麻薬」を使わざるを得なくなります。そうなる前に、何らかの手を打つ必要があります。慢性膵炎による痛みは多くの場合、膵液が十二指腸に流れている膵管の中に石（膵石）ができて、膵液の流れが悪くなるためです。流れを良くするために以下のような治療を行います。

内視鏡治療

内視鏡で十二指腸の膵管開口部である乳頭から膵管の中に管を入れて膵石を取り出し、流れの悪い膵管にステントという管を挿入して膵液の流れを良くします。成功すれば痛みがなくなる確率が高い治療です（図2）。

体外衝撃波による膵石破砕

内視鏡治療で、膵管の中の膵石がはまり込んで取り出せないときに、体外衝撃波によって結石を割ってから膵石を取り出しステントを挿入する方法です。これも医療機関によっては高い成功率が報告されています。

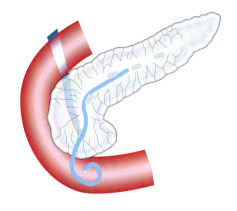

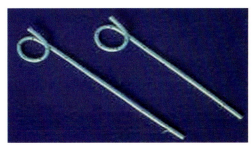

図2　内視鏡治療—膵管ステント

手術

これらの治療で痛みが消えないときや、いったんは良くなっても再発した場合には、手術を行います。特に、ステント治療では3か月置きにステントを入れ替える必要があり、ステントを抜いた後に痛みが再発することが多く、結局は手術になる場合が多いとされています。

ではどのような手術をするのでしょうか。手術は大きく分けて膵臓を切り取る膵切除術と膵液の流れを良くする膵管ドレナージ術に分けられますが、膵石のために膵液の流れが悪くなって膵管が太くなっているような場合は、膵管ドレナージ術が有効です。この手術は、膵臓を太くなった膵管に沿って切り開き、膵臓の頭の部分に詰まった石を取り除いた後に、大きく開いた膵管に小腸をつなげる手術です（図3）。

この手術は開発した医師の名にちなんでフライ手術といいますが、この手術によって膵液はスムースに腸に流れるようになり、90％以上の患者さんで痛みが消失します。ただ、痛みはなくなっても慢性膵炎が治って膵臓が元通りになるわけではありません。断酒や禁煙などの生活管理が必要です。

51 消化器病（がん以外）──慢性膵炎の治療／外科（肝胆膵外科）

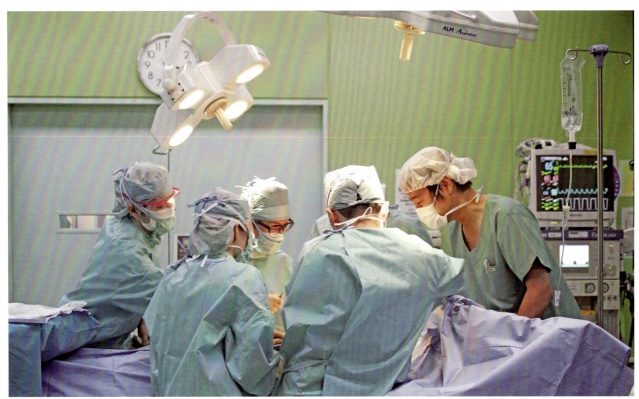

写真 手術は通常3～4時間位で行われ、輸血をすることはまずありません

　なお、当院は消化器内科と外科が一体となって、慢性膵炎の治療に取り組んでおり、内視鏡治療と手術治療を組み合わせて、個々の患者さんに最適な治療を行っています。慢性膵炎治療の症例数は西日本では最多を数え、手術治療でも国内屈指の治療数と成績を挙げています。

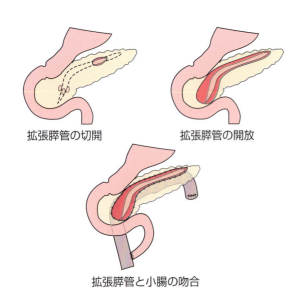

図3　慢性膵炎に対するフライ手術

日常は、何に注意したらよいのでしょう？

　まず、アルコールが原因の人は、絶対に断酒が必要です。とはいっても、完全にはやめられないのも事実です。特に手術をした半年後位から、飲酒を再開してしまう患者さんがいます。しかし、飲酒を少しでも続けていると、たとえ手術後に痛みがなくなっていても、膵臓の破壊が進行して消化吸収不良と糖尿病が悪化していきます。どうしてもお酒を断つことができない場合は、全国各地にある断酒会などへ参加するのも1つの方法です。

　また、特発性膵炎の人は、そもそもどうして慢性膵炎になったのかと不安に感じたり、遺伝性の有無などについても心配かと思います。

　最近は慢性膵炎の患者さん同士の横のつながりのために患者会などが企画されており、当院でも患者さん、家族とともに、慢性膵炎について一緒に学ぶ、患者会を開いています。このような会に参加して互いに悩みを共有し、前向きに病気と立ち向かっていくことも必要かと思います。積極的な参加をお待ちしています。

52 慢性腎臓病の治療
─南大阪医療圏有数の症例数と経験─

症例 60歳代半ば、男性。10年前に糖尿病を指摘されたが放置していました。症状悪化のため、5年前からはかかりつけ医でインスリン治療を受けていました。腎機能が徐々に悪化し、浮腫も目立ってきたことから「このままでは透析が必要になる」と言われ、当科に紹介されました。

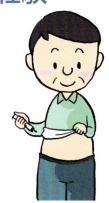

慢性腎臓病（CKD）とは？

慢性腎臓病（Chronic Kidney Disease：CKD）は慢性に経過する腎疾患の全てを含めた概念で、腎障害の存在（尿蛋白など）と腎機能（糸球体濾過値／Glomerular Filtration Rate：GFR）の低下という2つの要素のどちらか、あるいは両方が3か月以上持続する疾患のことです（表1）。成人のCKDの原因としては、糖尿病性腎症、慢性糸球体腎炎、腎硬化症（高血圧性腎障害）が多く見られます。現在、国内の成人CKD患者数は約1300万人と推計されており、極めて頻度の高い病気の1つと考えられています。

CKDは腎機能の数値によって、各ステージに分類されます。ステージが進むほど悪化し、最終的には透析や腎移植が必要な状態になってしまいます。現在、国内にはCKDが進行し透析を受けている患者さんが約30万人います。またCKDの合併症として、心筋梗塞や脳梗塞などの心血管病が起こりやすくなります。

しかし、CKDを早期に発見して適切に対応すれば、進行を食い止めるだけでなく、改善させることも可能です。

CKDの症状は？

初期には、ほとんど自覚症状はありません。

常に体がだるいとき、むくみや息切れなどの症状が現れたときには、病気はかなり進んでいる可能性があります。また、CKDでは血圧が高くなることが多く、これまで内服していた降圧薬が効かなくなった場合なども、CKDの合併を疑う必要があります。

---

①、②のいずれか、または両方が3か月以上持続する場合

①尿異常、画像診断、血液検査、病理診断にて
　腎障害の存在が明らか
　　─特に蛋白尿の存在が重要─

②GFR＜60ml/分/体表面積1.73㎡未満

＊GFR（腎機能を表す糸球体濾過値）の正常値
　115～125ml/分（男性）、90～100ml/分（女性）

表1　慢性腎臓病（CKD）の定義

こんな症状がでたら一度受診されることをお勧めします

☑ 蛋白尿を指摘された方
☑ むくみを自覚された方
☑ 複数の降圧薬でも血圧が下がらない方

表2　定期的な受診

原疾患	蛋白尿区分		A1	A2	A3
糖尿病	尿アルブミン定量（mg/日）尿アルブミン/Cr比）mg/gCr		正常 30未満	微量アルブミン尿 30〜299	顕性アルブミン尿 300以上
高血圧 腎炎 多発性嚢胞腎 移植腎 不明 その他	尿蛋白定量（g/日）		正常	軽度蛋白尿	高度蛋白尿
	尿蛋白/Cr比（g/gCr）		0.15未満	0.15〜0.49	0.50以上
GFR区分 (ml/分/1.7㎡)	G1	正常または高値	90以上		
	G2	正常または軽度低下	60〜89		
	G3a	軽度〜中等度低下	45〜59		
	G3b	中等度〜高度低下	30〜44		
	G4	高度低下	15〜29		
	G5	末期腎不全（ESRD）	15未満		

死亡、末期腎不全、心血管病の危険
（エビデンスに基づくCKD 診療ガイドライン 2013から一部改変し引用）

図1 CKDの重症度分類

病気を早い段階で見つけるためには、定期的に尿検査や血液検査を受けることが大切です。

CKDが見つかったら定期的に受診し、必要に応じて腎臓の専門医に診てもらいましょう（表2）。

CKDの重症度分類

CKDの重症度は原疾患、腎機能（GFR／G）、蛋白尿（アルブミン／A）から評価します（図1）。GFRは腎臓の濾過機能（尿を作る効率）を表す数値ですが、血清クレアチニンと年齢、性別による「日本人のGFR推算式」を使って推算GFR（eGFR）して算定します。

蛋白尿は尿蛋白濃度と尿クレアチニン濃度の比較で評価します。GFRが低いほど、蛋白尿が多いほどCKDの重症度と合併症の危険性が高いと判断されます。原疾患の特定には腎臓の組織を採取して詳細に調べる腎生検という検査が必要になる場合があります。

CKDの治療は？

薬物療法

ある程度進んでしまったCKDを完治させる薬はありませんが、進行を遅らせることは可能です。血圧やコレステロールを低下させる薬物、尿毒素を除去する薬物、貧血を改善する薬物、糖尿病が原因の患者さんでは血糖をコントロールする薬物などが使用されます。特に、高血圧は腎臓の働きを低下させるため、塩分制限と血圧を下げる薬（降圧薬）で調整します。降圧薬ではアンジオテンシンという物質の作用を抑える薬が最も大切です。

食事療法

食べ物を調整し、体内にできる老廃物の量を抑えることで腎臓の負担を軽くします。タンパク質と塩分の制限が基本です。栄養不足とならないようにエネルギー（カロリー）の確保も大切です。

生活上の注意

過労やストレスを避けて、無理のない生活をしましょう。脱水や痛み止めなどの薬剤にも注意しましょう。

当科の実績

当科ではCKDのステージ全般に対応できる医療体制を整えており、CKD初期の原因検索として重要な腎生検を年間60〜70例、またCKD末期に必要となる透析療法の導入を年間50〜60例実施、地域のかかりつけ医とも連携しながらCKDの治療に取り組んでいます。

「図2」は、当科で2012〜2014年に実施した腎生検の実績です。当科は南大阪医療圏で随一の症例数と経験を誇っています。

また、慢性糸球体腎炎の原因として最も多いIgA腎症が、本年度から難病指定を受けています。当科

2012年 腎生検内訳	
腎生検	症例数
IgA腎症	11
紫斑病性腎炎	2
糖尿病性腎症	10
膜性腎症	8
微小変化型ネフローゼ症候群	7
膜性増殖性糸球体腎炎	6
メサンジウム増殖性糸球体腎炎	6
腎硬化症	4
悪性腎硬化症	2
ANCA関連腎炎	4
IgG4関連腎炎	3
肥満関連腎症	2
間質性腎炎	1
MRSA関連腎炎	1
アミロイド腎症	1
その他	5
合計	73

2013年 腎生検内訳	
腎生検	症例数
IgA腎症	11
紫斑病性腎炎	3
糖尿病性腎症	9
膜性腎症	9
微小変化型ネフローゼ症候群	2
メサンジウム増殖性糸球体腎炎	7
腎硬化症	9
ANCA関連腎炎	6
IgG4関連腎炎	1
肥満関連腎炎	1
MRSA関連腎炎	1
ループス腎炎	2
血栓性微小血管症	1
溶連菌感染後糸球体腎炎	1
肉芽腫性間質性腎炎	1
その他	1
合計	65

2014年 腎生検内訳	
腎生検	症例数
IgA腎症	14
腎硬化症	11
膜性腎症	5
糖尿病性腎症	4
ANCA関連腎炎	4
微小変化型ネフローゼ症候群	3
管内増殖性腎炎	2
血栓性微小血管症	1
IgG4関連腎炎	1
アミロイド腎症	1
クリオグロブリン血症性血管炎	1
膜性増殖性糸球体腎炎	1
ループス腎炎	1
巣状分節性糸球体硬化症	1
尿細管間質性腎炎	1
急性尿細管壊死	1
その他	6
合計	58

図2 当科の腎生検の実績

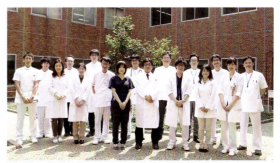

写真2 腎臓内科スタッフと近畿大学医学部学生

の難病指定医が書類を記載することで、医療費の減免を受けられる可能性もあり、相談に訪れる患者さんが増えています。遺伝性腎疾患の多発性嚢胞腎も2015年度から難病指定を受けるとともに、新しい治療薬が開発されています。これらの疾患を含め、腎臓病に関することなら（セカンドオピニオンを含めて）、まずはご相談ください。

診療科案内
腎臓内科

腎臓疾患ならびに高血圧性疾患を中心に診療を行っています。腎臓疾患に関しては、健康診断で指摘された尿所見異常（蛋白尿や血尿など）から、末期腎不全の治療管理まで、全ての腎臓疾患に対応しています。

このほか①糖尿病性腎症などの代謝疾患②全身性エリテマトーデスなどの自己免疫疾患③血管炎などの血管障害④骨髄腫瘍などの血液疾患⑤妊娠高血圧症候群など多くの疾患が腎臓障害に関与しており、これらに対しても関連する院内の診療科（循環器内科、心臓血管外科、泌尿器科、内分泌・代謝・糖尿病内科、神経内科、消化器内科、放射線科、耳鼻咽喉科など）と緊密な連携をとり、大学病院の特性を生かしながら診療にあたっています。

高血圧に関しては合併症のある高血圧や、二次性高血圧を含む難治性高血圧の診断と治療を得意としています。

毎週火曜に病棟スタッフとの入院患者に関するカンファレンス、木曜に腎生検、教授回診ならびに腎生検病理カンファレンス、金曜に透析患者の治療方針を検討する透析カンファレンスを行っています。その中で活発な討議を行うことで、質の高い医療を提供できるよう努力を続けています。

私たちは大阪府南部の基幹病院としての気概を持ち、地域に根付いた親身な医療を心掛けています。

なお、当院は日本腎臓学会、日本透析医学会および日本高血圧学会から教育施設としての認定を受けています。詳細は、当科のホームページをご覧ください。

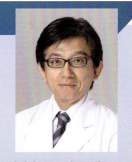

◆教授・診療部長／有馬秀二
◆准教授／谷山佳弘
◆講師／中谷嘉寿、兵頭俊武　松岡稔明
◆助教／高見勝弘、中野志仁　大西佐代子、井上裕紀、清水和幸　山本祥代

■腎臓内科ホームページ
検索　近畿大学　腎臓
と入力してください。

53 腎不全（急性・慢性）の透析治療
—病状に応じた適切な治療—

症例
70歳代前半、男性。十数年にわたり糖尿病、高血圧症の治療をかかりつけ医で受けてきました。3年前から蛋白尿を指摘され、腎臓の働きが徐々に低下していると言われました。最近、むくみや食欲不振を自覚するとともに、腎不全が進行し、透析療法が必要となりました。

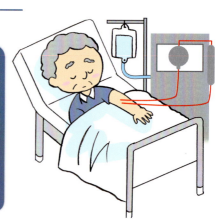

腎不全とは？

腎不全とは、さまざまな原因で腎臓の働きが低下した状態を言います。腎臓の働きを一言で言えば、体内の環境を一定に保つためバランスをとることです。その中には不要な老廃物、塩分やカリウムなどの電解質、体内で生成される酸あるいは余分な水分を尿として排泄することです。また、赤血球の生成に必要なホルモン（エリスロポエチン）の分泌、カルシウムやリンといったミネラルの調節も行っています。

従って、腎不全になると体内環境にいろんな異常が現れてきます。まず、塩分や水分の排泄が十分にできずに体内の水分（体液量）が増加していきます。体液量の過剰は高血圧、むくみの原因になります。体液量の過剰が高度になると、肺に水がたまる胸水や肺水腫を生じ呼吸困難が現れます。また、老廃物の蓄積で、倦怠感や食欲不振・吐き気などの症状を自覚するようになります。カリウムが蓄積した場合は、突然死をきたすような致死的不整脈が現れる恐れがあります。このほか、血液が過度に酸性になったり、貧血が進行したり、カルシウム・リンの異常に伴う骨の病変なども生じてきます。

以上のような腎不全で見られるさまざまな異常は、透析療法などの適切な治療が行われない限り、最終的には命を失うことになります。

急性腎不全と慢性腎不全

腎不全は発症の時間的な経過から、急性腎不全と慢性腎不全に分類されます。なお、最近では病気のとらえ方の変化で、急性腎不全を急性腎障害、慢性腎不全を慢性腎臓病と言い換えるようになっています。

急性腎不全は、数時間から数日間といった経過で急激に腎臓の働きが低下することを言います。その原因としては、急速進行性糸球体腎炎症候群のような腎臓そのものの病気以外にも多岐にわたり、高度の脱水、抗がん剤や抗生剤、ヨード造影剤、あるいは痛み止め（NSAIDs）などによる薬剤の副作用などがあります。また、心不全や急性膵炎、重症感染症、侵襲度の大きな手術後など、全身的に強いストレスがかかるような病態で、腎臓にもストレスがかかるため急性腎不全を引き起こすことがあります。急性腎不全は、原因の除去や基礎疾患の治療によって多くの場合、腎臓の働きは回復します。

従って急性腎不全については、速やかに診断し治療を開始することが重要です。

慢性腎不全は数か月から数年かかって徐々に腎臓

の働きが低下することを言います。慢性腎不全の原因も多岐にわたりますが、糖尿病や高血圧症といった生活習慣病を基礎疾患として生じるものが、最も高頻度にみられます。そのほかの原因として、慢性糸球体腎炎や遺伝性疾患の多発性囊胞腎などが挙げられます。

慢性腎不全の場合、残念ながら腎臓の働きを正常に回復させる治療法はありません。しかしながら、血糖や血圧のコントロール、貧血のコントロールなどの治療を行い、腎機能低下のスピードを遅らせることは可能になっています。

急性、慢性のいずれの腎不全でも、腎臓の働きが大幅に低下し、体内環境の破綻が生じた場合は、透析療法を行うことになります。当院では腎臓内科が腎不全の診療を担当し、病状に応じた適切な治療を提供しています。

腎不全に対する治療——腎代替療法

腎不全で生じるさまざまな異常を補正するためには、悪化した腎臓の働きを肩代わりする治療、つまり腎代替療法が必要となります。腎代替療法には血液透析や腹膜透析、腎移植があります。当院は、このいずれの治療法も行うことができます。また、総合病院である利点を生かし、関連する各診療科が密接に連携し診療にあたっています。

血液透析は、現在、国内で最も広く行われている透析療法です。血液透析では、血液を体外に取り出し、ダイアライザーと呼ばれる透析器（人工の膜）に通すことで、血液中の不要な老廃物や水分を取り除き、血液を浄化します。きれいになった血液は、再び体内に戻します。血液透析は、血管に針を刺して血液を連続的に取り出す必要があるため、前腕の動脈と静脈を皮下でつなぎ合わせ「シャント」と呼ばれる血流の豊富な血管を、あらかじめ手術によって作ります。通常、週3回、1回当たり4時間程度の透析が必要です。

当院では主に心臓血管外科でシャント手術を施行しており、血液透析の導入は腎臓内科で行っています。血液透析導入後、状態が落ち着いたところで近隣の

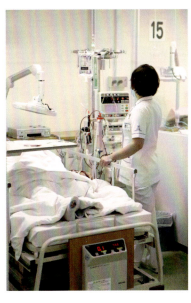

写真 当院での、入院治療による血液透析の様子

透析施設での維持透析を依頼しています。また、透析患者さんが当院に入院された場合は、腎臓内科および泌尿器科の透析担当医が診療に携わります。

腹膜透析は、内臓を覆っている「腹膜」を利用して血液をきれいにする透析療法です。お腹の中（腹腔内）に透析液を貯留すると、腹膜の毛細血管から血液中の老廃物や水分がゆっくりと染み出してきます。数時間ごとに透析液を交換することで、血液を浄化します。このためには、あらかじめ透析液を出し入れする管（腹膜還流用カテーテル）をお腹に植え込む手術が必要です。血液透析と比べ、透析開始後も腎機能を長く保つことができ、尿が出なくなる時期を遅らせることができるといわれています。このことが患者さんの寿命を伸ばすのに有効だという報告もあります。腹膜透析は在宅治療が基本となるため、月に1回程度の通院で治療を行うことが可能です。当院では腎臓内科が腹膜透析の診療にあたっています。

腎移植は、基本的に慢性腎不全について行われます。国内での治療成績は良好で、当院でも腎移植が可能な患者さんには積極的に勧めています。腎移植は腎臓の提供者（ドナー）が必要です。心臓や肺の移植とは異なり、脳死状態だけでなく心停止後に摘出された腎臓でも移植に用いることができます。移植後は免疫抑制剤を内服し続けることが必要ですが、移植腎がうまく機能すれば食事を含めた日常生活の制限が著しく緩和され、QOL（Quality of Life：生活の質）が向上します。透析を受けている患者さんに比べ、寿命が長くなることもあります。

当院では泌尿器科が腎移植の診療にあたっています。

54 ギラン・バレー症候群の治療
―全国トップレベルの診断、治療―

> **症例**
> 40歳代半ば、男性。1週間前に激しい下痢が始まり、2日ほどで収まりました。しかし2日前から、両手足の先にしびれ感が出てきて、昨日の夕方から両手足に力が入りにくくなり、今朝から歩けなくなりました。かかりつけ医を受診し、ギラン・バレー症候群の疑いがあると言われ、当科に紹介されました。

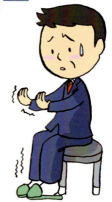

ギラン・バレー症候群とは？

末梢神経の障害で、急に手や足に力が入らなくなる病気です。手足のしびれ感を感じることもしばしばあります。人口10万人当たり年間約1～2人がかかるというまれな病気で、子どもから老人まで、どの年齢でもかかり、男性にやや多い病気です。神経症状が出てくる1～2週間前に、風邪を引いたり下痢が起きるなどの感染症状があることが多いです。症状は2～4週間以内に最も重くなり、それ以後に悪化することはありません。ピーク時の症状の程度はさまざまですが、症状が重い場合には寝たきりの状態になり、呼吸ができなくなることもあります。

この病気は、本来は自分を守るためにある「免疫」という仕組みが異常となり、自分の神経を攻撃するために起こるものです。症状が出てきた頃に、約60％の患者さんの血液中に、末梢神経の細胞表面にある「糖脂質」という物質の抗体が検出されます。

この抗体が、自分の神経を攻撃してこの病気が発症すると考えられています。神経症状が現れる前の感染を引き起こす病原体が、糖脂質に似た構造を持っていて、その病原体に対する防御反応の結果として作り出された抗体が、糖脂質を持つ神経細胞を攻撃して病気が発症するという説が有力です（図1）。またそれ以外に、リンパ球などの細胞成分やサイトカインなどの抗体以外の成分も発症にかかわっていると考えられます。

図1 ギラン・バレー症候群発症の仕組み
感染を起こす病原体の表面に糖脂質に似た構造（糖鎖）があり、それを攻撃する抗体ができます。その抗体が糖脂質を持つ末梢神経を攻撃するために末梢神経に障害が起きます

ギラン・バレー症候群の診断

この病気の診断は、前に述べたような典型的な経過や症状の内容、診察の結果などから診断が可能です。手足にしびれを感じ、動かせなくなるのが主な症状ですが、それ以外に顔や目を動かす筋肉に力が入らなくなったり、うまくしゃべれなくなったり、

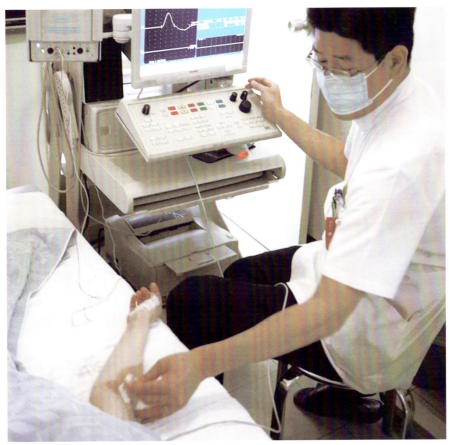

写真1　右腕の神経の伝導検査

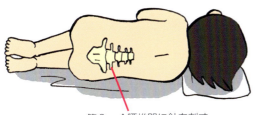

第3、4腰椎間に針を刺す

図2　脳脊髄液検査
患者さんは横向きになり、腰背部から針を刺して脳脊髄液をとります

飲み込みができなくなったりすることもあります。

また血圧変動や脈拍異常などの自律神経の障害もみられることがあります。診察では、ハンマーを使って腱をたたいたときの反射が出なくなります。

検査は、神経を刺激して筋の反応をみる神経伝導検査（写真1）、脳脊髄液検査（図2）とともに、糖脂質抗体検査を行います。糖脂質抗体検査は研究開発途上の検査で、幾つかは検査会社でもできますが、当院でしかできないものも数多くあり、全国の病院から当科に多くの検査依頼がきています（月間200～300件、写真2）。

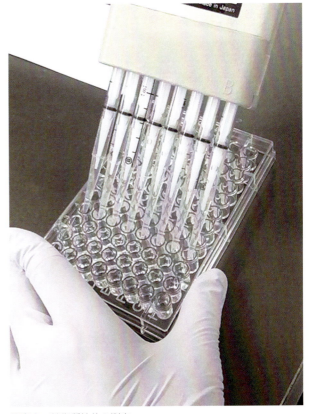

写真2　糖脂質抗体の測定

ギラン・バレー症候群の治療とその後の経過

　診断がついたらなるべく早く、血漿交換療法（写真3）または免疫グロブリン大量療法を行います。これによって、症状の程度が軽くなり早く回復するのです。症状のピーク時には人工呼吸器が必要となる場合もあり、また自律神経障害が強いときには血圧などの全身管理が重要になります。感染や血栓症などについても予防や対応が必要です。またピークを過ぎたときには、リハビリテーションで機能を回復することも大切になります。

　症状は1か月以内にはピークとなり、その後、次第に回復していき、6〜12か月で多くの患者さんは、以前とほぼ同じ生活ができるようになります。しかし、約20％に後遺症が残ると報告されています。亡くなられる方は、欧米からの報告では約5％ですが、国内の研究班の調査では1％未満という結果が出ています。

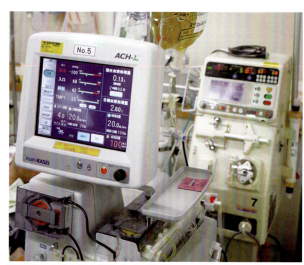

写真3 血漿交換を行うための装置

診療科案内
神経内科

　当科は、手足などの麻痺や感覚の鈍さ、ふらつき、ふるえ、けいれん、意識障害、頭痛などの訴えがある患者さんの診断と治療を進めていく部署です。脳血管障害、片頭痛、てんかん、認知症などの頻度の高い疾患から、まれな神経難病に至るまで、あらゆる神経疾患を対象にしています。心の病は心療内科やメンタルヘルス科が担当します。

　当科では、ギラン・バレー症候群、多発性硬化症、重症筋無力症などの免疫性神経疾患、パーキンソン病、筋萎縮性側索硬化症（ALS）、脊髄小脳変性症などの神経変性疾患、髄膜炎や脳炎などの神経感染症などの研究を積極的に行っており、病態解明、診断方法や新規治療法の開発、診断基準の作成などの実績があり、国内外から高い評価を得ています。特にギラン・バレー症候群をはじめとする免疫性末梢神経疾患や多発性硬化症の診断と治療はトップレベルの実績があります。新規治療薬については、ほとんどの神経疾患の治験を扱っています。

　顔面痙攣、痙性斜頸などに対しては、ボツリヌス注射を使った治療を高田医師が行っています。

　検査は、一般的なCTやMRI以外に、アイソトープ、脳波、筋電図、神経伝導検査、頸部血管エコー、神経・筋生検などを行っています。免疫性神経疾患の診断に有効な自己抗体の測定や、遺伝性神経疾患の診断に有効な遺伝子検査は、当科研究室で行っています。

　遺伝子検査は、遺伝子診断専門医である西郷医師による遺伝子カウンセリングを受けることも可能

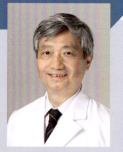

◆教授・診療部長／楠　進
◆准教授／三井良之、宮本勝一
◆講師／鈴木秀和、桑原　基　濱田征宏、寒川　真　ほか

です。

　なお、脳卒中（脳梗塞、脳出血）の急性期については脳卒中センターと、また、パーキンソン病の深部脳刺激（DBS）、外科的治療が必要な難治性てんかん、痙縮に対するバクロフェン髄注療法（ITB）などは、脳神経外科と共同で治療を行います。

55 パーキンソン病の治療
―オーダーメイド治療を重視―

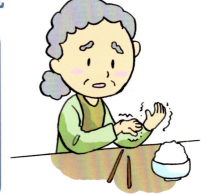

症例 60歳代前半、女性。半年前からの右手のふるえを友人に指摘されました。徐々に箸を持ちにくい、文字が書きにくいと感じ始め、動作が鈍くなってきたように思いました。娘さんに促され、かかりつけ医の紹介で当科を受診しました。

パーキンソン病とは？

パーキンソン病とは、1817年にイギリス人の医師ジェームス・パーキンソンによって、初めて報告された神経変性疾患です。脳の中の中脳黒質という部位にあるドパミンを産み出す神経細胞が減少することで、神経と神経の連絡が円滑にできなくなり、ふるえ、筋肉や関節のこわばり、動作が鈍くなる、などの症状が現れます。かつては、比較的まれな病気と考えられていましたが、高齢化社会の到来とともに有病率は上昇し、現在は、人口10万人当たり150～200人の患者さんがいるものと考えられています。

パーキンソン病の症状

従来、パーキンソン病は振戦（ふるえ）、筋強剛、動作緩慢などの運動機能障害が中心だと考えられていました。運動機能が改善しても、患者さんのQOL（Quality of Life：生活の質）を悪化する症状があり、最近はそれを非運動症状と呼び、注意深く対応することが重要だと認識されています（図）。

①運動症状

振戦や筋強剛、動作緩慢、姿勢反射障害がよく現れる症状です。ふるえは安静時に現れるのが特徴で、ほかの動作をするなど気持ちを逸らすと目立ってきます。筋強剛は関節の硬さ、ぎこちなさとして現れ、関節を他動的に動かすと、歯車のようにがくがくと抵抗を感じます。また、動作が鈍くなり、姿勢が保てなくなって、少しの衝撃で転んだりします。

②非運動症状

近年、パーキンソン病のQOLを悪くする症状として注目されています。嗅覚障害、睡眠障害（悪夢をみたり、記憶のないまま勝手に行動してしまうREM睡眠行動異常症）、便秘、起立性低血圧などの

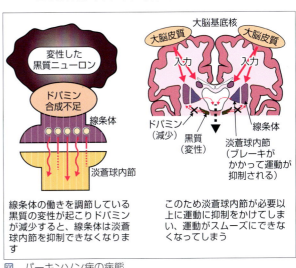

図　パーキンソン病の病態

自律神経症状、認知機能障害などです。最近の研究で、嗅覚障害や睡眠障害は早期診断に役立つことが分かってきました。また、認知機能障害については、レビー小体型認知症との関連が注目されています。

従来、進行期や高齢のパーキンソン病患者さんは、幻覚症状（ひもがヘビのように見える、猫や犬が勝手に上がり込む、亡くなった人が訪ねてきたように見える）など、現実感のある幻視が起こりやすいことが知られていました。しかし、幻覚は、服薬している薬の影響もありますが、疾患そのものでも生じてくることが分かってきました。非運動症状は全ての患者さんに現れるわけではありませんが、症状の進行期に目立つことが多く、介護の問題ともかかわる重要な症状です。

パーキンソン病の診断

基本は問診と診察です。問診と神経学的診察によって、かなりの部分、パーキンソン病は診断できます。最も問題となるのは、パーキンソン病そっくりの症状でも別の病気だという場合で、これをパーキンソン症候群と呼びます（パーキンソン病も含めてパーキンソン症候群と呼ぶ場合もある）。パーキンソン症候群として挙げられるのは、薬剤性パーキンソン症候群、脳血管性パーキンソン症候群、正常圧水頭症、多系統萎縮症、進行性核上性麻痺、大脳皮質基底核変性症などです。これらを精密に診断するためには、頭部MRI検査、アイソトープ検査を行います。

特に、近年のアイソトープ検査の発達はめざましく、MIBG心筋シンチ（心臓の検査が役立ちます）、DATスキャン検査などで、より正確な診断が可能になりました。ただ、正確な診断を行うには、今でも丁寧な問診と神経診察が最も重要であることに変わりはありません。例えば、薬剤性パーキンソン症候群では、原因となっている薬物を中止するだけで症状が改善することもあり、どんな薬を服用しているかという問診は重要です。正確な診断によって、別の治療法が有効なことが分かるケースもあります。

パーキンソン病の治療

最も根本的な治療は、失われた神経細胞が復活して、再びドパミンを産み出すことができるようになることです。ノーベル賞に輝いたiPS細胞の研究が応用できることが期待されていますが、現時点で確立したものはありません。一方、足りなくなったドパミンを補う治療については、さまざまな薬があります。また、一部の患者さんでは脳深部刺激術という手術療法が効果につながる場合もあります。

次にパーキンソン病で使う薬、治療法を紹介しますが、担当医と相談して、患者さん一人ひとりにとって、最適な内容、投与量を決めていく「オーダーメイド」の治療が重要です。

代表的な治療薬／レボドパ（マドパ、ネオドパストンなど）、ドパミン作動薬（ミラペックス、レキップ、ニュープロ、ペルマックス、カバサールなど）、塩酸アマンタジン（シンメトレルなど）、MAO-B阻害薬（エフピー）、COMT阻害薬（コムタン）、レボドパ＋COMT阻害薬（スタレボ）抗コリン薬（アーテン）、そのほか（トレリーフ、ノウリアスト、ドプスなど）

パーキンソン病と指定難病

パーキンソン病は難病法に基づく指定難病なので、患者さんの重症度、所得に応じた援助を受けることができます。指定難病の認定を受けるには、居住地域を管轄している保健所に申請します。このほか、介護保険を使った各種サービスの利用、身体障害者手帳交付も可能です。詳しいことは、担当医または患者支援センターにお問い合わせください。

■神経内科ホームページ
検索　近畿大学　神経
と入力してください。

56 脳梗塞の治療
―薬と外科手術を組み合わせた治療―

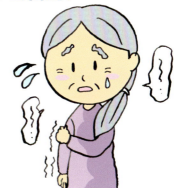

症例
60歳代後半、女性。突然の右片マヒ、失語症で救急搬送されました。心房細動を認め、MRIで左半球の梗塞と左内頸動脈閉塞と分かりました。発症後4.5時間を経過しており、脳カテーテル治療を行いました。血栓回収機材で再開通が得られ、症状は消失し、後遺症はなく退院しました。

脳梗塞とは？

　脳の血管が血栓で塞がることで、脳細胞へ酸素や栄養が行かなくなり、脳組織が死に至る病気です。脳梗塞は脳卒中の75％を占めています（そのほかに脳内出血、クモ膜下出血があります）。脳卒中は寝たきりになる病気の第1位です。従って、脳卒中の予防と治療は非常に重要と考えています。

　脳梗塞は主に①アテローム血栓性脳梗塞②ラクナ梗塞③心原性脳塞栓症の3つの病型に分類されます。

　アテローム血栓性脳梗塞は、脳に行く太い血管の動脈硬化が原因で、そこに血栓（血の塊）が作られることで生じる脳梗塞です。ラクナ梗塞は脳の中の非常に細い血管が詰まることで生じます。心原性脳塞栓症は心臓の病気（特に心房細動という不整脈）が原因で心臓の中で血栓ができ、その血栓が脳の血管を塞ぐことによって生じる脳梗塞です。

症状と画像検査で確定・診断

　脳梗塞の診断は、患者さんの症状と画像検査で確定します。脳梗塞の代表的な症状は、手足の脱力、動かない（麻痺）、半身のしびれ、言葉が出てこない（失語）、ろれつが回らない（構音障害）、物が二重に見えるなどです。また、このような症状が一時的に起こり、すぐに消失することがあります。これは一過性脳虚血発作といって脳梗塞を引き起こす前ぶれです。症状が良くなったとしても必ず医師の診察を受けてください。

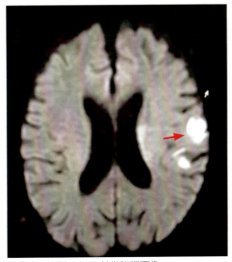

画像1 症例のMRI拡散強調画像
白い部分が左半球の脳梗塞

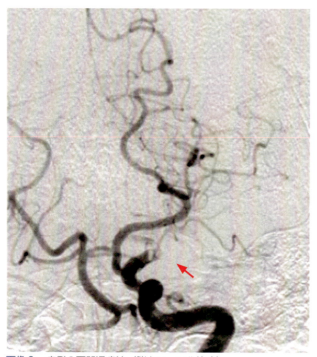
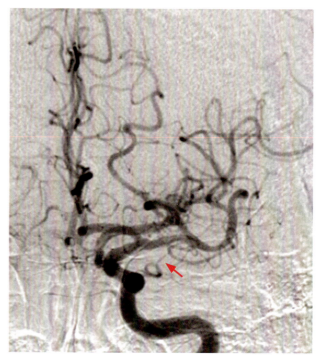

画像2　症例の再開通療法（脳カテーテル治療）
治療前は矢印の部分で閉塞しています（左）。治療後は血管が開通しています（右）

　頭部CT、頭部MRIは脳を何枚かに断層（輪切り）するものです。CTは放射線を使用しますが、簡便で短時間で検査結果が得られます。MRIは磁場を発生させて検査するため時間がかかりますが、より詳しい診断を得ることができます。MRIの中で拡散強調画像は脳梗塞の検出に優れ、より早い診断ができます。MRIは同時に血管評価（MRA）を行うこともできます（画像1）。

　脳血管造影検査は、カテーテルと呼ばれる細い管を足の付け根の血管から挿入して造影剤を流入し、血管を直接写します。

　脳血流検査は、脳への血流がどのくらい流れているかを画像化して診断するものです。

脳梗塞の外科手術

　脳梗塞の治療は時間との勝負です。発症4.5時間以内（超急性期）に治療が開始できる患者さんで適応基準を満たしていれば、組織プラスミノーゲンアクチベーターを使った経静脈的血栓溶解療法（t-PA静注療法）を行います。脳梗塞の急性期ならびに慢性期には抗血小板薬や抗凝固薬の内服療法で再発予防に努めます。

　ただ、超急性期に静注療法ができなかった患者さんや内服治療で脳梗塞の再発を防ぐことができない患者さんに対して外科手術を行います。

再開通療法（カテーテル治療）

　t-PA静注療法で効果がない、あるいは静注療法の適応とならなかった場合で、発症から8時間以内の患者さんが適応となります。血管の中に血栓を回収する機材を入れて血栓を取り除きます（画像2）。

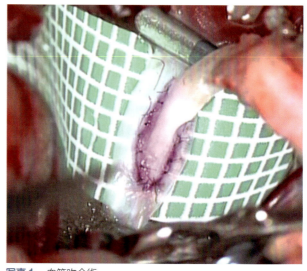

写真1　血管吻合術
頭皮の血管を脳表の血管と吻合したところ

血管吻合術（バイパス術）

詰まった脳血管の先の血管に頭皮を走る血管をはがしてつなぐ手術です。つないだ血管から血流が新たに確保できるため、脳梗塞の再発を抑えることができます (写真1)。

頸部内頸動脈内膜剥離術

頸部の内頸動脈に狭窄がある場合、動脈硬化で厚くなった壁（内膜）をくり抜く手術です。脳梗塞の原因となる病巣を取り除くことで再発を抑制します (写真2)。

頸動脈ステント留置術（カテーテル治療）

金属製のメッシュ状の筒を狭窄部に留置して広げる治療です。脳梗塞の原因となる病巣を金属で覆って広げることで再発を抑えます (画像3)。

脳梗塞の治療には、薬と外科手術をうまく組み合わせて患者さんの状態に応じた治療を行います。当科は脳卒中センターとともに24時間体制で脳卒中治療を行っています。手足の脱力・麻痺、半身のしびれ、言葉が出ない、口がもつれるといった症状が現れた場合はすみやかに脳神経外科を受診してください。

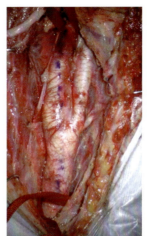
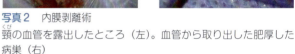

写真2 内膜剥離術
頸の血管を露出したところ（左）。血管から取り出した肥厚した病巣（右）

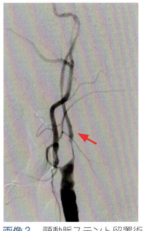
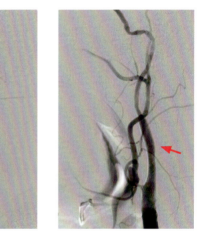

画像3 頸動脈ステント留置術
治療前は血管が非常に細い状態（左）。治療後はステントで血管が広がっています（右）

診療科案内

脳神経外科

脳神経外科は脳、脊髄、末梢神経など、神経系全般の病気のうち、特に手術治療と関係するものを扱います。従って、その対象は、脳卒中や神経外傷など身近な病気をはじめ、脳腫瘍、脊髄疾患、てんかん、不随意運動など広い範囲にわたります。

そのため医師は、日本脳神経外科学会専門医だけでなく、脳血管内治療医やてんかん専門医など、高度な資格を取得しており、専門領域ごとにグループ診療を実践しています（機能系／加藤、中野、腫瘍系／泉本、奥田、血管系／眞田、布川、中川、辻）。

特に私たちは「ハイテクを医療に活かす」をモットーに、脳血管内手術、神経内視鏡手術、手術ナビゲータ、画像誘導手術、難治てんかん手術、不随意運動手術、痙縮手術、ボツリヌス毒素治療など、最先端治療を研究・開発し、実用化してきました。患者さんの負担を少なくし、治療後、いち早く生活に復帰できることが重要なポイントです。

■脳神経外科ホームページ
検索 近畿大学 脳神経
と入力してください。

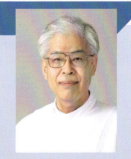

◆教授・診療部長／加藤天美
◆准教授／泉本修一
◆講師／中野直樹、眞田寧皓　中川修宏
◆医学部講師／布川知史　久保田 尚、奥田武司、辻 潔　ほか

57 てんかんの治療
―西日本有数の手術実績―

症例
20歳、男性。幼少期に何回か熱性痙攣（ねっせいけいれん）を起したことがあります。10歳のとき、授業中に突然ボーっとすることが時々あり、11歳のときにけいれん発作を起こしたことから小児科を受診しました。「てんかん」と診断され、抗てんかん剤を服用しましたが、発作が月に1回程度ありました。18歳のとき、自転車で走行中、意識消失発作のため転倒して頭を打ち、当院を紹介され、脳波、頭部MRI検査で「海馬硬化を伴う内側側頭葉てんかん」と診断されました。投薬治療では効果が望めず、手術を受け、手術後に発作は消失し、就職されています。

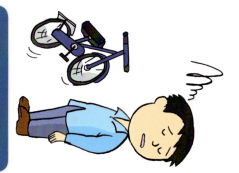

てんかんとは？

てんかんとは、脳の神経細胞が異常に興奮し、それが広がって、さまざまな神経症状を引き起こす「(てんかん) 発作」を反復するものとされています。特に、脳の一部分が異常活動し、これが引き金となって、てんかん発作が起こる場合、その部分を「てんかん焦点」と呼びます。

神経細胞の興奮の結果、脳の機能が障害され、体の強直やけいれん、脱力、異常感覚、記憶障害などとともに発作が広がると、もうろう状態になり、意識を失います。発作はおおむね数秒から数分続き、発作後の症状が残ることもありますが、回復すると平常通りの生活に戻ることができます。

てんかん発作が抑えられず、慢性化すると、脳の機能障害が起きます。特に、小児のてんかんは脳の発達に重大な影響を及ぼし、3分の1の患者さんに精神・発育・学習の遅れが生じ、重度の場合には脳機能が低下し、発達が見込めなくなります。成人でも記憶障害、認知障害、精神障害、運動障害といった神経症状を伴うことがあり、発作だけでなくこれらの脳機能障害のため、就労に支障をきたすことが問題となっています。

てんかんは最も頻度が高い神経疾患の1つで、生涯を通じて1回でも発作を経験する人は人口の約10％、2回以上は人口の約4％と言われています。頻繁に発作が起き、「てんかん」と診断される患者さんは約1％です。従って、国内で約100万人のてんかん患者さんがいることになります。

てんかんの薬物治療と難治てんかん

てんかん治療の原則は、抗てんかん薬による薬物治療です。発作型、あるいは病態に応じた薬があり、正しい診断に基づいた最適な抗てんかん薬による治療を受けることが大切です。

しかし、薬物治療を尽くしてもてんかん発作が続くときは「難治てんかん」と診断します。一般的には2種類以上の抗てんかん薬を2年間以上試みた後も発作が続く場合をいいます。てんかん患者さんの60％は薬物治療で発作が消失し、20％程度は発作が4分の1以下に減少します。

従って、薬物治療を受けるてんかん患者さんの約20％が難治てんかんとなります。発作によって日常生活への支障が大きい場合は、外科治療を検討した方がよいでしょう。最近の手術成績は非常に良好で、難治性てんかんの10～20％は手術が有効と

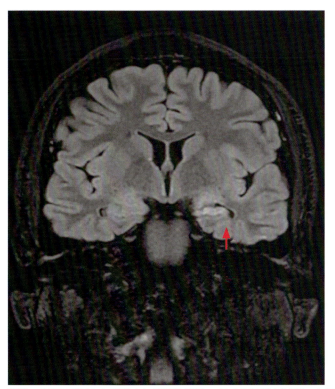 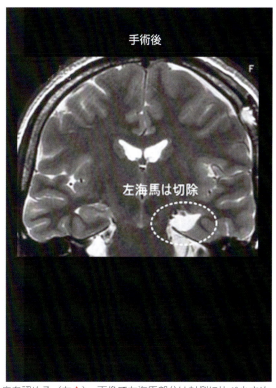

画像 症例に提示した患者さんの頭部 MRI － FLAIR 画像冠状断：左海馬硬化症を認める（左↑）。画像で左海馬部分は対側に比べ小さめで色調が違います。手術後、同じ部分は摘出しました（右）

考えられています。特に小児では、精神・身体発達遅滞を避けるため、手術で治るてんかんかどうか、見定める必要があります。

また「内側側頭葉てんかん」など難治てんかんの種類によっては、手術が奏功することが知られており、このような場合は、薬物療法にこだわって時期を逸することなく、手術治療を行うことをお勧めします（画像）。

てんかん外科治療と、その優れた効果

てんかんは、それだけでは直接生命にかかわることはまれです。しかし、難治てんかんは、特に乳幼児や小児では重度の精神発育遅滞をきたし、人生に与える影響は計り知れません。成人でも就労や運転、妊娠など社会生活において、さまざまな制限が生じ、QOL（Quality of Life：生活の質）が損なわれます。薬の副作用や定期的に服用することの煩わしさも問題点です。

近年、頭蓋内電極法や脳磁図（MEG）など、診断方法も治療技術も飛躍的な進歩によって、外科治療の効果と安全性が向上し、有力なてんかん治療手段として認識されてきています。

手術が勧められるかどうかは、単に手術によっててんかん発作を抑制できるかどうかだけでなく、手術による脳機能障害や合併症、手術をしない場合の予想される経過、薬の副作用、さらに患者さんがおかれている社会的背景などを総合的に判断し、手術治療の利益が薬物治療、あるいは手術の合併症の不利益を上回ることが予想される場合に限られます。特に小児の場合、発達や脳の可塑性（脳が元にもどる力）が重要です。

例えば、大脳半球切除術後でも、正常な精神運動発達が得られるならば、障害をきたすような手術でも、早期に発作を抑制できれば脳機能を再生させ、手術による損失を埋め合わせることができるという可能性を示しています。

手術治療が有効なてんかんとして、内側側頭葉てんかん、皮質形成異常、脳腫瘍、脳萎縮や瘢痕、片側脳形成不全（片側巨脳症）、スタージ・ウエーバー

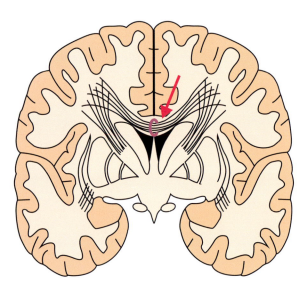

図1 脳梁は脳室の天井を走る左右の大脳半球をつなぐ大きな神経繊維の束です。（↓）脳梁離断術は、その部分を切断することで、左右同期性てんかん波が遮断され、てんかんを防ぐことになります

症候群、結節性硬化症、ラスムッセン脳炎、強直発作、脱力発作、間代発作、強直間代発作など突然転倒して重度の外傷や事故をきたす危険な転倒する発作（矢立発作）などが挙げられています。

手術法はてんかんの源（てんかん焦点）を取ってしまう「切除外科」と、神経繊維を切ててんかんが広がらないようにする「遮断外科」に分かれます。代表的な手術術式は、皮質焦点切除術／病巣切除術、側頭葉切除術、MST（軟膜下皮質多切術）、脳梁離断術（図1）、大脳半球離断術があります。手術による合併症を防ぎ、最大の効果を得るため、それぞれの方法を単独、あるいは組み合せて治療します。

また、近年、迷走神経刺激療法（VNS）が承認され、開頭手術が無理な患者さんでも発作を半分くらいに緩和することが可能となりました。VNSは頭の手術でなく、電気刺激発生装置（ジェネレーター）を胸部に埋め込み、そこからリード線を延ばして頸部の迷走神経に巻き付けます（図2）。迷走神経は脳の深部を活性化する働きがあり「脳のペースメーカー」ともいわれています。この治療は当院では対応可能ですが、対応できる施設は限定されています。

正しい診断のもとで行われた手術は非常に優れており、およそ70％の患者さんで発作が消失、あるいは激減しています。特に、内側側頭葉てんかんでは約70％の患者さんで発作が消失し、後の患者さんも発作が激減しています。

当科は難治てんかん患者さんを対象に、幅広くてんかん外科治療を行っています。てんかん外科に関しては西日本で屈指の手術実績を持っています。難治てんかんで、手術治療を考える場合、かかりつけ主治医からの診療データ（紹介状、MRI、脳波など）とともに、患者支援センターを通して外来予約してもらうシステムをご案内しています。

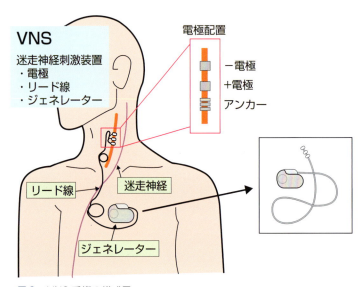

図2 VNS手術の模式図
電気刺激発生装置（ジェネレーター）を胸部に埋め込み、そこからリード線を延ばして頸部の迷走神経に巻き付けます。迷走神経は脳の深部を活性化する働きがあり「脳のペースメーカー」ともいわれています

58 脳腫瘍の治療
―内視鏡を駆使した体にやさしい手術―

> **症例**
> 50歳代前半、女性。1か月前から右足を軽く引きずるようになり、自宅で右足が小刻みに勝手に動くけいれん発作があり、意識がもうろうとしました。救急車で病院に運ばれました。発作はすぐ止まるものの右手足の動きが弱く、頭部CTで脳の左側に脳腫瘍が疑われ当院に紹介されました。

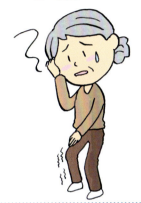

脳腫瘍とは？

　頭蓋内に発生する腫瘍を言いますが、頭蓋内にあるあらゆる組織から発生し、細かく病理学的に分類すると150以上の種類になります。全てががんのように悪性ではなく、良性として扱われるものもあります。しかし、脳腫瘍で良性と分類されるものでも、ほかの臓器の悪性腫瘍と同じような経過をたどるものもあり、臨床経過や画像、手術所見、病理診断、遺伝子診断などで総合的に腫瘍を見極め、専門性を持って、治療戦略を練る必要があります。

　頭蓋内に発生する腫瘍で最も多いものは、髄膜腫と神経膠腫（グリオーマ）で、それぞれほぼ4分の1を占めます。さらに下垂体腺腫、神経鞘腫の順になります。これらはさらに細かく分類され、手術を含めた「治療戦略」が大きく異なり、その治療効果も違ってきます。逆に、髄膜腫などは近年MRIの普及や健康への関心が増え、無症候性のものが増加し経過観察して、様子を見るべきものもあります。

　おおまかに神経膠腫に代表される脳実質から発生する腫瘍は悪性（浸潤性）が多く、一方、髄膜腫や下垂体腺腫、神経鞘腫に代表される脳実質外から発生する腫瘍は良性が多い傾向があります。他臓器のがんから脳にくる転移性脳腫瘍も頻度の高い脳腫瘍になりますが、原因は肺がんが一番多く、次いで乳がんになります。

　また、小児期（15歳未満）でも脳腫瘍は発生しますが、多い腫瘍は星細胞腫、胚細胞性腫瘍、髄芽腫、頭蓋咽頭腫、上衣腫などで、成人のそれとは異なった種類が多く特徴があり、治療法も異なります。

脳腫瘍の診断と治療

症状――けいれん発作が起こることも

　脳は頭蓋骨に囲まれた閉鎖腔になるため、一定の体積を占める病変があると頭蓋内圧亢進症状が出ます。また腫瘍ができた部位によって、脳の圧排や破壊により機能の欠落症状：局所症状（巣症状）が起こります。そのほか、腫瘍によって刺激症状としてのけいれん発作や、腫瘍が髄液の流れを止め、その結果、水頭症が起こることがあります。

脳圧亢進症状――頭痛・嘔気/嘔吐・うっ血乳頭など

　3徴候として、頭痛・嘔気/嘔吐・うっ血乳頭（眼底の変化で、長期になると視力が低下）があります。けいれん発作では、腫瘍のある側の反対側の手足が意志に反して動き、意識消失を伴うことがあります。大脳半球症状の約3分の1はけいれん発作が初発症

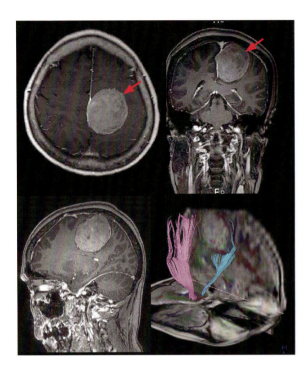
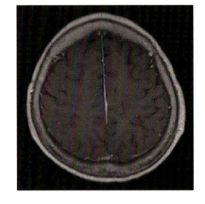

画像1 症例「左大脳鎌髄膜腫」に提示した50歳代前半の女性です。画像の左にMRI造影画像3方向で撮影された腫瘍（←）と、カラー部分でファイバートラッキング技術で撮影した左右の錐体路（脳内の運動神経の走行）を示しています。これらによって腫瘍は運動神経の後方にあることを確認し、術中ナビゲーション装置で位置の確認をしながら手術を行いました。新たな症状はなく、腫瘍は全て摘出できました（右）

状です。局所症状（巣症状）は脳腫瘍の発生部位に応じて、いろいろな症状が出ることを言います。

例えば、前頭葉前部では注意力や集中力の障害、前頭葉後部では片麻痺や失語（言葉が出にくくなる／右利きの場合は左側の前頭葉障害）、左の側頭葉では失語（言葉が分かりにくくなる／右利きの場合は左側の側頭葉障害）、後頭葉では反対側の半盲（視野が半分欠ける）、小脳テントから下の腫瘍では、髄液の通過障害をきたし、水頭症で脳圧亢進症状が現れることがあります。

検査——CTで90％以上診断できる

CT検査で90％以上の確率で脳腫瘍の部位診断が可能です。撮影は短時間で済みます。MRI検査で詳細な画像を得ることができ、造影剤を加えることもあり、脳腫瘍の診断には必須です。放射線の被曝はありません。脳血管撮影を行えば、血管の豊富な腫瘍なのか、手術で腫瘍に到達する場合に重要な血管は損傷しないかなど、治療の安全性向上のため、多くの情報が得られます。SPECTやPETは、放射性同位元素を利用して、腫瘍の悪性度の指標や治療効果の判定に使用します。さらに神経心理検査を行うことで、腫瘍による注意力障害や失語症、記銘力障害（物忘れ）などを客観的に評価できます。

治療——安全で体に負担の少ない手術

より安全な手術、より摘出度が高い手術、より体への負担が少ない手術をめざしています。腫瘍の部位によって手術体位、皮膚切開、開頭の位置、腫瘍への接近法が異なります。脳腫瘍に対する脳神経外科手術として、開頭術、穿頭術、経蝶形骨洞手術、神経内視鏡手術、脳室腹腔短絡術などがあり、戦略的に摘出や安全を高める機器として、ニューロナビゲーション、蛍光標識誘導手、ファイバートラッキング、覚醒下手術、術中電気生理学的解析などを使っています（画像1）。

術後は、放射線治療が必要な場合があります。当院は放射線治療科で強度変調放射線治療（IMRT）を行い、必要な範囲に高線量、離れた部位は照射量を軽減し、高次機能障害や皮膚障害、視神経、聴力の障害を減らすことができます。化学療法として、悪性神経膠腫にはテモゾロミド内服、さらにアバスチン点滴、ギリアデル術中使用があります。悪性リンパ腫、胚細胞腫や髄芽腫では、それぞれに応じた薬剤が選ばれます。選定については、患者さんや家族へ説明の上で当院倫理委員会（IRB）承認の多施設、あるいは単施設の臨床試験に参加してもらうことがあります。

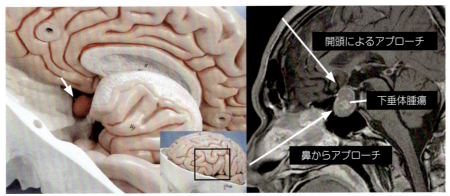

画像2 脳模型による下垂体イメージ（→）と、下垂体腫瘍に到達する術式による経路の違いを示します

内視鏡を駆使した安全確実な手術——内視鏡下経鼻的脳下垂体腫瘍摘出術

　脳下垂体にはさまざまな種類の腫瘍が発生します。下垂体腺腫が約70％と最も多く、そのほかに頭蓋咽頭腫や髄膜腫などが挙げられます。下垂体は解剖学的には最も脳の深い部位に位置し（画像2左）、この部位に発生する腫瘍の症状は、主にホルモンの分泌異常症状（過剰または低下）と眼症状（視野異常や視力低下など）の2つがあります。この部位の腫瘍に対するアプローチ方法は開頭による方法と鼻を経由した方法があります（画像2）。

　脳に直接触れることなく、腫瘍摘出が可能で鼻からアプローチする経鼻法を主に選択します。特に近年では内視鏡手術が発展し、当科は、大部分の下垂体腫瘍に対して経鼻法による内視鏡下での腫瘍摘出術（正式名称／内視鏡下経鼻的脳下垂体腫瘍摘出術）を行っています。直径4mmの内視鏡を使用して、鼻の入口から約10cmほど奥にある腫瘍へアプローチします（写真、画像3）。

　この手術法の利点は、鼻の奥にある粘膜を切開して腫瘍にアプローチするため、外見上で確認できる傷口はありません。特殊な技術、機器を必要としますが、より侵襲の低い（体に負担の少ない）手術として注目されています。完全に回復した症例の画像を示します（画像4）。

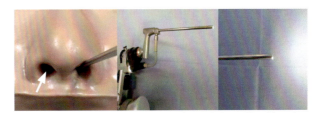

写真 模型を使った経鼻法のイメージと、実際の手術で使用する内視鏡を示します

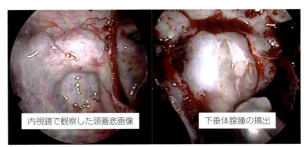

画像3 実際の手術中の内視鏡画像

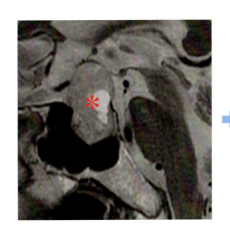
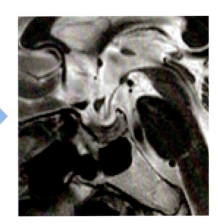

画像4 60歳代女性の下垂体腺腫（ホルモン非産生）
眼症状にて発見された大きな下垂体腺腫（＊）。内視鏡下経鼻的脳下垂体腫瘍摘出術を行い、腫瘍は全て摘出、眼症状も完全回復しました

59 脳卒中の治療
―安心・安全・あたたかい医療の提供―

症例 70歳代前半、男性。高血圧で治療中。起きて新聞を取りに行こうと玄関を出たらだんだん右足が重くなり引きずって歩き、右手でうまく新聞が持てませんでした。妻に、このことを伝えようとしたが、言葉がもつれて言えず、すぐ119番をして救急車を呼びました。

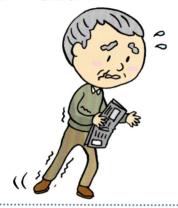

脳卒中 ――いろいろな症状を起こす

脳卒中とは「脳が卒然と中る」病です。脳の血管が詰まり脳組織が死んでしまう脳梗塞と、血管が破れ脳が傷む脳出血があります。脳は、部位によって手足を動かしたり、感じたり、見て聞いて話をしたりする役割分担をしています。その脳は、脳血管からの血液で養われており、詰まったり切れたりすると、すぐさまエネルギー不足に陥り、治療しないと脳が破壊されて、その役割を果たすことができなくなります。意識を失って、倒れたり、手や足などの麻痺、言語や視野に障害を起こします。

脳は一度傷を受けると回復する力が弱く、治療が遅れると症状が続く後遺症を残します。そのため、できるだけ早く治療をして、詰まった血管を再び流れるようにしたり、出血を食い止める治療が不可欠です。「時は脳なり、時間との勝負」といわれています。

次のような症状が家族や周りの人に急に出てきたら、すぐに横に寝かせてください。顔（F／face）の麻痺、腕（A／arm）の麻痺、言語障害（S／speech）があるかを観察してください。そして、いつから症状が出たか時間（T／time）を見て、救急車を呼んでください。

また、たとえ数分から1時間以内に症状がなくなっても、これが一過性脳虚血発作と呼ばれる重大な脳卒中の前触れです。その日のうちに、かかりつけ医や専門医療機関の受診をお勧めます。脳卒中を疑った場合は、急いで行動してください（英語の頭文字をとって、Act F.A.S.T. キャンペーンも行われています）。

Face（顔）／口や顔の片方がゆがむ
Arm（腕）／片方の手や足の力が入らない
Speech（言葉）／ろれつが回らない、しゃべらなくなる
そのほかの脳卒中の症状／突然のガツンとした頭痛、ふらふらしたりぐるぐるするめまい、二重に見える、半分見えない、片目が見えなくなる、急にふらふらして力が入るのに歩けなくなる、けいれんなど（図1）。

脳卒中の診断 ――いろいろな原因から起こる

脳卒中はいろいろな原因の病気から起こる総合の病です。脳梗塞は、脳組織を貫く細い血管が詰まるラクナ梗塞、脳の表面や頸部の太い血管が動脈硬化で詰まるアテローム血栓性脳梗塞、心臓病や心房細

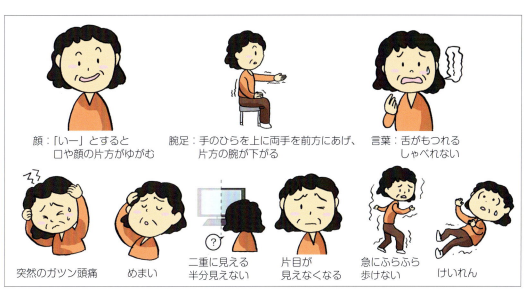

図1　脳卒中の症状

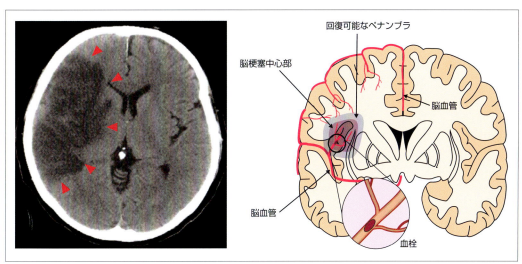

図2　脳梗塞のCT（左）。向かって左側が黒くなっています

動で心臓の中にできた血栓、血の塊が脳に飛来して脳の血管を突然詰める心原性脳塞栓症（しんげんせいのうそくせんしょう）からなります（図2）。

また脳出血は、高い血圧によって脳を貫く細い血管が破裂する高血圧性脳内出血や、脳表面の脳血管にできたこぶ（動脈瘤（どうみゃくりゅう））が破裂して起きるクモ膜下出血から成ります（図3）。症状だけでは、どの病気か区別できないことが多く、頭部CTやMRI検査、頸動脈超音波、心電図や心臓超音波検査を行って迅速に病型診断を下します。

脳卒中の治療——時間とのたたかい、個々の患者さんに合わせた高度治療

発症4時間半以内の脳梗塞について、病歴、現在の体調、診察や検査所見によって、適応となった患者さんには、当院が長年研究に関わってきた点滴によるrt-PA（アルテプラーゼ）血栓溶解療法を行います。当院では病院到着からrt-PA点滴まで35～50分と迅速に行うことができます。院内動線の簡略化と医師・看護師・放射線技師・臨床検査技師・薬剤師・事務スタッフのチームワークの成果です。

麻痺を治し、死亡を防ぐ薬の効果があり、そのためには発症3時間半以内に病院に到着するのが第一です。また、脳梗塞でも脳表面の太い血管が詰まって重症状態の場合は、rt-PA治療だけでは効果が期待できないケースやrt-PAが使えないときは、発症6～8時間以内にカテーテルによる血栓除去治療を緊急で行います。

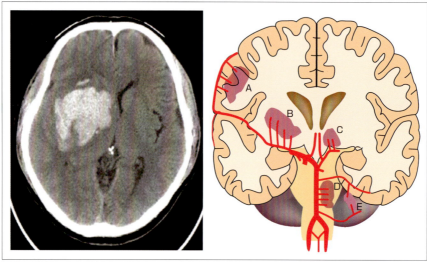

図3　脳出血のCT（左）。向かって左が白くなっています

A.B.C.D.Eが
脳出血の好発部位です
A. 皮質下出血
B. 被殻出血
C. 視床出血
D. 橋出血
E. 小脳出血

　当院は、このrt-PAのバックアップとなる高度医療を行えるよう、脳血管治療専門医がいつでも緊急呼び出しできるシステムになっています。

　治療後は厳重な血圧や神経診察を脳卒中集中治療室（SCU）で行います。急性期には再発や症状進行がしばしば起きるため、ベッド上安静、点滴と栄養補給、抗血栓薬の点滴など、一人ひとりの患者さんに合った治療を行っています。

　また、高血圧性脳内出血の場合は安静と血圧を下げる治療、頻回の診察とCT検査を行い、適切な時期に救命のために緊急手術を行います。クモ膜下出血については造影検査で脳動脈瘤の場所と大きさを確認し、開頭術またはカテーテル治療による動脈瘤の出血を止める緊急手術を行って、一命を取り止めます。術後に麻痺や意識障害が遅れて起こる、脳血管がくびれる場合（血管攣縮）や脳室という場所に水がたまる状況（水頭症）を迅速に発見して、ただちに対応できるのもSCUならではです。

　SCUに入室後、意識障害や麻痺、発語障害、嚥下障害がありますので、脳卒中治療を専門とする看護師の治療を受け、早い回復をサポートします。

　症状が安定すれば早くからベッド上や、病棟内でリハビリテーションを理学療法士から受けることができるのも当院の特徴です。

　また、病型分類に合わせた再発予防治療、脳梗塞に対する血栓を予防する治療、高血圧に対する血圧降下治療、糖尿病やコレステロールに対する内服治療、禁煙や節酒、肥満に対する食事指導や運動療法を処方します。認知機能障害や嚥下障害、関節・筋肉の障害、排尿障害などにも適切に対応します。

　さらに、後遺症が残っている場合は、近隣の回復期病院や療養型施設へ移り、切れ目のないリハビリテーションが行えるよう、南河内脳卒中地域連携パスという医療行政のシステムが完備されていて、誰でもどこでも安心して一定の回復のための治療を受けることができます。

緊急・高度医療を24時間365日提供

　脳卒中という急病に対して、さまざまな診療科の医師、さまざまな職種のスタッフ、加えて、地域の多施設の医療機関とチームワークを組んで、患者さんが少しでも麻痺と失語などの後遺症が軽くなり、また回復できるように、全力を尽くしています。誰でもなり得る脳卒中に最適標準診断と治療と緊急高度医療を24時間365日提供しています。安全・安心・あたたかい医療を提供して、地域の皆さんに愛されるように日々研さんと努力を続けています。当院に新しく生まれた脳卒中センターは、皆さんと共に歩み、育ち、安心して暮らせる地域社会をつくりたいという夢を持ち続けています。

60 アルツハイマー病・認知症の診断・治療
―地域の医療機関と協力して、正確な診断―

> **症例** 80歳代前半、男性。2、3年前から、物忘れが目立つようになっていました。最近は通帳をなくしたり、買い物に行くと財布をなくすことがありました。食事をとったことを忘れることはなく、生活は自立しています。認知症なのかその前段階なのかを詳しく検査する目的で紹介されました。

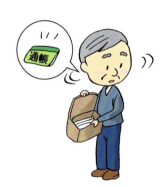

アルツハイマー病とは？

認知症（以前は痴ほうといわれていた病気のことですが、「痴ほう」という言葉は差別的な用語としてとらえられる場合もあり、現在は厚生労働省の委員会が提唱した「認知症」という用語が使用されています）を引き起こす原因となる病気はさまざまあって、その中の1つがアルツハイマー病です。

よく認知症とアルツハイマー病を混同している人がいますが、認知症＝アルツハイマー病ではなく、アルツハイマー病は認知症を起こす病気の中の一種です。その頻度は認知症の約半分を占めるといわれ、一番多い認知症の原因疾患です。アルツハイマー病は脳にアミロイド蛋白、そしてタウ蛋白が蓄積することによって神経細胞の障害、細胞死を起こしていろいろな症状を起こすようになります（図）。

アルツハイマー病の症状

最初はもの忘れから始まることが多いです。同じことを何度も聞く、捜し物が多くなるといった症状から始まり、時や場所を認識できなくなったり、判断力が低下し、物とられ妄想、夜間せん妄、外出すると道に迷ってしまうなど日常生活に支障をきたしてくるようになり、さらに進行すると自分の家族も分からなくなったり、食事や歩行までも一人ではできなくなり、やがて寝たきりとなって最後は肺炎などの合併症で亡くなるという経過をたどります。

アルツハイマー病の診断

まず問診により、現在の症状を把握します。一緒に暮らしている家族の方からも詳しい情報を聞きます。次に神経の障害がないか診察を行います。また

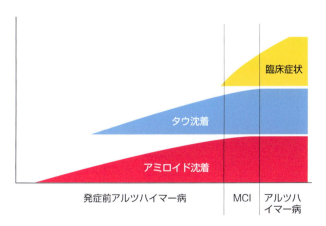

図 アルツハイマー病の経過
最初に、発症前アルツハイマー病の段階でアミロイドが蓄積しはじめ（赤）、次いでタウが蓄積してきます（青）、MCI（軽度認知障害）の段階になって、初めてもの忘れなどの症状が現れ、やがてアルツハイマー病としての症状（黄）が出てきます。この間は約20～30年といわれています

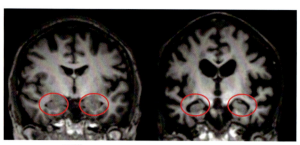

画像1 正常者とアルツハイマー病のMRI
正常者では記憶に関係した海馬（○）の萎縮はありませんが、アルツハイマー病では萎縮がみられます

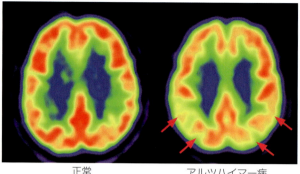

画像2 正常者とアルツハイマー病の脳FDG-PET
正常者では脳のブドウ糖代謝の低下はありませんが、アルツハイマー病では早期の段階では頭頂葉の代謝の低下がみられます（↑）

神経心理検査といってミニメンタル試験などの検査で認知機能の障害をテスト形式で診ます。

次が画像検査です。まずMRI（MRIができない人はCT）で脳の形態を診ます。アルツハイマー病の場合は海馬とその周囲が強く萎縮してきます（画像1）。若年発症のアルツハイマー病の場合は海馬の萎縮は少なく、頭頂葉の萎縮が強いです。

次に脳血流SPECT、または脳FDG-PETによって脳の機能を診ます。脳FDG-PETの方が脳血流SPECTより鋭敏に機能異常をとらえることができますが、現在、まだ健康保険適用になっていないので自由診療で脳FDG-PETを行うか、健康保険診療で脳血流SPECTを行います。脳血流SPECTやFDG-PETを行うと、アルツハイマー病では脳の中の頭頂連合野、側頭連合野、後部帯状回・楔前部という部位で血流や糖代謝が低下しているのが分かります（画像2）。進行すると前頭連合野の血流・代謝も低下してきます。このような所見を見いだすことによってアルツハイマー病を早期に見つけたり、ほかの認知症を起こす疾患と鑑別します。

発症前アルツハイマー病の段階と軽度認知障害（MCI）

アルツハイマー病の経過は、発症前アルツハイマー病の段階→軽度認知障害（MCI）→アルツハイマー病による認知症の経過をたどっていきます（図）。軽度認知障害は、もの忘れだけのような軽度の認知機能の障害の状態を示すもので、その原因の1つがアルツハイマー病です。ほかの疾患が原因でこの軽度認知障害を起こしていることもあるため、アルツハイマー病によるものか、別の疾患によるものかを正しく診断することが重要になっています。

ここでMRIやPET、SPECT検査が非常に役に立ちます。発症前アルツハイマー病の段階は、MCI以前の段階で症状が全くありません。この段階ではMRIやSPECT検査で異常を見つけるのは困難ですが、アミロイドPETや髄液検査が役に立ちます。髄液検査は腰椎の間に針を刺して髄液を抜き取るため、侵襲的な検査といえます。

一方、PET検査は静脈注射した後、頭を撮影するだけなので非侵襲的検査といえます。このPET検査は現時点では、まだ臨床研究として検査が行われていますが、アミロイドPETという特殊な検査があります（画像3）。これは脳を解剖することなく、PET検査で脳にアミロイドがたまっているかどうかを診ることができる方法です。アミロイドは、アル

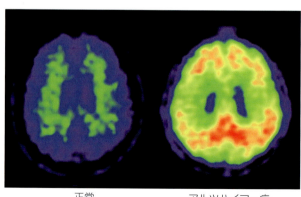

画像3 正常者とアルツハイマー病の脳アミロイドPET
正常者ではアミロイドの沈着はありませんが、アルツハイマー病では脳にアミロイドが沈着します（赤～黄色の部分）

ツハイマー病の症状が出る20～30年前から蓄積し始めると言われ、アミロイドPETは大きな期待が持たれています。現在タウPETも開発され、その臨床研究も始まっています。

当院の早期認知症センターでは、地域の医療機関と連携して診断の難しい患者さんの診断依頼を受けて、前記の診察・検査を駆使して正確な診断ができるように努めています。

アルツハイマー病の治療

現時点では、アルツハイマー病を根本的に治す治療法はありません。世界各国で根治薬の開発に向けた研究が進められており、近い将来、臨床応用されることが期待されています。そこで現在できる治療法として進行をある程度の期間遅らせる薬があり、健康保険診療として4種類の薬剤が使われています。

また、介護体制の構築が重要になってきます。患者さんは混乱しやすく、不安な状態で日々の生活を送っていますので、介護する家族の方がその状態を十分に理解して介護してあげることが大切です。

脳の細胞の変性による病気（変性性認知症）
アルツハイマー病
レビー小体型認知症
前頭側頭葉変性症
皮質基底核変性症
進行性核上性麻痺
嗜銀顆粒性認知症
ハンチントン病
脊髄小脳変性症　など
脳の血管の障害による病気（脳血管性認知症）
脳梗塞
脳出血
ビンスワンガー病　など
外科的、内科的疾患
正常圧水頭症
慢性硬膜下血腫
脳腫瘍
甲状腺機能低下症
ビタミン欠乏症などの代謝性疾患
脳炎・髄膜炎　など
薬が原因で認知症と同様の症状を起こすこともあります

表　認知症の原因疾患

認知症とは？

認知症とは以前「痴ほう」といわれており、「正常に発達した知能が脳の後天的な障害によって正常なレベル以下に低下した状態」を言います。認知症はさまざまな疾患が原因で起こります。「表」に認知症の原因となっている疾患を記します。

認知症の症状

一番多い症状が「もの忘れ」で、新しいことを覚えられなくなり、同じことを何度も聞いたり、言ったりします。昔の記憶は症状がある程度進行するまではよく覚えています。認知症が少し進んでくると時間や場所が分からなくなったり、認知症の種類によっては幻視が見えたり、怒りっぽくなったりといった性格の変化がでてきたりします。

認知症の診断

症状や病歴を本人や一緒に暮らしている人から詳しく聞きます。診察によって筋肉の緊張、手足のふるえ、歩行障害がないかなどを調べます。血液検査や神経心理検査という認知機能の評価を行う検査をします。そして画像検査（MRI検査、SPECT検査またはPET検査）を行います。MRI検査、SPECT検

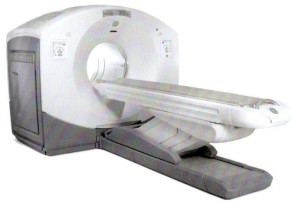

写真1　最新のPET／CT装置により、早期の病変を正確に見つけることが可能になりました

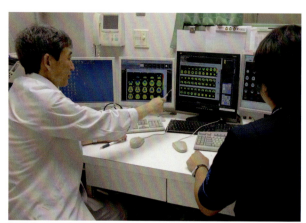

写真2　専門知識を持ったスタッフが撮影・診断を行います

査は健康保険診療で行いますが、より良いPET検査は自由診療や研究として行っています。PET検査は、当院の高度先端総合医療センターPET分子イメージング部において早期認知症センターの協力のもと行っています。

以上の過程を経て総合的に診断します。外科的・内科的疾患は治療できる疾患なので正しい診断によって、どの疾患が原因なのか見極めることが重要です。

認知症の治療

血管障害、外科的・内科的疾患は適切な治療法がありますが、変性性認知症は現在のところ進行を遅らせる薬はあるのですが、進行を止めたり病気を治すことはできません。進行を遅らせる薬を服用しながら介護体制を整えることが重要になってきます。

トピックス⑩ ── 早期認知症センター
認知症施策推進総合戦略（新オレンジプラン）
認知症への理解を深めるために

高齢者の約4人に1人が認知症またはその予備群とされ、高齢化の進展に伴い認知症の人数はさらに増加が見込まれています。政府は認知症の人の意思が尊重され、できる限り住み慣れた地域で、自分らしく暮らし続けることができる社会の実現をめざすため、新オレンジプランを発表しました。

「認知症への理解を深めるための普及・啓発の推進」など、7つの施策が重点項目として挙げられ、その中には「認知症の容態に応じた適時・適切な医療・介護等の提供」として「早期診断・早期対応のための体制整備」が今回から新しく加わりました。医療、介護などのスムーズな連携を図るため、認知症の早期から診断をつけることが重要となり、当院のもの忘れ診断外来でも、その一翼を担うことができたらと考えています。

診療科案内
早期認知症センター

地域の診療所や病院と協力して、認知症の早期診断に努めます。「もの忘れ診断外来」で患者さんの紹介を受け、診断困難な早期認知症の診断を行います。詳しい心理検査や高度な画像検査（MRI、脳血流SPECT、FDG-PET、アミロイドPET）を行い、認知症であるか否かを判定し、認知症の場合は脳の病態を判定し、治療とケアを紹介元にアドバイスし、連携しながら患者さんの今後の療養を進められるようにします。

日常生活で「同じことを何度も言ったり聞いたりする」「物の名前が出てこなくなった」「以前あった興味や関心が失われた」などの認知症を疑う症状がある場合には、ぜひご紹介ください。

ご紹介いただく際には、診療情報提供書を作成の上、患者支援センターを通して予約をお願いいたします。認知機能の程度を判定し、何が原因かの認知症の診断を行った上で治療方針を添えて回答するようにしています。

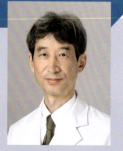

◆教授／石井一成
◆准教授／西郷和真
◆講師／花田一志
　　　　上田昌美

■早期認知症センターホームページ
検索　近畿大学　認知症
と入力してください。

トピックス⑪ ── 早期認知症センター
レビー小体型認知症の診断と治療
認知症の約20％を占める疾患

◆レビー小体型認知症とは？

　この疾患は一般的にあまり知られていませんが、実はアルツハイマー病の次に多い認知症といわれています（認知症の約20％）。これまではアルツハイマー病やほかの疾患と誤診されていた可能性があります。

　この病気は脳にレビー小体という異常構造物がたまることで起こる病気で、パーキンソン病と同じ原因によるものです。パーキンソン病はレビー小体が脳幹だけに蓄積していますが、レビー小体型認知症は大脳に広く分布しています。

　現在は診断基準が確立され、画像検査を補助的に使用することで、正確な診断が可能になってきました。

◆診断には画像検査が有効

　症状は、認知障害の変動（日によって、あるいは1日の中でも調子の良いときと悪いときがある）、幻視（小さな動物や子どもたちがいるように見える）、パーキンソン症候（体が硬い、無表情、歩行困難、手のふるえなど）などです。薬剤に対して過敏なことがよくあり、薬剤調節が難しいことがあります。

　診断には画像検査が大変役立ちます。脳血流SPECT検査や脳FDG-PET検査で後頭葉の血流・ブドウ糖代謝が低下しているのが特徴です（画像）。またMIBG心筋シンチ検査では心臓に薬剤がほとんど集積しないので診断が容易にできます。ドパミントランスポーターSPECT検査では、脳の中にある線条体という部位への薬剤の集積が著しく低下するのが特徴です。

　レビー小体型認知症を根本的に治す方法は現在のところはありませんが、アルツハイマー病と同様に進行を遅らせる薬が健康保険適用になっています。精神症状やパーキンソン症候に対する療法が行われます。介護も患者さんの症状をよく理解して対応するのが大切です。

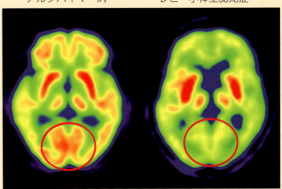

画像　アルツハイマー病とレビー小体型認知症の脳FDG－PETの比較
アルツハイマー病では後頭葉（赤丸部分）のブドウ糖代謝は低下しませんが、レビー小体型認知症では後頭葉で低下するのが特徴です

61 変形性膝関節症の治療
―体に負担の少ない最先端手術―

症例
- 60歳代後半、女性。50歳頃から膝のこわばりや軽い痛みを感じるようになり、60歳頃から歩き始めや階段を下りるときに痛みを感じるようになり、徐々に正座ができにくくなってきました。65歳頃にバス旅行で長距離の歩行をした後に膝が腫れたため、近くの整形外科を受診しました。膝の関節に水がたまっており、「変形性膝関節症」と診断されました。最近になってスーパーに買い物に行くのも不自由になってきたため、当科を紹介されました。

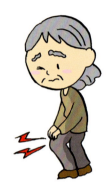

変形性膝関節症とは？

正常の膝関節の表面は軟骨で覆われています。変形性膝関節症は、加齢や肥満またO脚などの脚の変形が原因で関節の軟骨がすり減ります。その軟骨の破片が関節液を作る滑膜を刺激して関節炎を起こします。関節炎では膝を曲げ伸ばししたときに痛みがでたり、関節内に水がたまったりします。さらに軟骨がすり減ると、骨と骨が直接ぶつかりあうため歩くと強い痛みを生じたり、骨が変性して骨のとげ（骨棘）が出来たりするため膝がどんどん曲がりにくくなります（図1）。このように変形性膝関節症では、軟骨の摩耗（すり減り）や関節の変形のため膝関節の痛みや機能低下を生じ、日常生活動作が不自由になります。

日常生活の注意点として、以下のことなどが挙げられます。

・適度な運動を心掛けましょう
・膝によくない動作（和式トイレの使用、正座、重いものを持ち上げる）などを避けましょう
・杖を使うようにしましょう
・肥満があれば減量しましょう

変形性膝関節症の治療

症状が軽い場合は痛み止めの飲み薬や外用の湿布薬、塗り薬を使ったり、関節の炎症を和らげたり痛みを軽くする効果のあるヒアルロン酸を関節内に注射をしたりします。また運動療法（リハビリテーション）として、太ももの前の筋肉を鍛える大腿四頭筋強化訓練があり、これは膝の痛みを和らげる効果があります。また膝を温めたりする物理療法を実施したり、不安定な膝をしっかりさせる膝の装具（サポーター）を作ることもあります。

このような治療でも治らない場合は手術治療を検

図1　変形性膝関節症

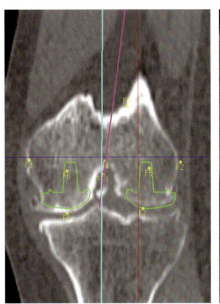
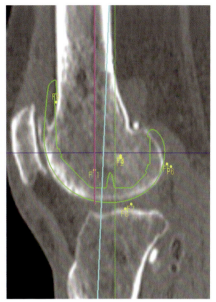

画像1 術前シミュレーション
術前のCT画像上にインプラントを仮想設置し、サイズと設置位置を決定します

討します。これには高位脛骨骨切り術（骨を切って変形を矯正する）、人工膝関節置換術などがあります。当科で行っている最先端の治療方法を紹介します。

変形性膝関節症の手術治療

人工関節手術

人工関節置換術は近年、その技術が飛躍的に進歩し、国内で膝関節において年間7万件以上、股関節において年間4万件以上の手術が行われ、変形した関節の一般的な治療法になっています。

人工関節置換術でほとんどの患者さんは関節の痛みがとれます。関節の痛みでほぼ歩けなかったのが歩けるようになったり、外出ができなかったのが旅行できるようになったりと、QOL（Quality of Life：生活の質）の大きな改善が期待できます。

人工膝関節全置換術

人工膝関節は大腿骨部品、脛骨部品、膝蓋骨部品の3つの部品からできています。さらに大腿骨と脛骨の部品本体は金属製でそれぞれの骨の表面に接着剤であるセメントを使って固定します。脛骨部品の表面と膝蓋骨部品は耐久性に優れた硬いポリエチレンで出来ていて、これが軟骨の代わりになります。

膝関節の変形の程度が大きい患者さんは、関節の表面全体を置き換える手術を行っています（図2）。この人工関節の部品の位置は、関節の機能や人工関節の耐久性に大きく影響するために、当科は術前にCT撮影を行いコンピューターによる術前シミュレーションを実施しています（画像1）。これによって正確な手術が実現できるようになりました。

また最小侵襲手術によって、手術の翌日から歩行器を使用してトイレ移動が可能となり、ステッキによる歩行は術後1週間程度で開始され、9割以上の患者さんが術後約2週間で安定した歩行ができるようになり退院します。当科では、退院後にリハビリ

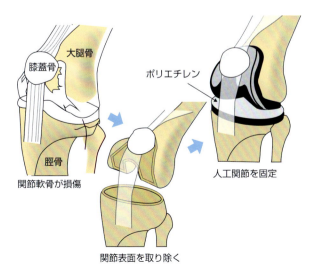

図2 人工膝関節の場合

61 関節、脊椎、骨疾患、形成外科——変形性膝関節症の治療／整形外科

テーションのために病院に通ってもらう必要はほとんどなくなりました。

単顆人工膝置換術

膝の変形の程度が比較的小さい患者さんは、膝の悪い内側または外側部分だけを交換する単顆型人工膝置換術を行っています（画像2）。膝の大事な靱帯は全て残り、ゴルフやハイキングなど軽いスポーツなどは可能で、膝はよく曲がります。当科では人工膝関節置換術の全体の約3割に単顆型人工膝関節を行っています。

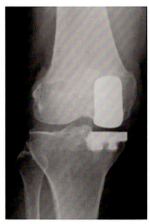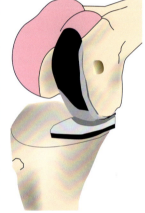

画像2 単顆型人工膝置換術

合併症の予防対策

人工関節術後の合併症の1つに感染（ばい菌により膝関節の中が膿むこと）があります。当科は積極的な予防対策によって危険性は1％以下になっています。もし感染が起きた場合でも、早い対応と的確な処置で感染症は治ります。

もう1つの重要な合併症に静脈血栓塞栓症があります。術後に脚の静脈の中に血の塊（血栓）ができ、この血栓が大きくなって遊離し肺の血管を閉塞すると、肺で酸素の交換ができなくなってしまう状態（肺塞栓症）、つまり命にかかわることになることがあります。術後ベッドに長期間寝ることなく、できるだけ早い時期に歩行を開始することが予防につながります。当科は手術翌日からの歩行と、抗凝固薬（血をさらさらにする薬）により予防を行っています。

診療科案内
整形外科

当科は、関節外科・リウマチ診療、脊椎外科、手の外科、腫瘍外科と4専門臨床班に分かれ、レベルの高い診療を展開しています。

赤木教授をリーダーに、関節部門ではコンピューター支援に基づく高度な手術技術により数多くの人工関節置換術（膝や股関節）症例を扱っています。スポーツ傷害では膝前十字靱帯損傷および軟骨損傷を中心に治療しています。また、開講以来の伝統である関節リウマチにおいても最新の薬物治療を駆使して診療にあたっています。手の外科リーダーの柿木教授は顕微鏡を用いた再建手術では国内の第一人者であり、脊椎外科リーダーの宮本講師は難治性の脊髄・脊椎障害の外科治療で国際的な活躍をしています。

■整形外科ホームページ
検索　近畿大学　整形
と入力してください。

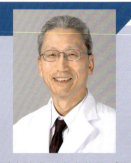

◆教授・副病院長／赤木將男（写真）
◆教授／柿木良介
◆講師／宮本裕史、朝田滋貴
◆医学部講師／池田光正、森　成志
　　　　　　　西村俊司、冨山貴司
　　　　　　　橋本和喜　ほか

62 手根管症候群の治療
―内視鏡手術を実施―

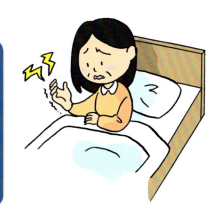

症例 50歳代前半、女性。3か月前から右手親指から薬指までのしびれを感じるようになりました。その頃から右手から物を落とすことが多くなり、1週間前から明け方、右手の強いしびれと痛みで目が覚めるようになりました。かかりつけ医を受診して、手根管症候群と診断されました。

症状――指のしびれ、痛み

　手根管症候群は、正中神経が手首（手関節）部の靭帯によって圧迫されるために発生する手指のしびれと親指を中心とする運動障害が起こる疾患です。

　初期には人差し指、中指のしびれ、痛み、手のこわばり感で気づくことが多いのですが、最終的には親指から薬指の中指側までの3本半の指がしびれます。急性期には、このしびれ、痛みは明け方に強く、しびれ、痛みで目を覚ますことがあります。手を振ったり指を曲げ伸ばしたりすると、しびれと痛みは楽になります。

　ひどくなると、親指の付け根の筋肉（母指球）がやせて親指と人差し指できれいな丸（OKのサイン）ができなくなります。物を落としたり、縫い物がしづらくなり、細かいものがつまめなくなります。

原因は不明

　原因不明とされています。妊娠・出産期や更年期の女性に多く生じるのが特徴です。そのほか、手首の骨折の後や、仕事やスポーツでの手の使いすぎ、透析をしている人などに起こります。腫瘍や腫瘤が手根管内に発生して正中神経を圧迫することもあります。

発症の仕組み

　正中神経は、指を動かす9本の腱とともに、手首（手関節）にある手根管という骨（手根骨）と靭帯（横手根靭帯）でできたトンネルの中に閉じ込められた状態で存在します。正中神経と指を動かす9本の腱は、滑膜という薄い膜に覆われています。

　妊娠・出産期や更年期の女性に多く、明らかな原因がなく発症する特発性手根管症候群は、女性のホルモンの乱れによる滑膜のむくみが原因と考えられています。滑膜のむくみが生じると、手根管の内圧が上がり、圧迫に弱い正中神経が扁平化して症状が

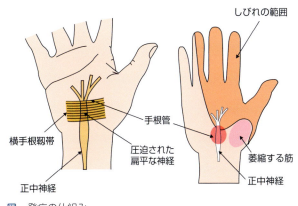

図　発症の仕組み

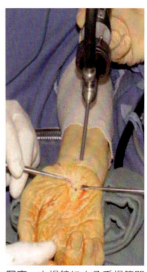
写真　内視鏡による手根管開放術

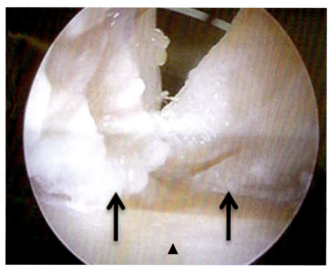
画像　内視鏡で見た切離された横手根靭帯（↑）と正中神経（▲）

出ると考えられています。使い過ぎの腱鞘炎やけがによるむくみなども同様に正中神経が圧迫されて手根管症候群を発症します（図）。

診断

・ティネル様サイン

手首（手関節）を打腱器などでたたくとしびれ、痛みが指先に響きます。これをティネル様サイン陽性といいます。

・ファレンテスト

手首（手関節）を直角に曲げて手の甲をあわせて保持し、1分間以内にしびれ、痛みが悪化するかどうかを見る検査です。症状が悪化する場合はファレンテスト陽性といいます。

そのほか、病状が進行すると母指球の筋力低下や筋萎縮があります。

補助検査

手根管症候群を確定するために以下の検査を行います。

神経伝導検査

正中神経の伝導速度を測定します。手根管症候群では、手首の部分で神経の伝わる速度が落ちています。

筋電図検査

電気を使って、筋肉の麻痺を検査します。

その他の検査

腫瘤が疑われるものでは、エコーやMRIなどの画像検査が必要になります。

保存療法と内視鏡手術

手根管症候群とよく似た症状は、肘での正中神経の圧迫（円回内筋症候群）や頸部（胸郭出口症候群）、頸椎が悪くても発生するため、前述の症状がある場合は、速やかに整形外科医に相談してください。手根管症候群を診断されたら、消炎鎮痛剤やビタミンB12などの飲み薬、塗布薬、運動や仕事の軽減や副子固定などの局所の安静、滑膜のむくみを取るための手根管内注射などの保存的療法を行います。

難治性のものや母指球の萎縮の激しいもの、腫瘤のあるものなどは手術が必要になります。手術としては、以前は手掌から前腕にかけての大きな皮膚切開を用いた手術を行っていましたが、現在はその必要性は低く、内視鏡を使った鏡視下手根管開放術（写真、画像）や小皮切による直視下手根管開放術が広く行われています。

まれに手根管開放術を受けたにもかかわらず、症状が再発することもありますが、まずはご相談ください。

63 頸椎症性脊髄症の治療
—適切な診断と治療選択が大切—

症例 60歳代半ば、男性。1年前から両手にしびれ感を自覚していました。3か月前から箸が使いづらくなり、筆記やボタンかけもしづらくなってきました。この時期から両足先にも、しびれ感を感じるようになり、階段を下りる際に手すりが必要になったため当科を受診しました。

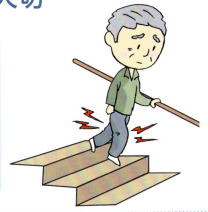

頸椎症性脊髄症とは？

首の骨（頸椎）は7個の椎骨が椎間板や靱帯で連結された構造をしています。その頸椎部にて、脊髄の通る通路（脊柱管）が椎間板や靱帯の突出やたくれこみが原因で狭くなることで脊髄が圧迫され（画像1）、手足の運動障害やしびれ、痛みなどの症状が出る病気です。首で神経が圧迫される原因としては頸椎椎間板ヘルニア、頸椎症、頸椎後縦靱帯骨化症、関節リウマチ、脳性麻痺、腫瘍、感染、外傷などが挙げられます。

脊髄専門医による確定診断

手足の感覚異常や運動障害は、脳などの中枢神経障害、神経の病気や手足の末梢神経障害でも生じることがあるため正しい診断が必要ですが、頸椎由来のそれには特徴があり、脊椎専門医にかかれば確定診断を得ることは比較的容易です。当科では2人の

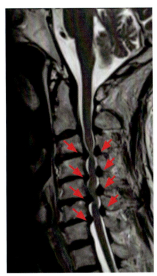

画像1 頸椎症性脊髄症患者さんのMRI
矢印で示す部位で、前後から脊髄の圧迫が認められます

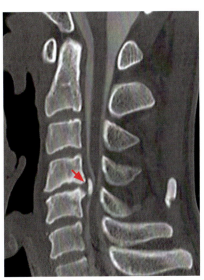
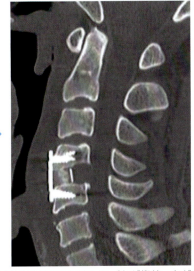

画像2 1か所での圧迫による頸椎症性脊髄症で前方手術を行いました（左が術前、右が術後）。第4頸椎と第5頸椎の間に一部石灰化を伴う椎間板の膨隆があり、脊髄を圧迫していました。同部位での前方手術を行い、椎間板や骨のとげを切除し、自分の骨を詰めた箱（ケージ）を椎体の間に移植しました。前方にプレートを使用した固定を併用しています

日本脊椎脊髄病学会認定の指導医と、3人の日本整形外科学会認定脊椎脊髄病医が診断と治療にあたっています。

まず外来で頸椎疾患が疑われる場合、頸椎のX線撮影を行い、必要に応じて頸椎MRIを撮影します。脊髄がどの部位で圧迫を受ければ「どこに」「どのような」症状や所見が出るかは神経学的に既に証明されているため、画像診断（X線における脊柱管の狭さ、椎骨の配列異常やずれ、MRIにおける脊髄の圧迫など）と症状の部位や性状が一致していることが診断上極めて重要です。症状が重症化していて手術をする必要がある場合は、1泊入院で脊髄造影とCT撮影の検査を行った上で術式を決定します。

治療方針と手術方法、予後など

首が痛い、肩甲骨あたりが痛い、手がしびれるなどの症状だけの場合は、飲み薬や物療での治療が主となります。ただし、首や手の痛みだけであっても、安静にしているにもかかわらず激しい痛みを伴う場合や、発熱を伴う痛みは要注意なので、早い時期に専門施設を受診することをお勧めします。一方、首の痛みや手足の軽いしびれだけでなく、手指や足に動きにくさ、具体的にいうと「箸が使いづらい」「小さなボタンがとめづらい」「字が書きにくくなってきた」「階段を下りにくくなってきた」「小走りがしにくくなってきた」などの症状が出ている場合は、脊椎脊髄病の専門施設を受診することをお勧めします。

このような症状は、首の部分で神経が圧迫されることによって生じている可能性があり、これ以上症状が進行すると平地でも杖が必要になったり、ひどくなると歩けなくなったり、尿や便を出しにくくなる危険性さえあります。

このように首で脊髄が圧迫されている状態で、万が一転倒すると、首の脊髄を痛めてしまうことがあり、非常に危険なため、転ぶ危険性が高い患

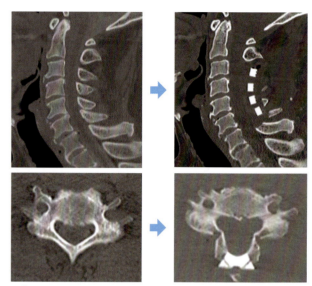

画像3 多椎間での頸椎症性脊髄症に対して椎弓形成術を行いました（左が術前、右が術後）。CT像にて、椎弓を観音開きとし脊柱管が拡大していることが分かります

者さんや、首が原因で尿が出にくくなっている患者さんには早期の手術を勧めています。

前方手術

圧迫部位が短範囲（1～2か所）である場合、あるいは前方からの圧迫が主である場合は前方手術を行います。手術は椎骨前方を掘っていき、脊髄の圧迫を前方から解除した後、掘った部分に骨を移植して固めます（画像2）。

後方手術

圧迫部位が複数か所ある場合、全体的に脊柱管が狭い場合、あるいは高齢者や骨粗しょう症の患者さんで骨がつきにくい場合は後方手術（椎弓形成術）を行います。後方から縦に展開し、脊椎後方の骨（椎弓）を数か所形成して脊柱管を広げます（画像3）。

一方、患者さんの中には頸椎の配列異常のため（画像4a）、椎弓形成術単独では成績が劣ることが分かっています。このようなケースに対しては、後ろから内固定材料を使って頸椎を矯正固定することで頸椎の配列を整える手術が必要になります。

前後方手術

頸椎の配列異常があるにもかかわらず、椎骨が前方で固まっている場合は、前方から骨を一部削った後、後方から内固定材料を使った除圧矯正固定術が必要になる場合があります（画像4b）。

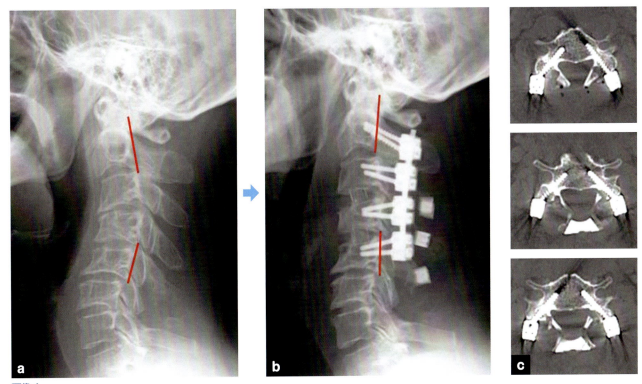

画像4
a．頸椎の配列異常を示すX線像（逆S字状の配列異常があります）
b．頸椎前後方手術術後X線
　（椎弓形成術と同時に行った内固定材料を使い矯正固定手術によって頸椎の配列異常が矯正されていることが分かります）
c．術後CTで頸椎スクリューが適切かつ安全な位置に挿入されていることが分かります

　どの術式でも、概ね手術成績は同等で、日本整形外科学会が規定した改善率評価で50～60％の改善が期待できます。ただし、重症例や高齢者での成績は劣ります。合併症としては、術式を問わず感染、術後血腫、神経障害、術後C5麻痺（上肢の拳上がしにくくなる）などを、また前方手術では呼吸・嚥下困難、嗄声（声がしゃがれる）、偽関節（移植した骨が生着しない）などを生じる可能性がありますが、大半は一過性です。固定術を行った場合は術後2～3か月間のカラー固定をする必要があります。術後の入院期間は術式を問わず2～4週間です。

診療実績

　2014年の当科が行った脊椎手術数は143例中、頸椎手術が53例でした。うち椎弓形成術が25例、頸椎前方固定術が5例で、最も難易度の高い内固定材料を使用した頸椎後方再建術が23例に行われています。手術は全例脊髄モニタリング（術中操作によって脊髄が痛まないかを監視する機器）を使用して安全性に留意しながら行っています。

今後の展望

　当院ではCTナビゲーションシステムを備えた最先端のハイブリッド手術室を導入予定です。頸椎の再建術など難易度の高い手術をより安全でスピーディーに行うことが可能になります。また、当科では患者さんへの負担を減らすため、できるだけ低侵襲の術式を開発しており、より早期の社会復帰に取り組んでいます。

64 眼瞼下垂症の治療
―高齢化とともに増加傾向―

症例
60歳代後半、女性。数年前から徐々にまぶたが下がり、本を読むのが億劫になっていました。眼科での白内障手術後の定期診断時にも、まぶたを持ち上げられることが多くなってきたため主治医に相談したところ、形成外科での手術を勧められました。

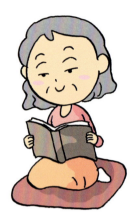

眼瞼下垂症とは？

眼瞼下垂症とは、さまざまな原因によって、まぶたが上がらなくなる疾患です。まぶたが黒目に掛かることで視野が狭くなり、QOL（Quality of Life：生活の質）の低下につながる場合があります。

眼瞼下垂症には先天性、後天性、偽性（見かけ上、まぶたが下がって見える症状）があります。特に高齢化が進んでいる現在、多くみられるのが後天性眼瞼下垂症です。

先天性眼瞼下垂症とは、約80％が片目に認められます。まぶたを上げる主な筋肉（眼瞼挙筋）の働きが低下しており、生まれつきまぶたが下がっている状態です。まぶたの下がりも悪く、まぶたを閉じた際に白目が見えることもあります。

後天性眼瞼下垂症とは、腱膜性によるものが主です。まぶたには眼瞼挙筋の端に挙筋腱膜が付いており、腱膜性ではこの挙筋腱膜がゆるんだり、瞼板から外れるため、うまく力を伝えることができずにまぶたを上げられなくなります。原因として、加齢、コンタクトレンズの長期使用、花粉症などで目をこすることなどが挙げられます。

偽性眼瞼下垂症とは、一見まぶたが下がったように見える状態です。原因として、眉が下がる（眉毛下垂）、まぶたの皮膚がゆるむ（皮膚弛緩症）、目が痙攣する（眼瞼痙攣）、目がくぼんでいる（眼球陥凹）、反対と比べると目が小さい（小眼球症）、腫瘍などでまぶたが押されるなどが挙げられます。

＜眼瞼下垂症を疑う徴候＞

二重の幅が広くなる

額にシワがよる

あごが上がる

頭痛や肩こりがひどい

・眉毛の位置が上がった、おでこのしわが増えた
・落ちくぼんだ目、眠たそうな目になった
・あごを突き出している、鼻の穴が大きく見えるようになった
・肩こり、頭痛がひどくなった
・夕方になると、まぶたが下がってくる
・逆さまつげ、かすみや痛みある
・二重の幅が広くなった、一重だったのが二重になった
・視力が上がらない、視力が下がった

おでこの筋肉（前頭筋）を使ってまぶたを上げるようになり、おでこのしわの増加や、慢性的な筋肉の緊張による頭痛、それに連動したうなじや肩の筋肉の緊張による肩こりを覚えることがあります。夕方になり疲れを覚えて、まぶたが下がってくるのもこれが原因です。

先天性眼瞼下垂症では、まぶたが目にかぶることで悪い方の目で物を見ることをしなくなり、視力の発達がしづらくなることがあるため、眼科医の診察を参考にして、治療時期を判断していきます。

＜眼瞼下垂の程度＞

正常
上まぶたの縁が黒目（角膜）にほとんどかかっていない状態。

軽度
上まぶたの縁が黒目と瞳孔上縁の間にかかっている状態。

中等度
上まぶたの縁が瞳孔の上半分にかかっている状態。

強度
瞳孔の下半分までかかっている状態。

まぶたのかぶりを代償しようと、眉毛を上げてよりよく見ようとすることがあり、自分では軽度と判断してしまうことがあるので、徴候にあてはまれば、医師の診察を受けてください。

鑑別診断

後天性眼瞼下垂症では、ほかの疾患の除外が優先されます。ある日突然、まぶたが下がった場合は、脳梗塞、脳動脈瘤、糖尿病などによる動眼神経麻痺を疑います。日内変動（1日の間での変化）が大きい場合は、重症筋無力症を疑います。ミトコンドリアミオパチーや筋強直性ジストロフィーでは筋自体に問題があります。これらを除外するために、形成外科受診の前後に、他の科を受診してもらうことがあります。

治療法と術後合併症

治療法

先天性眼瞼下垂症では、働きの弱い筋肉の代わりとなる代用組織の移植が必要となります。自己の筋肉の膜（頭や太もも）や人工の組織を使用します。当科では主に自己の組織を使用します。まぶたの皮膚の下にトンネルを作り、そこに代用組織を通して、まぶた（まつ毛の上）とおでこ（眉毛の下）に橋渡しをさせて、おでこの筋肉の力を借りてまぶたを上げられるようにします。

後天性眼瞼下垂症では、筋肉や腱膜の力が弱っている場合には、まつ毛の上を切り、腱膜を短くする方法を行います（図1）。それでも改善しない場合や、腱膜の力がほとんどない状態では、先天性の場合と同様に筋膜の移植を行います（図2）。

偽性眼瞼下垂症の中でも、皮膚のたるみが原因の場合は、余った皮膚をまつ毛の上、または眉毛の下で切り取ります。それ以外の場合は、初めに原因疾患の治療を行い、それでも改善しない場合は、眼瞼下垂の症状に合わせた治療を行います。後天性と偽性眼瞼下垂症が合併している場合も、症状に合わせて手術方法を検討していきます。

合併症

皮膚を切って手術を行うために傷ができます。また、術後約2週間にわたり、腫れおよび内出血のあとが目立ちます。これまでまぶたのかぶっていた目が露出することから、まぶしく感じることがあります。ドライアイとなることや、もともとドライアイがあった場合は、悪化することがあります。

また、まぶたのかぶり方が変わることから、乱視に影響が出る場合があります。術後3か月〜6か月で症状が安定してくるので、メガネを作る場合や

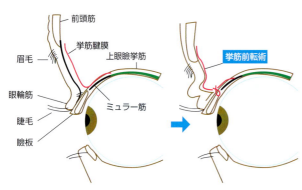

図1 腱膜を短くする方法

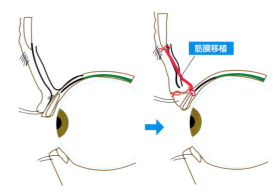

図2 筋膜を移植する方法

白内障の手術を予定している方は眼科医と相談の上、治療時期を検討していきます。

また、より症状の改善を得るために、二重（重瞼術）にすることがあります。

筋膜を移植する手術を行った場合は、膜の変化によって手術直後より、まぶたが開くことがあります。また、下を向いたときや眠っているときに良い方の目と比べてまぶたが閉じられなくなることがあり、程度が大きい場合は角膜障害が生じることがあります。そのため、再度手術により、まぶたの開きを調整することがあります。

基本的に術後は約1週間で抜糸を行います。その後は、術後1か月、3か月、6か月、1年、1年半後と外来で経過を診ていきます。場合によっては、追加で手術を行うことがあります。

当科での診療実績

2014年の眼瞼手術は年間で127例（193眼）で、そのうち眼瞼下垂症手術症例は91例（149眼）となっています。

診療科案内
形成外科

当科では地域の基幹病院として全領域の疾患を取り扱っていますが、特に（1）頭蓋顎顔面外科、（2）手外科、（3）目の形成外科、（4）乳房再建外科を診療範囲における中心軸としています。

再建外科を通じて、頭頸部再建（耳鼻科、消化管外科、口腔外科、脳神経外科との関連）、血管奇形（放射線科との関連）、皮膚外科（皮膚科、血液内科との関連）、下肢救済外科（循環器内科、心臓外科との関連）などの関連外科領域と深く結びつき、形成・再建外科の全領域にわたる手術を数多く行っています。

また、救命救急センターと連携して、切断肢（指）に対するマイクロサージャリー（顕微鏡下手術）や、重度顔面外傷および熱傷など形成外科領域の急性期外傷性疾患の治療を担当しています。

■形成外科ホームページ
検索 近畿大学　形成
と入力してください。

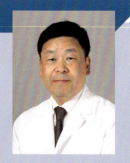

◆教授・診療部長／磯貝典孝
◆講師／楠原廣久、諸富公昭
◆医学部講師／伊谷善仁
◆助教／井内友美、橋本隆宏
　中尾仁美、西脇　仁
　一ノ橋紘平

65 白内障の治療
―体に負担の少ない超音波乳化吸引術―

> **症例**
> 70歳代半ば、男性。2年前から右目のかすみを自覚していました。目のかすみは特に天気のいい日に強く感じるとのことでした。かかりつけ医を受診したところ、老人性白内障と診断され、白内障手術目的で当科に紹介されました。

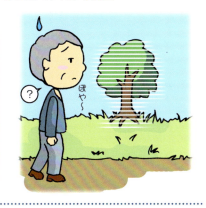

白内障とは？

　白内障は目の中の水晶体という組織が濁る病気です。水晶体はカメラのレンズと同じように光の屈折を調節しています。水晶体が濁っていなければ、光が減衰することなく眼底に入るのできれいに物を見ることができます。しかし白内障になると光が眼内に通りにくくなり視力が低下します。白内障は、髪の毛が白髪になるのと同じようにすべての人が年をとると起こってくる加齢現象です。しかし、なりやすい人、なりにくい人がいます。

　年をとるとかかりやすくなる、この病気で世界では多くの人が視力を失っていますが、今の日本では、痛みの少ない安全な手術で白内障を治すことができます。早めに発見することで年をとっても見えやすさを保つことができるのです。年間100万件もの手術で多くの人が視力を取り戻しています。40歳代から診察では見つかりますが、自覚的に不自由を感じるのは50歳代後半から60歳代です。かなり個人差があります。

白内障の症状と原因

　白内障の主な症状としては、かすんで見える。明るい所でまぶしく見える。暗い所で見えにくい。以上のような視力低下症状が起こります。一般的にこのような症状は、白内障になると起こることが広く知られていますが、それ以外に、一時的に近くが見えやすくなる、片目で物を見ると、2重、3重に見えるなどの症状があります。一時的に近くが見えやすくなるのは、白内障になると水晶体が厚みを増し、近眼になるためです。

　水晶体は薄い被膜に包まれて、その中に繊維構造があります（図1、2）。水晶体の周辺の位置に基底層があり、内側に向かって古い組織がたまっていくため加齢によって濁りがたまり、量が多いほど強い白内障となり視力障害を起こします。水晶体は、水分が65％で、クリスタリンという可溶性の蛋白質と、アルブミノイドという不溶性の蛋白質などで構成されています。クリスタリンは高い屈折率を確保するために必要な蛋白質です。水晶体にはアルファ、ベータ、ガンマの3種類のクリスタリンが存在しています。

　蛋白成分が増えるほど混濁が強くなります。加齢

65 眼の病気——白内障の治療／眼科　トピックス⑫

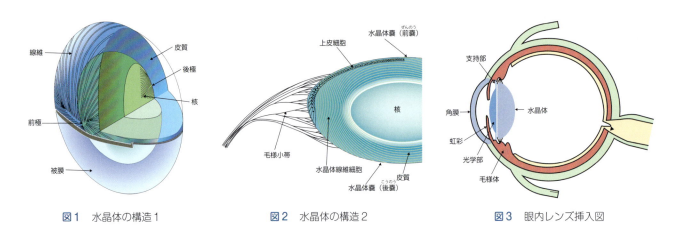

図1　水晶体の構造1　　　図2　水晶体の構造2　　　図3　眼内レンズ挿入図

とともに水溶性蛋白質が減り、不溶性蛋白質が増えてきます。水晶体の中ではこのような蛋白質の代謝機構がないので、加齢とともに変性した蛋白質、クリスタリンが異常凝集したものをクリスタロイドと言いますが、それらがどんどん蓄積されていき水晶体が濁っていきます（写真）。

白内障には先天性と後天性のものがあります。先天性のものは、遺伝の認められることがあります。代表的なものにダウン症があります。また胎内感染によるものもあり、代表的なものとして、妊娠初期の母体の風疹感染による先天風疹症候群があります。

後天性で最も多いのは老人性であり、特に原因がはっきりしないものは、この範疇に入ります。また後天性には老人性のほかに、外傷性、併発性（眼内炎症などによるもの）、放射線性、糖尿病に代表される内分泌代謝異常性、ステロイドなどの薬物性のものがあります。

白内障の診断方法と治療

視力検査と顕微鏡を使った眼科診察が重要です。水晶体は細隙灯顕微鏡という生体顕微鏡を使い観察します。細いスリット光を斜めから眼内に入れると、角膜についで前房の奥に瞳孔を通して水晶体が光学的切片像として観察されます。これによって、水晶体の混濁部位や範囲、程度などが観察でき、白内障を診断することができます。

白内障の治療は点眼療法と、外科的治療、すなわち手術の2種類です。点眼治療では進行を遅らせる働きはありますが、一度濁った水晶体を元に戻すことはできません。一方、手術治療は濁った水晶体を除去しますので、白内障による視力障害を改善することが可能です。白内障手術では濁った水晶体を除去し、人工的なレンズを眼内に挿入します（図3）。カメラでいいますとレンズの部品交換です。

水晶体の除去方法には、大きく分けて3種類あります。水晶体をカプセルのまままるごと摘出する囊内摘出、カプセルを眼内に残し白内障だけを取り出す囊外摘出、超音波で白内障を乳化して吸引する超音波乳化吸引術です。この3種類の手術方法の中で現在の主流は超音波乳化吸引術です。

超音波乳化吸引術は、切開創を小さくし組織侵襲を少なくすることができる手法です。この手法によって、患者さんの負担を減らし、また手術時間を大幅に短縮することが可能になりました。時間が短いので簡単と思われがちですが、実際は非常に細かなテクニックを必要とします。最近は挿入する眼内レンズの中に、乱視矯正眼内レンズ、遠近両用眼内レンズなども普及してきています。

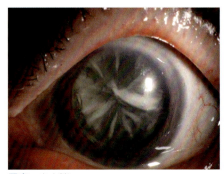

写真　白内障

トピックス⑫ ── 眼科
角膜疾患の治療
日本全国から来院

◆角膜疾患とは？

角膜は眼球の最も外側にある透明な組織で「くろめ」のところです。角膜が透明だと黒っぽく見えますが、角膜の病気で濁ってしまうとぼんやりと白っぽくなり、視力が低下してしまいます。角膜の病気にかかる人は多くはありませんが、いったんかかると激しい眼痛や、視力低下を伴ったりするので非常に厄介な病気です。当院は南大阪地区の角膜疾患のセンターとして全ての角膜疾患を治療できる体制を整えています。

◆角膜移植に高い実績

角膜疾患治療の重要なものの1つに角膜移植があります。当科では大阪アイバンク、米国のアイバンクの協力のもと年間約80例の角膜移植を行っています。手術は数か月お待ちいただいている場合もありますが、緊急の症例にも対応できるように体制を整えています。角膜移植手術の最近の大きな進歩としては水疱性角膜症での角膜内皮移植（DSAEK）が挙げられます。当科でも、この方法をいち早く取り入れ、良好な手術成績を収めています。

◆国内初の歯根部利用人工角膜手術

2003年からは国内で初めて歯根部利用人工角膜手術を始めました。この方法はスチーブンス・ジョンソン症候群などの重症の眼表面疾患患者さんの視力回復の最終手段と考えられています。手術方法は、患者さん自身の犬歯の根元を削り出して人工のレンズを固定して、それを眼表面に移植する方法です。眼の構造を大きく変化させてしまう方法ですが、手術成績は良好で長期に安定した視力が得られる優れた方法です。

当科でこの手術を行っていることはマスコミでも数回取り上げられており、日本全国から手術希望の紹介があります。

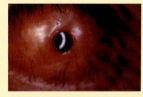

写真　歯根部利用人工角膜手術の術後所見
眼表面には自己の口腔粘膜が移植されています。中央のレンズは粘膜下で自己の犬歯の根部に固定されており、後方は眼内に挿入されています。このレンズ越しに患者さんは物を見ることができます

診療科案内
眼科

当科は南大阪に拠点を置く大学病院であることを自覚し、この地域における眼科診療の中心的な役割を果たすため、疾患に広く対応できるように各専門外来を設置し、体制を整えています。

角膜疾患は下村嘉一主任教授、福田昌彦准教授、杉岡孝二講師、渡邊敬三講師が担当しています。網膜硝子体は松本長太教授、國吉一樹講師、杉岡講師、橋本茂樹講師、野本裕貴講師が担当しています。

また堺病院眼科日下俊次教授は、難易度の高い未熟児網膜症に対する硝子体手術を当科で行っています。緑内障は奥山幸子講師、橋本講師、野本講師、七部 史講師が担当し、松本教授を筆頭に視野の臨床研究に取り組んでいます。斜視、弱視は阿部考助准教授（奈良病院）、七部講師がORT（視能訓練士）たちとともに治療、訓練を行っています。

神経眼科は青松圭一講師が担当しています。ぶどう膜炎は、丸山耕一非常勤講師および菅原大輔非常勤講師、小池英子堺病院非常勤講師が他科と連携しながら診療しています。コンタクトレンズ外来は宮本裕子非常勤講師、月山純子非常勤講師が担当しています。なお、緊急を要する患者さんの場合、時間外でも可能な限り受け入れるようにしています。

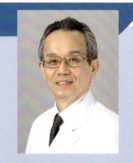

◆教授・診療部長／下村嘉一（写真）
◆教授／松本長太
◆准教授／福田昌彦
◆講師／奥山幸子、國吉一樹
　杉岡孝二、橋本茂樹、野本裕貴
　渡邊敬三、青松圭一、七部　史
◆講師（非常勤）／宮本裕子
　丸山耕一、月山純子、菅原大輔 ほか

■眼科ホームページ
検索 近畿大学　眼 と入力してください。

66 緑内障の診断と治療
―視野研究で国内の中枢的研究施設―

> **症例**
> 50歳代半ば、女性。かかりつけ医から緑内障の検査と治療で来院されました。眼底にはわずかに緑内障を疑わせる所見がありましたが、一般的なハンフリー視野検査では異常は検出されていませんでした。しかし、当科で行った機能選択的視野検査では、視野異常を確認したため、早期の緑内障と診断し、経過観察を行うことにしました。

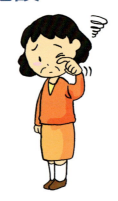

緑内障とは？

緑内障は、視野（ものの見える範囲）に特徴的な進行性の障害を生じる病気です。約120万本ある視神経の線維が、眼球からの出口である視神経乳頭で障害されることがその原因と考えられています。そして、通常は眼圧（眼球の硬さ）を十分に下げることで、その進行を抑えることができることが知られています。

ただし、現在の医療ではいったん障害された神経を回復させ視野を回復させることはできないため、できるだけ早く疾患を見つけ適切な治療を開始することが大切です。

緑内障の頻度

緑内障は、厚生労働省研究班の調査によると、国内における失明原因の第1位になっています。さらに、多治見市で行われた国内における大規模な緑内障の疫学調査によると、40歳以上の日本人の緑内障有病率は5％ということが分かりました。つまり40歳以上の日本人には、20人に1人の割合で緑内障にかかっているということになります。

また、この有病率は、年齢とともに増加していくことも明らかになっており、今後、高齢社会の進展とともに、ますます患者数が増えていくことが危惧されています。さらに、これだけ多くの患者さんがいるにもかかわらず、約9割の患者さんは、自分が緑内障であることに全く気づいていないことも分かってきました。

緑内障の種類

緑内障にはその原因に、幾つかの種類があります。
①原発開放隅角緑内障

最も多い緑内障のタイプです。隅角は正常に開いているにもかかわらず、その奥にある線維柱帯と呼ばれる網目に目詰まりを起こし、うまく房水が流出されないため眼圧が上昇する緑内障です。眼圧上昇によって、視神経乳頭付近で神経線維にいろいろな負荷がかかり、障害されて、視野が欠損するものと推定されています。

また近年では、眼圧が全く上昇しないのに視神経や視野に障害が生じる正常眼圧緑内障と呼ばれる病型が国内に非常に多いことが知られています。原因は不明ですが、眼内の血液循環、遺伝、免疫、酸化ストレス、近視、加齢などさまざまな要因の関与が

考えられています。

②原発閉塞隅角緑内障

眼球内の水（房水）の排出部位である角膜と虹彩（茶色目）の隙間（隅角）が閉じてしまうことで、房水を眼外へ排出ができなくなり、眼圧が上昇するタイプの緑内障です。著しい眼圧上昇をきたすこともあり、これを一般に急性緑内障発作と呼びます。この場合は、激しい眼痛、頭痛、吐き気、嘔吐などを伴います。

③続発緑内障

緑内障以外の眼や全身の別の病気が原因になったり、ステロイドホルモンなどの副作用で眼圧が上昇するために起こる緑内障です。

④発達緑内障

生まれつき隅角に異常があるタイプの緑内障です。生まれた直後から眼圧が高いと眼球が大きくなることもあり、「牛眼」と呼ばれています。

緑内障の症状

緑内障の症状は、その病型によって異なります。最も頻度の高い原発開放隅角緑内障では病期が進行するまで無症状の場合がほとんどです。実際には、視野検査を行いますと視野が欠けているのですが、障害の進行が通常、非常にゆっくりで、その上、日常生活では両眼で見ているため、左右の目で視野異常をカバーしてしまい、かなり障害が進行するまで、その変化にまったく気づかないことがほとんどです。

さらに、片目を隠して視野障害のある目だけで見ても、なかなか自分の視野異常に気づかないことも知られています。これは充填現象と呼ばれ、視野の欠損部を自分の脳で周りの情報から補って、あたかも見えているように感じています。

しかし、視野の欠損部位に入り込んだ物は、実際には見えていないため、日常生活で物にぶつかったり、運転時に飛び出しに気づかず事故を起こすこともあります。そして視野障害がさらに進行すると、自分の視野が狭いことに気づき、最終的に

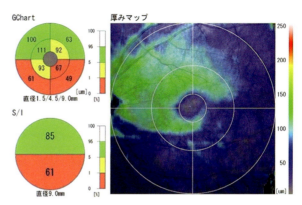

図1　光干渉断層計OCTによる測定結果
緑内障による網膜の菲薄化を定量的に評価可能です

は視力も低下してきます。

一方、原発閉塞隅角緑内障では、急激に眼圧が著しく上昇した場合（急性緑内障発作）は、眼痛、充血、目のかすみのほか、頭痛や吐き気、嘔吐を伴うことがあります。この場合は、急速に視神経が障害され視野が悪化する可能性があり、すぐに適切な治療を受けて眼圧を下げる必要があります。

緑内障の検査

緑内障では、その確定診断や、治療中の効果判定を行うために、幾つかの眼科検査を定期的に行う必要があります。

①眼圧検査

眼に器械を直接接触させて眼圧を測定するゴールドマン圧平眼圧計、空気を吹きつけて非接触に眼圧を測定する空気眼圧計などがあります。

②隅角検査

隅角の状態を確認し、緑内障の病型を診断するための検査で、専用のコンタクトレンズを眼球表面に接触させて検査を行います。

③眼底検査

眼球内の網膜（光を神経の信号に変換する組織）を直接観察し、視神経の障害程度を判定する検査です。視神経乳頭には、生理的に小さな陥凹があり、緑内障では視神経の脱落によってこの陥凹が拡大します。目の前に凸レンズをかざして眼底を直接観察する方法のほか、眼底をカメラで撮影記録します。

より詳細な変化を把握するため立体的に眼底を撮影することもあります。

また最近では、当科でも導入している光干渉断層計（ひかりかんしょうだんそう　けい）などの三次元画像解析装置を使うことで、非侵襲的に短時間で視神経乳頭や網膜のさまざまな解剖学的構成成分の厚みを定量評価することが可能となり、緑内障をより客観的に診断できるようになりました（図１）。

④視野検査

緑内障では、それぞれの病期によって特徴的な視野障害が現れてきます。視野検査では、この視野異常を正確にとらえ、緑内障の確定診断や経過観察を行います。当科は、特に視野研究の分野で国内の中枢的研究機関として活動しており、海外における視野研究者と情報を共有しながら、常に最新の診断技術を臨床へ情報提供しています。

視野検査では片目をふさいで、視野計ドームの中心を固視した状態で、小さな光を視野のあちこちに順に提示し、見えるか見えないかでボタンを押して応答していきます。緑内障の検査の中でも時間のかかる検査ですが、確定診、進行評価において、欠かすことのできない最も重要な検査です。

視野検査には幾つかの種類があります。最もよく行う視野検査はコンピューター制御の自動視野計によるものです（写真１）。また、検査員がゴールドマン視野計という機器を使い手動で測定する方法もあります（写真２）。この検査は、周辺部の視野を含めた全体像を把握する上で非常に重要な検査です。

検査には検査員の技量が大きく影響しますが、当

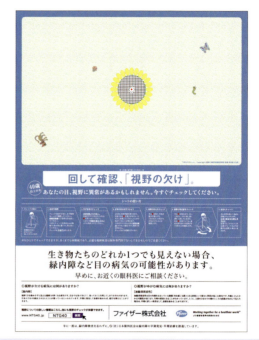

図２　クロックチャート
検査用紙を回転させ、４つのアイテムが常に見えることを確認し、緑内障の視野変化をとらえます。
６千万枚以上のクロックチャートを新聞広告として配布した結果、３万人の緑内障患者さんを見つけることができました

科では高い測定技術を備えた視能訓練士が検査を担当しており、非常に精度の高い測定を行っています。

近年、これらの視野検査で異常が検出された段階では既に視神経の約50％が障害を受けていることが分かってきました。そこで、より早期の視野異常を検出する目的で、機能選択的視野検査と呼ばれる手法が開発されています。網膜では、視力など細かな物を見るときに働くP-細胞系、物の動きに反応するM-細胞系、青色に選択的に反応するK-細胞系など、単に光を脳に伝えるだけではなく、さまざまな機能的役割をもった神経が分化しています。特にM-細胞系、K-細胞系は数が少なく、これらを選択的に測定すると緑内障を、より早期に検出するこ

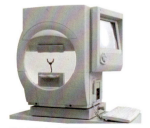

ハンフリー視野計

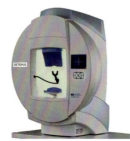

オクトパス視野計

写真１　自動視野計

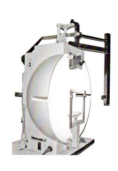

写真２　ゴールドマン視野計

とができます。当科でも積極的に複数の機能選択的視野検査を取り入れ、緑内障の早期診断に取り組んでいます（写真3）。

緑内障の患者さんの約9割は自分が緑内障であることに気づいていません。当科では、これらの潜在的な緑内障患者さんをスクリーニングする目的でクロックチャートと呼ばれる簡易な視野検査表を開発し、新聞広告やテレビ放送で緑内障の啓発活動を積極的に進めています（図2）。

緑内障の治療

現在の医療では、残念ながら緑内障でいったん障害された視神経を再び回復させることはできません。しかし、緑内障は眼圧を十分下げると、その進行を防止あるいは遅らせることができることが明らかとなっています。眼圧がもともと高くない正常眼圧緑内障でも、眼圧をさらに下げることで病気の進行を遅らせることができます。

そのため緑内障では、できるだけ早い段階で病気を発見し、治療を開始することがとても重要となります。緑内障の治療には、点眼などの薬物療法、レーザー治療、手術治療があります。

①薬物療法

多くの緑内障では、点眼による薬物療法が治療の基本となります。点眼薬は基本的に眼圧を下げることで緑内障の進行を抑えます。さまざまな作用機序（仕組み）を持った点眼薬が10種類以上発売されており、緑内障の種類や重症度に応じて処方されます。

また、緑内障の点眼薬はそれぞれ固有の副作用もあるため、使用に関しては、医師、薬剤師の説明をしっかり守ってください。内服薬で眼圧を下げる薬もありますが、全身の副作用が強く出ることがあり、長期間は使用できない場合もあります。

②レーザー治療

レーザー治療は主に2つの方法があります。1つは、レーザーで虹彩に小さな孔を開けて、眼内の房水の流れを変えるもので、多くの閉塞隅角緑内障や急性緑内障発作がこの方法によって治療できます。

もう1つは、線維柱帯に照射することで房水の排出を促進するためのレーザー治療です。一部の開放隅角緑内障に効果があります。レーザー治療の痛みは極軽度で外来で行うことができます。

③手術

薬物療法やレーザー治療の効果が不十分な場合に行われる治療です。大きく分けて房水が眼外に流れる別の経路を新たに作る手術と、線維柱帯を切開して房水の排出を促進する手術の2つがあります。また、房水の排出を改善するため眼内に留置するチューブ状の器具も認可されました。これらの手術方法は症例に応じて選択されます。

手術はあくまで眼圧を下げて視野障害の進行を食い止めるのが目的です。緑内障の手術方法は年々改良が進み、治療成績もかなり改善されてきましたが、合併症もあり、術後に再手術が必要となる可能性もあり、外来通院による定期的な管理が必要です。

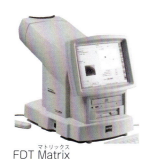

FDT Matrix
マトリックス
(M-細胞系の機能評価)

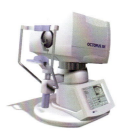

Short Wavelength
ショート ウェーブレングス
Automated Perimetry
オートメーテッド ペリメトリー
(K-細胞系の機能評価)

フリッカー視野
(M-細胞系の機能評価)

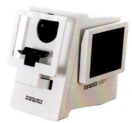

Heidelberg Edge
ハイデルベルグ エッジ
Perimeter
ペリメータ
(M-細胞系の機能評価)

写真3　機能選択的視野検査

67 皮膚がんの治療
―分子標的薬など新治療を実施―

症例 50歳代後半、男性。いつからかは覚えていないが、右足底のホクロが最近大きくなり出血し、見た目も斑状（まだら）になってきたのに不安を覚え、近くの皮膚科を受診しました。悪性黒色腫を疑われ専門的な検査・治療が必要と言われ、当科を紹介されました。

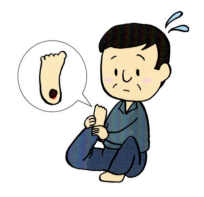

皮膚とは？

皮膚とは体の表面を覆っている層を指します。面積は約1.6㎡で畳一枚分に相当します。あまり知られていませんが、重さは10kg弱で、体の中で一番大きな器官になります。働きとしては、細菌やウイルスなどから体を守ったり、暑さ寒さなどを感じたり、体温の調節をしたり、そのほか吸収や排泄を担っています。

構造上、浅い部位にある表皮と深い部位にある真皮に分かれます。表皮には、主に皮膚自体を作る角化細胞と紫外線から皮膚を守る物質であるメラニンを作るメラニン細胞があります。真皮の大部分は主に線維成分で構成され、そのほか細胞成分や血管・リンパ管・神経・汗腺・脂腺・毛包があります（図）。

皮膚がんとは？

皮膚がんは主に皮膚を構成している細胞ががん化することで生じます。さまざまな腫瘍ができますが、代表的なものが有棘細胞がん、基底細胞がん、悪性黒色腫があります。

有棘細胞がんとは？

有棘細胞がんは皮膚を構成する角化細胞が悪性化したもので、見た目は赤くジュクジュクしたり、固く盛り上がってきて気付かれることが多いようです（写真1、2）。高齢者の顔や手など日光に当たる部分によくできるため、慢性的な日光（紫外線）の刺激が加わることでできやすいと考えられています。そのほか、火傷や放射線治療後なども原因といわれ

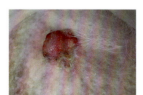

写真1 幼少期の火傷跡に長い年月がたってから生じた有棘細胞がん

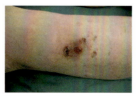

写真2 湿疹として塗り薬を使用していたが、治らないため受診し、見つかった有棘細胞がん

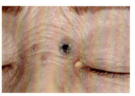

写真3 顔面に生じた基底細胞がん。黒色のホクロ様の外観を呈しています

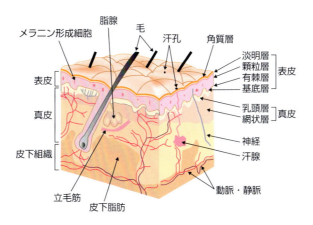

図　皮膚の構造とそれぞれの位置関係

高久史磨ほか監修：最新版家庭医学大全科。法研、2004年

ています。放置すると少しずつ大きくなり、内臓やリンパ節に転移を起こし治療が難しくなることがあります。

　原則治療は外科的に病変部を取り除き、縫い合わせることが行われますが、周りの皮膚に十分余裕がない場合は皮膚を近くから移動させる手術（皮弁術）をしたり、鎖骨や鼠径部から皮膚を移植したりすることがあります（植皮術）。また術後放射線療法を追加したり、抗がん剤を使用する場合もあります。

基底細胞がんとは？

　基底細胞がんは黒色のできもので、一見、大きなホクロのように見えます（写真3、4）。たまに固く盛り上がりイボ状になったり、傷のようにジュクジュクする場合もあります。主に高齢者の顔面にできやすいとされていますが、体や手足にも時々みられます。病変は局所で大きくなる傾向が強いものの、前述の有棘細胞がんのように内臓やリンパ節への転移はあまりみられません。

　治療は腫瘍から十分な距離をとり外科的に取り除き、傷は縫い合わせますが、傷が大きく縫い合わせることができない場合は皮弁術や植皮術を行います。完全に取り切れれば問題がないため、原則、術後の抗がん剤による治療や放射線療法は行いません。

悪性黒色腫とは？

　悪性黒色腫はいわゆるホクロのがんです（写真5、6）。中高年に多くみられ、性別によるできやすさは大きく変わることはありません。主に足・足趾が発生部位の3分の1以上を占め、手・指を合わせると全体の半分近くになります。また、まれに粘膜や眼の中にもできるので注意が必要です。病変は黒色で周りが不正で濃淡があります。病変が悪性の可能性が高いものか簡単に評価する方法があり、気になるホクロがある場合は当てはまるか試してみてください（表）。

　また、小さいものであれば肉眼的に判断が困難で

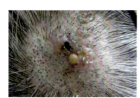

写真4　頭部に生じた基底細胞がん。自身で見えない部位であり美容室で指摘されたという

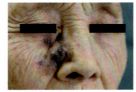

写真5　長年シミとして経過をみていた頬部の悪性黒色腫

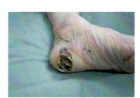

写真6　刺を踏んでからできたとのことでしたが、検査の結果、悪性黒色腫と診断されました

すので、拡大鏡にて色素の分布パターンを確認することで、おおよその良悪の判断ができます。悪性黒色腫は悪性度が高く内臓やリンパ節に転移を起こしやすいため、早期発見と外科的に取り除くことが大原則です。その進行度は腫瘍自体の厚み、内臓やリンパ節への転移の有無をもって決定されるため、原発巣の評価とともにX線検査やエコー検査、そして場合によってはPET検査を行い判断をします。

腫瘍を外科的に摘出する場合は、前述の進行度に基づいて腫瘍から離す距離が決められており、5mm～2cmの範囲となります。そのため、進行例では非常に大きな摘出創になりますので、皮弁術や植皮術が多くの症例で必要となります。

指先の進行例では病変部を含め指を切断しないといけないケースもあります。しかし非進行例で早期に治療が受けられた場合は良い経過をたどります。その一方で、進行している場合は術後に抗がん剤による治療を行いますが、治療効果は乏しいとされています。放射線による治療は残念ながらあまり効果はありません。また、病変が小さく非進行例と考えられていた病変の中にわずかながら小さなリンパ節への転移が見られる例があるとされています。

当科では潜在的に存在するリンパ節転移の有無を評価し、もし転移が発見された場合、早期に適切な治療を行うための検査（センチネルリンパ節生検術）を実施しています。従来のリンパ節を染色する色素を使用する方法に加え、リンパ節に集積する特殊な薬剤を使用する方法も合わせて行っていて、精度の高い検査ができます。

また手術中に検査を行い、必要なときには同時にリンパ節の治療を受けることができます。進行例の場合は、従来の抗がん剤治療に加え、免疫チェックポイント阻害剤や分子標的薬などの新しい治療を受けることができます。

頭文字	特徴
A	Asymmetry 不規則形
B	Borderline irregularity 境界不鮮明
C	Color variegation 色調多彩
D	Diameter enlargement 拡大傾向　直径6mm以上
E	Elevation of surface 表面隆起

表　ABCDEルール。悪性黒色腫の診断の目安になります

診療科案内

皮膚科

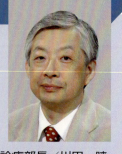

皮膚科は教授：川田　暁、准教授：大磯直毅、講師：遠藤英樹、成田智彦などが診療を担当しています。

当科で治療する一般的な皮膚科疾患としては、湿疹・じんましん、水虫などの真菌症、痤瘡（ニキビ）・脱毛症、皮膚腫瘍などがあります。

大学病院として専門的な治療が必要な皮膚疾患としては、乾癬、皮膚がん、水疱症（天疱瘡や類天疱瘡）、白斑、あざ、シミ・シワがあります。

当科の特徴としては、一般外来だけでなく、専門外来、入院治療、外科的手術にも力を入れています。また紫外線治療器、レーザー治療器、光治療器などが充実しています。

近くのお医者さんからの紹介の患者さんも積極的に診療しています。紹介状を持参の上、医事課受付を通して予約をしていただければスムーズです。また、ある程度病気がよくなったら、また元のお医者さんに診療していただけます。

■皮膚科ホームページ
検索　近畿大学　皮膚
と入力してください。

◆教授・診療部長／川田　暁
◆准教授／大磯直毅
◆講師／遠藤英樹、成田智彦
◆医学部講師／松田洋昌
◆助教／立林めぐ美、三宅早苗
　内田修輔、森田玲子、佐藤雅子
　岡橋一憲、柳原　緑、渡辺圭子
　名越由佳　ほか

68 尋常性乾癬の治療
―最適な治療法を選び、QOL向上へ―

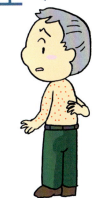

症例
60歳代半ば、男性。数年前から体に赤くてかゆい発疹が増えてきました。発疹の数が増えてきたので、かかりつけ医を受診しました。尋常性乾癬かもしれない、と言われて当科に紹介されました。

尋常性乾癬とは？

尋常性乾癬とは乾癬とも言います。慢性の皮膚疾患で、国内における有病率は1000人中1～2人くらいといわれています。感染とは違うので、他人にはうつりません。

卵や手の平くらいの大きさの赤い発疹が体のあちこちにできてくる皮膚病です。赤い斑点に加えて白いかさぶたのようなものがはがれてきます（写真1、2）。特にできやすい場所は、ひじ・ひざ・頭・背中です（図1）。半分くらいの患者さんにはかゆみがあります。爪の変形や関節の痛みを伴うこともあります。状態が良くなったり悪くなったりを繰り返します。

なぜ発症するかはまだ分かっていません。最近の研究から、何らかの原因で皮膚の表皮細胞が異常に増殖し、そこに免疫の異常が加わって炎症が起きると考えられています。また外傷・感染・ストレス・薬剤などがきっかけになり、糖尿病・高脂血症・肥満などのメタボリック症候群が基礎にあることが多いといわれています。

診断と4つの治療法

多くの場合は、肉眼的に診察することで診断が可能です。ただそれだけで難しい場合には、病理検査をすることもあります。これは皮膚を小さく切り取って詳しく調べる検査です。

最近、乾癬の病態や治療についての研究が急速に進んできました。その結果、治療方法の選択の幅がとても広くなっています。

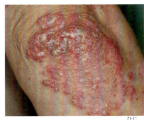
写真1 乾癬の皮膚症状（肘）

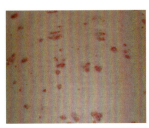
写真2 乾癬の皮膚症状（背中）

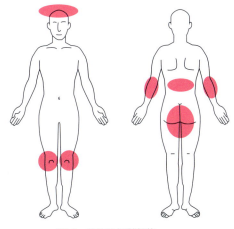
図1 乾癬の好発部位

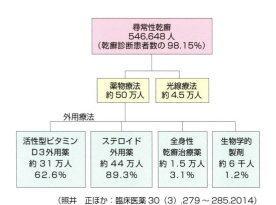

図2 乾癬の患者数と治療選択

表 乾癬の治療方法

外用療法
ステロイド外用剤
ビタミンD3外用剤
ステロイド・ビタミンD3配合剤
光線療法
ナローバンドUVB
エキシマライト
PUVA
内服療法
シクロスポリン
エトレチナート
生物学的製剤
インフリキシマブ
アダリムマブ
ウステキヌマブ
セクキヌマブ

治療方法は大きく分けて、外用療法、光線療法、内服療法、注射療法があります（図2、表）。

①外用療法

外用療法には、ステロイド外用剤、ビタミンD3外用剤、ステロイドとビタミンD3の配合剤があります。これらの薬は軽症から中等症の乾癬に使われます。ステロイド外用剤では皮膚が薄くなったり血管拡張がみられることがあります。ビタミンD3外用剤ではヒリヒリ感がみられることがあります。

②光線療法

光線療法はナローバンドUVB、エキシマライト、PUVAがあります。ナローバンドUVBは311 nmの波長の紫外線を全身の皮膚に照射する方法です。エキシマライトは308 nmの波長の紫外線を皮膚に照射する方法です。手・足・爪など範囲の狭い場合に使用されます。PUVAはソラレンという薬を塗布したり内服した後に紫外線のA波（UVA）を照射する方法です。

光線療法の副作用としては、日焼けのように赤くてヒリヒリしたり、茶色い色（色素沈着）がつくことがあります。まれに皮膚がんができることもあります。

③内服療法

内服療法には、シクロスポリンとエトレチナートがあります。中等症から重症の乾癬に使われます。シクロスポリンは免疫抑制剤の1つです。副作用としては腎障害や高血圧などがあります。エトレチナートはビタミンA誘導体です。この薬は催奇形性があるため、服用中と服用後しばらく（女性は2年、男性は6か月）は避妊しなければなりません。

④注射療法

注射療法には生物学的製剤が使用されています。生物学的製剤にはインフリキシマブ、アダリムマブ、ウステキヌマブ、セクキヌマブがあります。中等症から重症の乾癬に使われます。インフリキシマブとアダリムマブはTNF-αに対する抗体、ウステキヌマブはIL-12/23 p40に対する抗体、セクキヌマブはIL-17Aに対する抗体です。副作用として結核・肺炎・肝炎などを発症することがあります。

乾癬との上手な付き合い方

患者さんの症状に合わせて、これらの治療方法から最適なものを選択し、症状をコントロールしながら、患者さんのQOL（Quality of Life：生活の質）を高めていくのが、治療の目標です。

日常生活では皮膚を刺激することを避けてください。かさぶたを取ろうと思って入浴の際に皮膚をごしごしこすることはやめてください。風邪やインフルエンザにかかると、皮膚の症状が悪化することもあるため予防もしてください。精神的ストレスも悪化の原因となることがあります。気分転換をはかることも大事です。

乾癬は慢性の皮膚疾患ですが、患者さんに合った治療方法を選択して上手に付き合っていけば、日常の生活を送るのに問題はありません。

2014年に乾癬という病気がWHO（世界保健機関）で決議され、国際的に取り組む病気となりました。患者さんや家族の方が情報を共有できる場として「日本乾癬患者連合会」があります。また医療関係者の学会として「日本乾癬学会」もあります。乾癬と思われたり、乾癬と診断された方は、ぜひ皮膚科を受診してください。

69 真珠腫性中耳炎・慢性中耳炎の治療
― 国内トップクラスの症例数 ―

症例
40歳代半ば、女性。3年前から右難聴を自覚していました。回転性めまいが月1～2回起こるようになり、右顔面神経を発症して受診しました。右鼓膜弛緩部に真珠腫があり、聴力検査では右60dBの混合性難聴を認めました。CT検査で右側頭骨内に広範な骨破壊を伴う軟部組織陰影があったため、右真珠腫性中耳炎の右鼓室形成術を受けました。

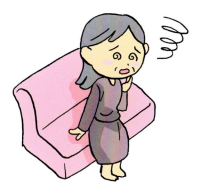

難聴・めまいの診断と治療

耳鼻咽喉科では、難聴・めまいの外科的治療として①真珠腫性中耳炎、慢性化膿性中耳炎、癒着性中耳炎、好酸球性中耳炎の鼓室形成術②耳硬化症、中耳奇形・耳小骨奇形のアブミ骨手術③メニエール病、遅発性内リンパ水腫の内リンパ嚢開放術④外リンパ瘻の内耳窓閉鎖術⑤特発性および外傷性顔面神経麻痺の顔面神経管開放術⑥外耳腫瘍、中耳腫瘍の側頭骨外科手術⑦聴神経腫瘍の経迷路法・中頭蓋窩法の腫瘍摘出術⑧錐体尖真珠腫、錐体尖コレステリン肉芽腫の中頭蓋窩法による摘出術、などを専門的に行っています。

耳科手術担当スタッフ4人で、年間350症例以上の耳科・側頭骨外科手術を行っています（図1）。年間症例数、累積総症例数ともに常に国内トップクラスで、2015年3月15日発刊の「手術数でわかるいい病院―全国＆地方別手術数ランキング2013年度（週刊朝日増刊号）」において、鼓室形成術に関しては全国9位、関西地区3位にランクインしています。また、2015年4月5日付け読売新聞「病院の実力―耳・鼻・のどの手術2014年度」でも、鼓室形成術で全国7位、大阪府下2位にランクインしています。

高い成績の鼓室形成術

耳科・神経耳科外来担当医が1992～2015年の23年間に執刀した累積総症例数は2796例で、その対象疾患の内訳は、真珠腫性中耳炎が75％、慢性中耳炎が22％、中耳奇形などが3％になっています。

真珠腫性中耳炎では約70％の症例で二段階手術、残りの約30％は一期的な鼓室形成術になっています。二次手術時に真珠腫の遺残が確認されたのは、後天性真珠腫で6％未満と極めて少数、一次手術で真珠腫が取り残しなく確実になくなっていることを

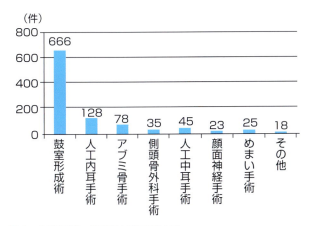

図1　耳科手術・側頭骨外科手術内訳
2010年4月～2015年3月

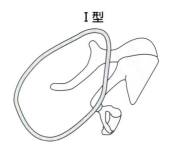 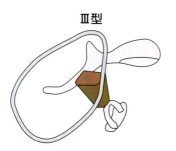 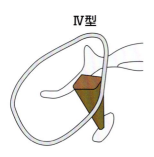

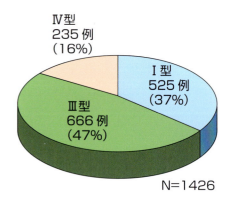

図2　聴力改善手術の型分類

示しています。経過観察期間中に真珠腫の再形成が確認され、再度の手術が必要となった症例は、段階手術を受けたもので2.5％、一期的手術を受けたもので2.6％と、真珠腫の再形成（再発）率も極めて低率でした。

聴力改善手術の型別では、耳小骨3本を保存するⅠ型が37％、キヌタ骨を摘出してアブミ骨と鼓膜を接続するⅢ型が47％、耳小骨が全て消失しアブミ骨底板と鼓膜を接続するⅣ型が16％でした（図2）。純音聴力検査における会話音域3分法の平均値で気導－骨導差が20dB以内に回復した聴力成功例はⅠ型92％、Ⅲ型86％、Ⅳ型62％と極めて良好でした（図3）。

国内有数のアブミ骨手術

耳硬化症、骨形成不全症、中耳奇形、鼓室硬化症（慢性中耳炎、術後耳の後遺症）などを原因とする伝音難聴で、聴力改善を目的として年間約20例のアブミ骨手術を行っています。耳科・神経耳科外来担当者が1992～2015年の23年間に執刀した累積総症例数は352例で、国内有数の症例数を誇っています。

純音聴力検査による会話音域3分法の平均値で気導－骨導差が10dB以内に回復した聴力成功例は全体で93％、初回手術例96％と良好な成績を挙げています。一方、2回目手術例79％、3回目以上の手術例50％と、手術回数が増えるにつれて成績は徐々に低下しています（図4）。耳硬化症や鼓室硬化症の診断を受けた際は、初回手術時からアブミ骨手術の専門医に相談することが重要になります。

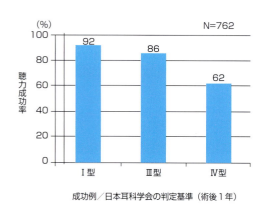

図3　再建法別の聴力成績

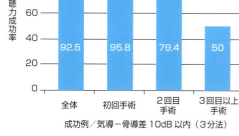

図4　アブミ骨手術の成績

70 高度難聴・混合性難聴の治療
― 国内の代表的施設 ―

> **症例**
> 1歳8か月、女児。遺伝性難聴で、新生児聴覚スクリーニングで両側高度難聴を疑われました。大学病院耳鼻咽喉科での精密聴力検査で両側高度難聴の診断を受けました。補聴器装用を6か月間続けましたが、音声の表出・言語の発達がみられず当院を受診しました。画像検査では内耳奇形はなく、ASSR検査などの最新の聴覚検査で「人工内耳手術の適応あり」と診断されました。
> 2歳時に右人工内耳手術、4歳時に左人工内耳手術を当院で受け、手術後4年で健聴児とほぼ同等の口話によるコミュニケーション能力を獲得し、普通小学校に進学しています。

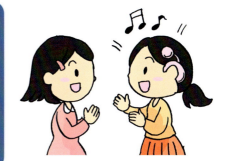

人工内耳とは？

1980年代から開発された人工内耳手術の導入は、それまでの高度感音難聴の治療法を根本的に変える革命的な医療の幕開けとなりました。内耳障害を病因とする先天性、後天性の高度感音難聴について、蝸牛内に挿入された人工内耳電極からの聴神経への電気刺激によって、正確な聴覚情報が大脳皮質聴覚野に届けられるようになりました。

2014年末時点で、人工内耳手術の症例数は世界全体で約32万人、そのうち国内で約1万人と推定されています。国内で人工内耳手術が健康保険適用になったのは1994年、小児例に対する人工内耳手術が健康保険適用になったのが1997年、成人例、小児例ともにその後も手術件数は順調に増加し、最近では年間約500例の人工内耳手術が行われています。

国内トップクラスの人工内耳手術

補聴器装用をしても会話ができない高度難聴については人工内耳手術を行っています（図1）。耳科・神経耳科外来担当医の年間人工内耳手術数20～30例、累積総症例数278例と、いずれも国内トップクラスとなっています（図2、2015年8月末時点で28例）。術後の聴力保存をめざした正円窓アプローチの手術（図2の赤部分）を2011年から国内で最初に導入し、術後には高い聴力保存率が得られています。

成人例の人工内耳手術では65歳以上の高齢者が増加しています。欧米での報告と同様に、高齢者群も言語を聞き取る能力の改善は極めて良好で、手術時間の短縮（最近では約1時間半）もあって内科疾患などの合併症がある場合でも、手術は安全に行えることを確認しています。

小児例では、手術時年齢が1歳まで引き下げられ

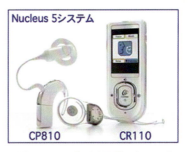

図1 最新の人工内耳システム

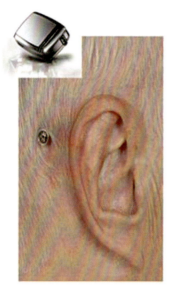
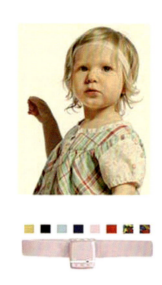

図3　人工中耳BAHAの装用

たこと、両側人工内耳装用が健康保険適用になったことで、手術症例数が増えています。2014年7月には、ハイブリッド型人工内耳も健康保険適用になり、残存聴力があり、補聴器で会話が困難な症例にも人工内耳手術が可能になり、当科でも既に数例この人工内耳手術が行われています。

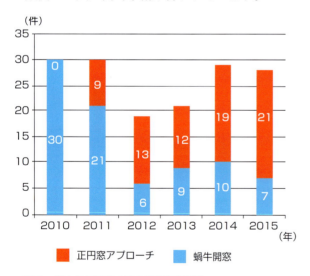

図2　過去5年間の人工内耳手術施行数

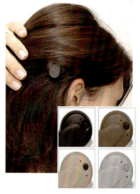
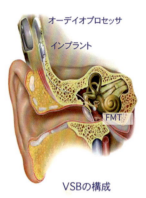

図4　人工中耳VSBの装用

人工中耳手術で、著しい聴力改善

鼓室形成術、アブミ骨手術を行っても聴力改善しない伝音難聴や混合性難聴については、人工中耳手術を行っています。植え込み型骨導補聴器BAHAは2013年1月に健康保険適用になった新型の人工中耳です。これまでに42例のBAHA植え込み手術を行っています（国内最多）。耳後部に埋め込んだチタン製インプラントにBAHAを装着します。従来の気導補聴器と比較して、装用感も聴力成績も極めて良好で、日常のQOL（Quality of Life：生活の質）は大きく改善しています（図3）。

現時点では18歳以上が手術適応になるため、小児例については手術まではソフトバンドを購入してBAHA装着をしています（図3右）。両側外耳道閉鎖症などの子どもさんには吉報となるでしょう。国内での臨床治験が昨年終了した人工中耳VSBについても、これまでに12例（国内最多）に埋め込み手術を行い、全例で著しい聴力改善が得られています（図4）。VSBについては、現在、厚生労働省PMDAで健康保険承認に向けた手続きが進んでいます。

メニエール病と聴神経腫瘍の手術——関西地区唯一の手術も

メニエール病は罹病期間が長くなると約30％は両側化します。両側高度難聴になれば人工内耳手術が必要になります。聴神経腫瘍は一側性病変ですが、対側耳（良聴耳）に突発性難聴やメニエール病を発症すると、やはり両側高度難聴になり人工内耳手術の適応となります。当科では、メニエール病に対する外科治療として内リンパ嚢開放術を行い良好な治療成績を得ています（図5）。

メニエール病の術後1年の時点でのめまいの制御率は88％、聴力改善率は35％で、内リンパ嚢手術は内リンパ水腫を原因とする疾患に有効な外科的治療であることを改めて確認しています。メニエール病を重症化・両側化させる前に適切な治療を行うことが極めて重要です。最重症化したメニエール病については、究極の外科治療である前庭神経切断術も行っています（写真）。聴神経腫瘍の摘出手術と同時に人工内耳を埋め込む手術も、関西地区では唯一可能な施設として症例が増えています（図5）。

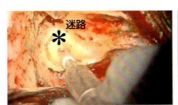
迷路破壊術

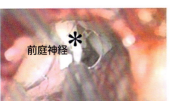
前庭神経切断術（RS法）

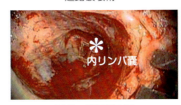
内リンパ嚢開放術

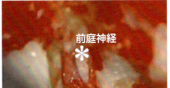
前庭神経切断術（MCF法）

写真　メニエール病の外科治療

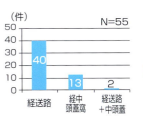

 内耳道内　 中

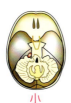 小　 大

図5　聴神経腫瘍の摘出手術

診療科案内

耳鼻咽喉科

当科では、難聴・めまいの外科的治療として、①真珠腫性中耳炎、慢性化膿性中耳炎への鼓室形成術、②耳硬化症、中耳奇形へのアブミ骨手術、③高度難聴・混合性難聴への人工内耳手術、人工中耳手術、④メニエール病への内リンパ嚢手術、⑤外リンパ瘻への内耳窓閉鎖術、⑥顔面神経麻痺への顔面神経管開放術、⑦外耳・中耳腫瘍への側頭骨外科手術、⑧聴神経腫瘍の摘出術、⑨錐体尖真珠腫・コレステリン肉芽腫への頭蓋底手術等を施行しています。

紹介状持参で初診外来を受診していただくと、初診担当医が適切に対応し、最終的に耳科・神経耳科外来、めまい外来、難聴・中耳外来、鼻副鼻腔外来、頭頸部腫瘍外来等の各専門外来に紹介しておりますので、まずはご相談ください。

■耳鼻咽喉科ホームページ
検索　近畿大学　耳鼻喉
と入力してください。

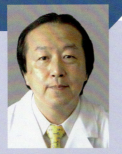

◆教授・診療部長／土井勝美
◆准教授／寺尾恭一、瀬尾　徹
◆医学部講師／齋藤和也、北野睦三
　小泉敏三、藤原良平

71 めまいの治療
―正しい診断と積極的な手術で高い成績―

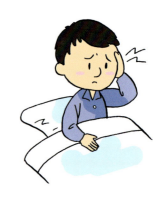

症例

40歳代前半、男性。2か月前、朝起きたときから左耳で耳鳴りがしました。そのまま出社したところ、昼ごろ、自分がぐるぐると回るめまい感がしましたが、横になっていると数時間で改善したので、そのまま帰宅しました。3週間後に同様のめまいがしたため、かかりつけ医を受診したところ、左耳の聴力が低下していたので、検査と治療のために当科を受診しました。

めまいとは？

厚生労働省国民生活基礎調査によると、めまいを訴える患者の数は年齢とともには増加し、65歳以上では人口1000人当たり男性が28.1人、女性が47.3人と、めまいは、しばしばみられる症状の1つです（図1）。めまいは、自分や周りがぐるぐると回る「回転性めまい」と、何となくふわふわする感じや雲の上を歩いているような感じである「浮動性めまい」、立ちくらみにみられるような目の前が暗くなるような「眼前暗黒感」に分けられます。このうち回転性めまいは、主に耳に原因のある場合が多いとされ、重要な症状といえます。

体のバランスは、目による視覚、内耳による平衡覚、関節や筋肉にある深部知覚からの情報が脳で統合されて維持されると考えられています。このうちのいずれかに異常があれば体のバランスが崩れて、めまいが生じるといわれています。臨床統計によると、めまいを訴えて病院を受診した患者の約60％は耳の異常が原因とされています（図2）。めまいの治療を主に耳鼻咽喉科で行う理由はこの点にあります。

メニエール病とは？

めまいを訴える患者全体の約20％を占める病気で、耳の奥にある内耳の内リンパ液が過剰にたまってくる「内リンパ水腫」がその原因と考えられています（図3）。この病気は、繰り返す回転性めまいとともに、耳鳴りや耳が聞こえにくいなど、聴覚の症状を伴うのが特徴です。発作時には激しいめまいのために日常生活に支障をきたすことも少なくありません。

また病気の進行に伴って徐々に聴覚の症状が進み、放置すると高度難聴となってしまう危険があります。このため早期の適切な治療が必要となってきます。

図1　年齢とともにめまいは増加

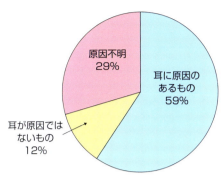

図2　めまいの原因

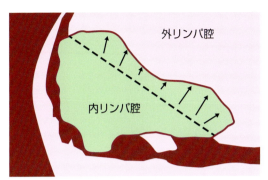

図3　内リンパ水腫　内リンパ腔が外へ広がっています

メニエール病の診断と検査

　メニエール病の診断は、患者さんの症状を詳しく聞くことから始めます。先に述べたようにメニエール病が進行すると聴力の低下をきたすため、聴力検査が絶対に欠かせません。また内耳の三半規管の働きを診断するために、耳の中に水を入れてめまいが生じるかどうかを確認するカロリックテストも行う場合があります。典型的なメニエール病は、こうした検査で診断と病状の評価ができます。

　しかし、ほかの病気でも類似した症状を示すことがあり、内リンパ水腫の存在を診断する検査が必要なことがあります。このため利尿剤を投与する前後の検査結果を比較するグリセロールテストやフロセミドテストを実施しています。

メニエール病の治療方針

　先に述べた通りメニエール病は、内耳の内リンパ液が過剰にたまった状態なので、治療の基本は、内リンパ液を排出するために利尿剤を使うことです。聴力の低下が著しい場合は、ステロイド剤を使用することもあります。またメニエール病の発症には、ストレスや過労などの精神心理的な影響が強いことも知られており、場合によってはストレス管理なども必要となってきます。

　それでも改善しない場合は、手術による治療が必要となります。内リンパ水腫は、内耳で作られる内リンパ液が十分に吸収されないことが原因と考えられています。そこで、内リンパ液の圧力を中耳に逃がすため内リンパ嚢を切開する方法（内リンパ嚢開放術）を行うこともあります。

良性発作性頭位めまい症とは？

　頭をある一定の位置（めまい頭位）にした場合に、数十秒間持続する激しい回転性めまいと、目の動き（眼振）を引き起こすのが特徴です。また寝転んでいるときや座っているときなどは症状がないのも特徴です。この疾患は、めまいを訴える患者さんの中で最も多く、全体の30～50％を占めています。

　この病気の原因は、三半規管の中に炭酸カルシウムでできた耳石という結晶が入り込んでしまった状態（半規管結石症）だと考えられています。三半規管内の耳石は、頭の位置が変わるたびに移動し、同時に内リンパ液の流動を引き起こし、めまいを生じさせるのです（図4）。耳石はもともと正常の人で

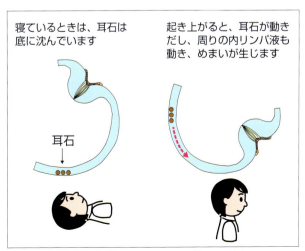

図4　良性発作性頭位めまい症でめまいが起こる理由

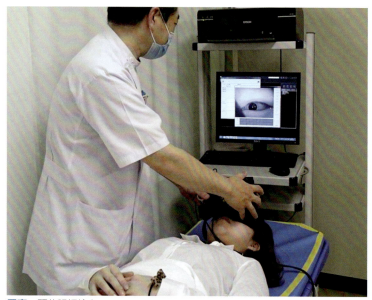
写真 頭位眼振検査

も耳石器にあり、何らかの原因で半規管内に入り込むことがあります。

この病気は女性に多く、男性の約2倍といわれています。これは女性ホルモンがカルシウムの代謝に関係するためだと考えられています。内耳の疾患ですが、メニエール病と違って聴力の症状を伴うことはありません。

良性発作性頭位めまい症の診断と検査

この病気の診断には、頭の位置を変えたとき、めまいとともにみられる特徴的な眼振を確認することが必要です。ベッドの上で頭を動かしたり、急に起き上がったり寝転んだりして、めまいを起こしやすい動作を繰り返し、その際の目の動きを赤外線カメラで観察します（頭位眼振検査、頭位変換眼振検査、写真）。この検査で、左右どちらの耳が原因なのか、三半規管のどこに耳石が入っているのかなどを知ることができます。

良性発作性頭位めまい症の治療

20年ほど前まで、この病気の適切な治療法はなく、自然に改善するのを待っていました。現在は、半規管内の耳石を元の場所に戻す治療法（浮遊耳石置換療法、この治療法の発明者にちなんでエプレー法とも言う）によって、約60％の患者さんは翌日には、めまい症状が軽くなります。この治療は、頭をゆっくり一定の法則で動かすことで、耳石を移動させ、三半規管から排出させるもので、わずか数分で行うことができます。

また、非常にまれですが、こうした治療でも改善しない場合や、再発を繰り返す場合は、半規管内の内リンパ液の動きを止める半規管遮断術で、ほぼ確実にめまいを軽快させることができます。

当科のめまい診療の特徴

当科では一般的なめまいの検査のほかに、内耳の耳石器の機能を診断する前庭誘発筋電図や三半規管の全てを判定するヘッドインパルステストを他の施設に先駆けて実施しています。これらの検査で、以前は原因がよく分からなかった患者さんに対して、正しい診断が可能になっています。

また前述の通り、難治性のメニエール病や良性発作性頭位めまい症の手術療法も積極的に実施しているのも当科の特徴といえます。従来の治療で十分に効果がみられなかった患者さんに対し、これらの治療によって十分な治療効果をあげています。

72 過活動膀胱の原因と診断
―原因不明や加齢によるものが多い―

症例
60歳代後半、男性。半年前からトイレが近く、突然強い尿意が襲ってきて、夜も2回ほど起きるようになりました。年齢のせいだとあきらめていましたが、思いきって当科を受診しました。その結果、前立腺肥大症に伴う過活動膀胱と診断されました。

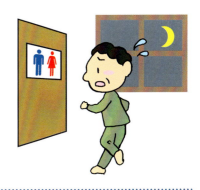

過活動膀胱（活動しすぎる膀胱）とは？

過活動膀胱は「急に我慢できないような尿意が起こる」「トイレが近い」「急にトイレに行きたくなり、我慢ができず尿が漏れてしまうことがある」などの症状がみられる病気です。とても多くの方がこの病気で悩んでいることが分かっています（図）。また、前立腺肥大症のある人の50〜75％に過活動膀胱の症状があるといわれます。

原因は、脳と膀胱を結ぶ神経の障害で起こる神経因性のものと、それ以外の非神経因性のものがあります。

図　過活動膀胱の有病率

神経因性過活動膀胱

脳卒中や脳梗塞などの脳血管障害、パーキンソン病などの脳の障害、脊髄損傷などが原因で起こります。脳と膀胱を結ぶ神経の伝達に障害が起きると「膀胱に尿がたまったよ」「まだ出してはいけないよ」「もう出していいよ」「膀胱を緩めるよ」「尿道を締めるよ」といった信号のやり取りが正常に働かなくなります。

その結果、膀胱に尿が少ししかたまっていなくても尿を出そうとしたり、脳と膀胱の連携がうまく働かず過活動膀胱の症状が出るのです。

非神経因性過活動膀胱
（神経トラブルとは関係ない原因）

●骨盤底筋のトラブル

女性の場合、加齢や出産によって、膀胱・子宮・尿道などを支えている骨盤底筋が弱くなったり、傷ついたりすることがあります。そのために排尿のメカニズムがうまく働かなくなり、過活動膀胱が起こります。

●前立腺肥大症

男性の場合、前立腺が肥大して尿が出にくい状態

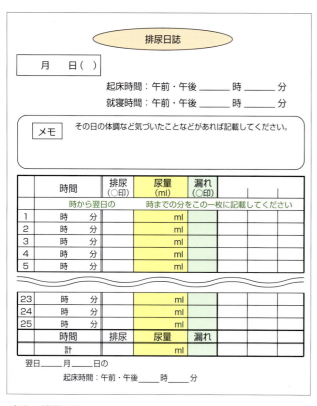

表1　排尿日誌

表2　主要下部尿路症状質問票

が続くと、排尿のたびに、尿をなんとか出そうと膀胱に負担がかかることになります。これが繰り返された結果、膀胱の筋肉が異常をきたし、少しの刺激にも過敏な反応をするようになり、過活動膀胱が起きます。

どのような症状や検査方法があるのでしょうか？

①尿検査

血尿があるときは尿路結石や膀胱がんの、膿尿（のうにょう）があるときは尿路感染の可能性を考えます。

②血清PSA

一般的に4 ng/ml以上が異常値とされますが、がん、肥大症、前立腺炎でも上昇し年齢とともに上がりますので診断が必要です。

③排尿日誌（表1）

頻尿や夜間頻尿が著しい症例に有効です。夜間尿量が33％以上を夜間多尿といいます。来院される前に2〜3日記載したものを持参してもらうと診察がスムーズになります。排尿日誌は、サイトを検索クリック（一般社団法人日本排尿機能学会）して、取り込むことができます。

④下部尿路症状の定量化

問診票を使います。一度、参考につけて持参してみてください（表2）。

●それ以外の原因

前記以外の原因で膀胱の神経が過敏に働いてしまう場合や、原因が特定できない場合もあります。幾つかの原因が複雑にからみあっていると考えられています。この原因の特定できないものや加齢によるものが、実際には最も多いケースです。

一般社団法人日本排尿機能学会 URL

http://japanese-continence-society.kenkyuukai.jp/special/index.asp?id=15894

この排尿機能学会を開けば一番下に排尿日誌がでてきます

73 子宮内膜症の治療
―長く付き合っていくために―

症例
- 30歳代前半、未婚女性。長年、月経痛はありましたが、市販の鎮痛剤で効果がありました。前々回の月経痛は身動きがとれず、仕事を休みました。前回の月経はいつもと同程度でした。会社の健康診断の婦人科検診で卵巣腫瘍と診断され、当科を受診しました。

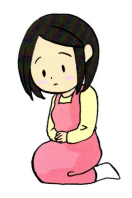

子宮内膜症とは？

子宮内膜症とは、主に月経痛のことです。月経の元となる子宮内側の子宮内膜に似た組織が子宮以外の場所にでき、その場で炎症を起こし、痛みの原因となります。初経から閉経までの間に起こる病気で、閉経すると症状はなくなります。ということは、妊娠する年齢層と合致します。

発生場所によって、大きく子宮腺筋症、卵巣子宮内膜症性嚢胞（チョコレート嚢胞）、希少部位内膜症に分けられます。発生部位によって、治療方法が異なります。

診断までの流れ

まず症状について伺います。痛みなどの症状は個人の感覚が全てで、ほかの人と比較がしにくいため、内膜症用の問診票を使ってVAS（Visual Analogue Scale：視覚的評価スケール）と鎮痛剤の使用状況から判断します。これは治療の効果判定にも使用します。月経時以外の骨盤の痛み、月経時にいつも起こる胸痛や別の場所の痛みについても尋ねます。血便や血尿も重要な症状です。

診察（内診）で疼痛の場所、程度の確認をします。同時に経腟超音波を行い、卵巣内膜症性嚢胞の有無を確認します（図1）。

症例の患者さんの場合、ここで直径8cmの卵巣内膜症性嚢胞が発見されました。診察で異常所見があった場合は採血や造影剤を使ってMRI検査を追加します。

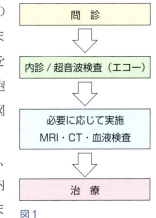

図1 子宮内膜症の診断の流れ

治療方針と治療法

全ての患者さんに手術が必要なわけではなく、現在の希望と今後の予定に合わせた治療を行っていきます（図2）。年齢が上がるほど、嚢胞が大きいほど悪性腫瘍合併率が上昇します。

子宮内膜症の絶対的手術適応（施設により異なります）
・40歳未満の方／嚢胞の直径が約10cm以上（悪性率1％）
・40歳以上の方／嚢胞の直径が6cm以上（悪性率4％）

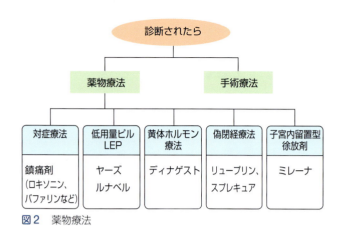

図2　薬物療法

・年齢問わず／画像検査で悪性腫瘍が疑われる場合、普通の結婚生活で2年以上自然妊娠しなかった方

　上記以外の患者さんについては、まずは痛みのコントロールを行います。我慢するのではなく鎮痛剤は使用してください。内服の状況によって、治療の変更などが判断できます。

　妊娠すると月経がなくなることから、内膜症も軽快します。妊娠の希望がある方は早期の妊娠をお勧めします。

保存的治療（手術を行わない場合）

・低用量ピル（LEP）／ヤーズ・ルナベル

　妊娠の予定が数年後の方はLEP製剤の内服を勧めます。定期的な月経が起きますが、月経量の減少、月経痛の軽快が期待できます。低用量ピルが内服できる方には条件があります（表1）。

・黄体ホルモン製剤／ディナゲスト

　定期的な月経を止めて疼痛を軽減します。

・GnRHa製剤／リュープリン、スプレキュア

　卵巣の機能を抑制し、閉経状況を人工的に作ります。使用限度が6回までなので、ほかの治療で症状のコントロール不良な場合、間にGnRHaを2～3回投与することで症状のコントロールが図れます。

・子宮内留置型黄体ホルモン除放製剤／ミレーナ

　子宮内に留置するため、内服の必要はありません。主に子宮腺筋症の方が対象になります。

その他

　当院では随時世界的な治験に参加し、新薬の開発に協力しています。

手術療法

　再発率が高いことから、基本的に45歳以上の方は根治術（子宮・両側卵巣摘出）を勧めています（図3）。

　症例の患者さんの場合は30歳代前半なので、将来の妊娠に備えて腹腔鏡手術で卵巣の腫瘍だけを摘出し、正常な部分は残すことが可能です。術後の月経痛の軽減が期待できます。

【禁忌（次の患者さんには投与しないこと）】

1	エストロゲン依存性悪性腫瘍（例えば乳がん、子宮内膜がん）、子宮頸がんおよびその疑いのある患者さん
2	診断の確定していない異常性器出血のある患者さん
3	血栓性静脈炎、肺塞栓症、脳血管障害、冠動脈疾患またはその既往歴のある患者さん
4	35歳以上で1日15本以上の喫煙者
5	40歳以上の方
6	前兆（閃輝暗点、星形閃光など）を伴う片頭痛の患者さん
7	抗リン脂質抗体症候群の患者さん
8	重篤な肝障害のある患者さん
9	高血圧のある患者さん（軽度の高血圧の患者を除く）

表1　LEP製剤が内服できない方

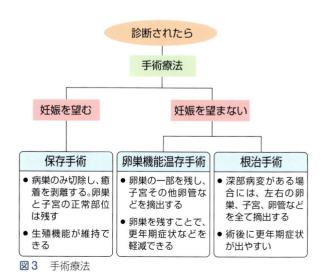

図3　手術療法

当科での成績

当科では子宮内膜症手術は悪性が疑われない限り、腹腔鏡で行っています。腹腔鏡手術は創が小さく、早期に退院が可能で、仕事の内容によりますが早く（退院後2週間程度）普段の生活に戻れます（表2）。

当科には日本産婦人科学会認定の腹腔鏡認定医が3人在籍しており、毎年約300件の腹腔鏡手術を行っています。良性腫瘍の場合、腹腔鏡手術の割合は90％以上、腫瘍が大きいなど腹腔鏡では安全に行えないと判断した症例は開腹で行っています。

定期診察が重要

卵巣子宮内膜症性嚢胞は再発が多い疾患です。そのため、定期的な受診を勧めます（症状がなくても1年に1度程度）。世界的に子宮内膜症性嚢胞術後無治療の場合、再発率は34％です。術後LEPの内服によって8％まで低下できます（図4）。

主な治療はLEP製剤、ディナゲスト、子宮内留置リングです。内服継続期間は原則2年間です。その方々にあった治療を提供するため、術後の症状の改善具合でホルモン療法の追加を決定します。症状が落ち着いている方は当院と連携している通院に便利な、希望の産婦人科診療所を紹介します。詳しくは医療連携ホームページを参照してください。疼痛の再発や治療法変更などの際は当院への紹介が可能です。

症例の患者さんは妊娠の予定ができるまではLEP製剤の内服を継続することになりました。

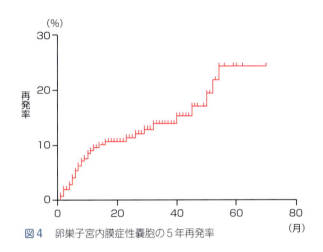

図4　卵巣子宮内膜症性嚢胞の5年再発率

経過	手術前日	手術当日（手術前）	手術当日（手術後）	術後1日目	術後2日目	退院日
処置	臍掃除をします 20時に浣腸をします 血栓の危険がある方は、入院日より弾性ストッキングを着用して下さい	（　）時に浣腸をします ・浣腸後に弾性ストッキングを着用して下さい ・上半身の下着を外して下さい		背中のチューブが入っている時は抜きます 病棟内をふらつく事なく歩行できれば弾性ストッキングは脱いで下さい	診察があります	創部縫合のある方は外来で処置があります
点滴			術後は持続点滴が入っています	歩行後に点滴を抜きます 血栓の危険性がある方は予防の注射があります		
症状			痛み、吐き気、性器出血、足のしびれ感などあればお知らせ下さい	痛み、吐き気、性器出血などあればお知らせ下さい	痛み 性器出血 は少々あります	
行動範囲	制限なし	手術まで病棟内でお待ち下さい。手術室へは独歩もしくは車いすで行きます	ベッド上安静ですが膝立て、横向きも可能ですできるだけ体位を変えて下さい	看護師が付き添って歩行します 歩行後は病棟内歩行のみ可能です	制限なし	
栄養・食事	（　）時まで食べることができます	絶食以降（　）時まで補水食が飲めます それ以降は絶飲食となります		看護師がお知らせするまで飲水はできません 昼から軟菜食が開始予定です	常食 水分を多めに摂って下さい	
排泄	トイレ		術後は尿の管が入っています 排便時はベッド上となります	歩行後に尿の管を抜きます		
清潔	入浴	化粧はせずに歯磨き、洗面を済ませて下さい		看護師が体を拭きます	シャワー浴の許可がでます	

表2　クリニカルパスの一部　（　）の時間は午前・午後で異なります

トピックス⑬ — 産婦人科／周産期母子医療センター
女性の妊孕能温存治療
国内有数の施設

◆妊孕能温存治療とは？

手術や抗がん剤、放射線治療といったがん治療の影響によって、卵巣の働きが消失する可能性があります。卵巣の働きが消失すると、月経は停止し、妊娠ができなくなります。そこで、将来の妊娠や出産に備えて、妊娠の可能性を残すための治療が、妊孕能温存治療です。

妊孕能温存治療には、さまざまな治療法があり、ここでは、近年、注目されている卵子凍結や受精卵凍結、卵巣組織凍結について説明します。がん治療を受ける前に、卵子や受精卵、卵巣組織を凍結保存しておきます。がん治療を受け、がんを克服した後、妊娠を希望したときに、凍結保存した卵子や受精卵、卵巣組織を解凍して、妊娠をめざした治療を試みます（図1、2）。

卵巣は腹部に左右1個ずつあり、その中に数十万個の卵子が存在しています。その卵子を採取し凍結保存する方法が卵子凍結です。卵子凍結の場合、夫の精子と体外受精を行い、作成された受精卵を子宮に戻します。凍結卵子を使って妊娠するためには、体外受精が必要です（図1）。

一方、卵巣組織凍結は、手術によって卵巣を摘出し卵巣自体を凍結する方法です（図2）。卵巣組織凍結の場合、解凍した卵巣を手術によって腹部の元のあった場所に移植します。移植した卵巣の働きが回復すれば、自然に妊娠することも可能です。

◆どんな患者さんが対象になるの？

もともとある病気の治療によって、卵巣の働きが消失する可能性のある女性患者さんが対象となります。具体的には、乳がんなどの悪性腫瘍、再生不良性貧血や悪性リンパ腫などの血液疾患、SLEなどの膠原病などの疾患が対象となります。

◆妊孕能温存治療の現況と診療実績

がんなどの医学的な適応による卵子凍結や受精卵凍結は、比較的新しい試みで、妊娠率などの治療成績は、現在報告されていません。卵巣組織凍結は、確立された標準的な治療法ではなく、この治療法によって世界では30例ほどの出産が報告されています。

国内では、一部の施設でしか実施されていません。当施設は、卵子凍結、受精卵凍結、卵巣組織凍結を行っています。2013年以降に医学的な治療の影響で卵子凍結、受精卵凍結を行った症例は、卵子凍結2例（乳がん1例、骨髄異形成症候群1例）、受精卵凍結3例（乳がん2例、白血病1例）です（2015年7月現在）。

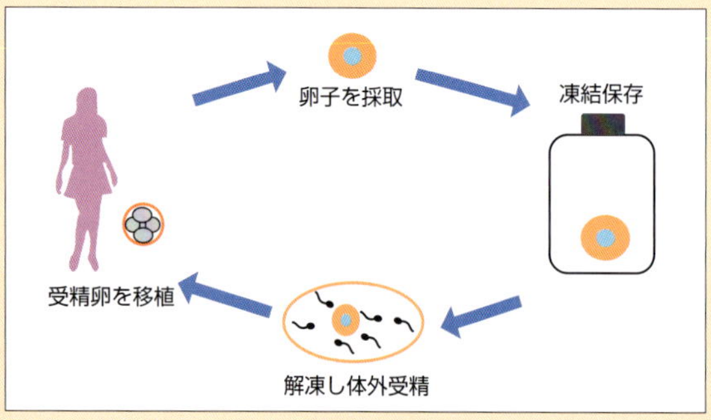

図1 凍結卵子を使った妊娠まで流れ

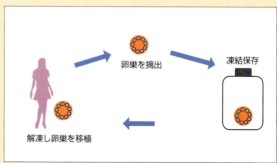

図2 凍結卵子を使った妊娠まで流れ

トピックス⑭ ── 放射線診断科
子宮筋腫を切らずに治す
子宮動脈塞栓術

◆子宮筋腫とは？

子宮筋腫は、国内では30歳以上の女性の20～50％にあるといわれる良性の腫瘍です。筋腫による症状としては、月経が長期間続く、経血量が多い、重い生理痛、貧血といった月経に関係する症状と、尿が近い、便秘、足がしびれるといった圧迫症状などがあります。症状がない場合、通常は治療対象となりませんが、日常生活に負担をかける症状がある場合には治療が必要になります。

◆子宮筋腫治療の現状

子宮筋腫の治療には、保存的治療（薬物療法、ホルモン療法）や手術療法が従来から行われています。薬物療法には、貧血を改善するための鉄剤や止血剤、痛み止めなど症状改善のための薬剤が使われています。ホルモン療法は、月経を止めて月経に関連する症状を抑えることと、筋腫を小さくすることを目的に行われています。

ただし、更年期にみられるのぼせなどの症状が出たり、長期に使用すると将来、骨粗しょう症や心疾患にかかる確率がやや高くなるといった問題点もあります。また、治療をやめると症状や筋腫の大きさが元通りになったりする場合があります。

手術療法には、子宮全摘術、筋腫核出術などがあり、最近では開腹手術のほかに小さな傷で済む低侵襲手術（腹腔鏡下手術、子宮鏡下手術）も行われています。

◆子宮動脈塞栓術（UAE）

子宮動脈塞栓術は、子宮筋腫が原因で起こる症状を軽減する治療法として1991年にフランスで行われたのが最初で、以後、欧米を中心として世界中で多くの女性がこの治療を受けています。血管撮影の技術を活用して、筋腫に栄養を送る子宮動脈にカテーテルという細い管を挿入して塞栓物質を流して閉塞させることで（図）、筋腫を衰えさせる治療法です。

初めに太ももの付け根に局所麻酔を行い、大腿動脈に細い管（カテーテル）を入れます。造影剤（X線に写る薬）を流してX線透視画像を見ながら、子宮動脈にカテーテルを進めます（図）。次に血管を閉塞させる塞栓物質を造影剤と混ぜて子宮動脈の流れが停滞するまで注入します。カテーテルを体外へ抜き出し、カテーテルを入れた大腿動脈部を手で圧迫止血して終了です。

所要時間は40～90分で、この後4時間は病室のベッドで安静にし、穿刺部からの出血がないことを確認後、歩いたり、シャワーを浴びたりすることができます。入院期間は3～7日が一般的です。塞栓術の後は強い痛みが生じる可能性があり、痛み止めの薬を投与する場合もあります。

◆ UAEにより期待できる効果

子宮動脈塞栓術を受けた人の64～94％に自覚症状の改善が認められ、筋腫の大きさは半年から1年で49～78％が縮小（元の半分から3分の1の大きさに）するといわれています（画像）。

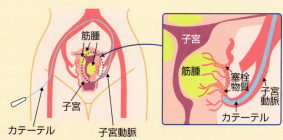

図　太ももの付け根から大腿動脈に細い管（カテーテル）を入れ、子宮動脈にカテーテルを進めます。次に血管を閉塞させる塞栓物質を子宮動脈の流れが停滞するまで注入します

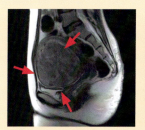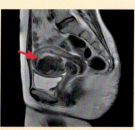

画像　左／子宮筋腫 UAE 治療前。右／UAE 後1年　筋腫が著しく縮小していることが分かります

74 冷え症の治療
― 関西唯一の大学附属の東洋医学専門研究機関 ―

症例
40歳代前半、女性。もともと冷えを感じやすかったが、2か月前の職場の配置転換をきっかけに症状がひどくなりました。足が冷えてなかなか寝付くことができず、漢方治療を希望して当科を受診されました。

冷え症には、東洋医学が有効

日本人にはなじみ深い病気ですが、西洋医学ではあまり認識されていません。女性に多い悩ましい症状の1つとされ、女性の54.5％に見られると報告されています。体を構成するさまざまなパーツの中で、筋肉は血流が多く熱を生み出すため、男性と比べて筋肉の少ない女性の方が冷えやすいと考えられています。筋肉量の測定は体組成計という特殊な体重計のような機械で簡単に測定できます（図1）。運動は、運動する際に血流を増やすだけでなく、運動により筋肉を増やすことで血流増加が期待できます。

また、冷え症は思春期と更年期に多く見られ、自律神経の失調症状と関係が深いようです。

漢方診療や東洋医学では、西洋医学とは少し異なった診断を行います。患者さんの体質・個体差を重視し、詳細な問診を行うとともに、独特の診断方法（舌の形状や色、腹部の筋肉の緊張、脈の流れ方など）を組み合わせて診断します。また、「図2」に示す「気・血・水」の概念のような東洋医学独特の理論があります。「元気の気」や「気力の気」といえば、なんとなく理解できるのではないでしょうか。画像診断や血液検査のない2000年前の医療で

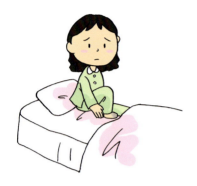

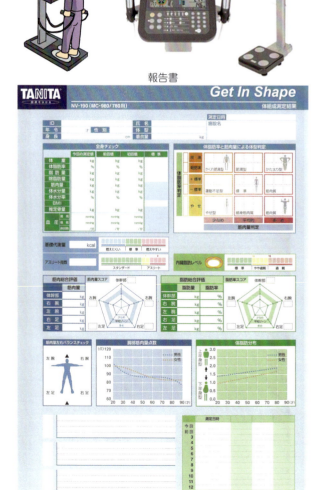
報告書

図1　体組成計
短時間に極めて精度の高い計測ができます

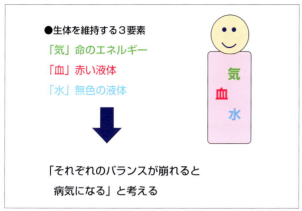

図2 「気・血・水」の概念

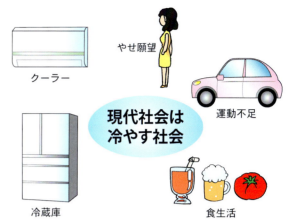

図3 「冷え症」を増やす要因

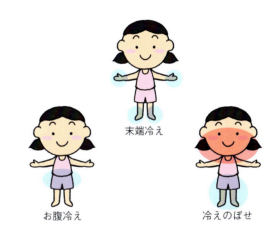

図4 冷えの3タイプ

は、患者さんに現れる細かな変化をとらえることで、治療する際の手がかりにしていたと考えられています。現代医療のなかで、このような古典的な診断方法だけで全ての診療を行うのは無理がありますが、西洋医学の診断では全体をとらえることができない冷え症などの疾患では、有効な手段となりえます。

冷え症は東洋医学ならではの病気としましたが、現代社会ではむしろ冷えは増加していると思われます。運動不足に加えて現代社会は冷やす社会ともいえ、夏場のクーラー、冷蔵庫の冷たい食品、本来は夏だけに食べていた食品を冬場にも食べるようになった（トマトなど）などが、原因に挙げられます（図3）。

さまざまなタイプの冷え症

大きく分けて3つのタイプが考えられます。患者さんの症状を詳しくみると、それぞれに冷え症状以外の症状が一緒にある場合がほとんどです（図4）。

①末梢冷えタイプ

手足の冷えが中心で、このような症状を漢方では「四逆（しぎゃく）」といいます。末梢の循環不全ですので、普段の対策としては運動が第一です。「当帰四逆加呉茱萸生姜湯（とうきしぎゃくかごしゅゆしょうきょうとう）」という長い名前の薬剤がしばしば使われます。「四逆散（しぎゃくさん）」という薬剤もありますが、ストレスが原因の冷え症状に使用します。高脂血症に使われる西洋薬のEPAは魚の脂から作られた薬ですが、末梢循環の改善効果があります。

②お腹（なか）冷えタイプ

胃腸の弱い人や下痢をしやすい人はこのタイプです。日常生活では、冷たいものの食べ過ぎに注意が必要です。漢方では、胃腸の調子を整えるような薬剤を使用します。

③冷えのぼせタイプ

下半身は冷えるが、上半身はほてるように熱くなります。更年期障害で見られる症状が典型的なものです。ストレスや精神的な落ち込みが原因となっていることが多いと考えられます。漢方では、めぐりをよくする薬剤が選択されます。

注意が必要な冷え症状とは？

足が冷えて、歩くと痛みが出て歩けなくなる場合は要注意です。閉塞性動脈硬化症（へいそくせいどうみゃくこうかしょう）といって、動脈硬化が原因で血管が狭くなって、血流障害を起こして

74 女性の病気——冷え症の治療／東洋医学研究所附属診療所

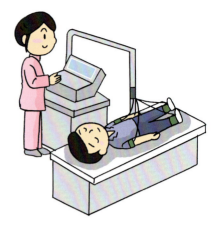

図5 脈波伝播速度測定
両手両足の血圧の測定と心電図を付けて計測します。測定時間は5分ほどで終了します

いる場合に起こります。高齢者、喫煙者、糖尿病のある人は要注意です。脈波伝播速度といって、血圧測定を利用した機械で血流を測定することで、ある程度の診断が可能です。このような場合は、漢方治療ではなく西洋医学的な治療（血管を広げる薬剤や外科的な血管再建など）が必要です（図5）。

睡眠が十分とれていない場合や、気分の落ち込みがひどい場合にも、全身の冷え症状を訴える場合があります。このような場合に、うつ病が原因となっている場合があります。うつ病も軽症であれば漢方での対応も可能ですが、メンタルヘルス専門医の受診をお勧めします。

■東洋医学研究所附属診療所ホームページ
検索 近畿大学　東洋医学
と入力してください。

診療科案内

東洋医学研究所附属診療所・漢方診療科

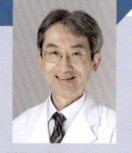

◆教授・所長／武田　卓
◆講師／椎名昌美
◆非常勤医師／三澤英世、廣瀬高志
　　　　　　　　山田恵子

東洋医学研究所は国内で最初に設立された、大学附属の東洋医学の専門研究機関で、関西では唯一の施設となっています。そのため、大学近隣だけでなく、受診者全体の約15％が大阪府下以外です。

附属診療所では、漢方薬と鍼灸治療を使った東洋医学的診療を幅広く行っています。自由診療を行っており、健康保険診療の枠にとらわれずに、高品質の院内調剤の煎じ薬を患者さんの個々の状態に合わせたオーダーメイド処方を実施しています。調剤は研究所専属の薬剤師が担当し、患者さんへの専門的な服薬指導も実施しています。また、通常の診療では測定しないような、体組成バランス測定、脈波伝播速度測定、自律神経機能測定、サーモグラフィーなども実施しています。

漢方一般を幅広く診療していますが「女性漢方外来」と「冷え症外来」を設け、西洋医学・東洋医学の専門性をもった両方の利点を生かした診療を行っています。特に、月経前症候群（PMS）・月経前気分不快障害（PMDD）に対しては、国内有数の治療・研究機関となっています。

西洋医学的な専門性としては、武田教授は産婦人科・腫瘍・内分泌、椎名講師は産婦人科・血流、三澤医師は皮膚疾患・心身症、廣瀬医師は精神疾患、山田医師は痛みといったように、西洋医学的にも幅広い範囲をカバーできる体制となっており、西洋医学的にも確かなバックグランドを持った診療が可能です。

鍼灸治療は3人の女性鍼灸師が担当しています。肩こりや腰痛といった一般的な疾患だけでなく、がん治療の副作用対策、難治性不妊症などの西洋医学だけでは改善しきれない疾患への鍼灸治療の応用治療を医師との連携のもとで行っています。

漢方診療科では、附属病院内の診療科としてエキス剤を中心とした健康保険診療を行っています。附属病院内の各診療科からの紹介だけでなく、院外からの紹介患者さんの受け入れも積極的に行っています。

トピックス⑮ ── 東洋医学研究所附属診療所

月経前症候群（PMS）の治療
女性のQOL（Quality of Life：生活の質）に大きく影響

◆月経周期に伴う身体症状や精神症状

　月経前3〜10日間の黄体期に起こるイライラやうつ症状のような精神症状、さらに頭痛やむくみ、下腹部のはり、乳房痛のような身体的症状があり、月経開始とともに減弱、あるいは消失するものを月経前症候群（PMS）と言います（図）。また、精神症状が中心で、より重症な場合を、月経前気分不快障害（PMDD）と分類しています。

　これらの原因は、うつ状態を引き起こすセロトニン作動性ニューロンの黄体ホルモンへの感受性が高いためだといわれていますが、はっきりした原因はよく分かっていません。

　まずは症状と月経周期との関連を確認し、PMSを正しく認識することが大切です。

　治療の最初には規則正しい生活、食事指導や運動習慣による改善を期待しますが、日常生活に支障がある場合は薬物治療を開始します。症状が軽い場合は鎮痛剤、精神安定剤などで対症的な治療を行います。重度の場合は、女性ホルモン剤である低用量ピルや抗うつ薬のセロトニン再取り込み阻害薬（SSRI）を使用します。

◆漢方医学が有効

　PMSは最近注目されていますが、一般的には、あまり知られていない疾患です。実は、2000年前の漢方医学の教科書にPMS／PMDDのような症状、経過が載っています。ホルモン剤の服用は不安で抵抗がある、子どもが欲しいのでピルは飲めないといった人には「加味逍遙散」「当帰芍薬散」「桂枝茯苓丸」など女性に多く使われる漢方薬や、細かな症状に合わせたさまざまな漢方薬が使用できます。

　また、健康保険診療での使用は難しいのですが、香辛料の「サフラン」は高品質のものは生薬としても使用され、鎮静、鎮痛、血流改善作用があり、PMS／PMDDに対する優れた改善効果があります。

身体的症状
・乳房痛
・腹部膨満感
・頭痛
・手足のむくみ

情緒的症状
・抑うつ
・怒りの爆発
・いらだち
・不安
・混乱
・社会からの引きこもり

＜診断基準＞
①過去3か月間以上連続して、月経前5日間に、以上の症状のうち少なくとも1つ以上が存在すること。
②月経開始後4日以内に症状が解消し、13日目まで再発しない。
③症状が薬物療法やアルコール使用によるものでない。
④診療開始後も3か月間にわたり、症状が起きたことが確認できる。
⑤社会的または経済的能力に、明確な障害が認められる。

図　PMSの診断基準（アメリカ産婦人科学会）
「産婦人科診療ガイドライン外来編2014」から引用

トピックス⑯ ── 東洋医学研究所附属診療所

更年期障害の治療
ホルモン補充療法（HRT）との併用療法で高い効果

◆**更年期障害とは？**

月経が1年以上ない状況を閉経と言います。その前後に現れるほてり、のぼせ、動悸などをはじめ、自律神経失調症状やイライラ、不眠、抑うつなどの精神神経症状、肩こり、頻尿のようなさまざまな症状を総じて更年期症状と呼び、これらの症状で日常生活に支障をきたす状態を更年期障害といいます。

女性ホルモン（エストロゲン）の低下が原因となりますが、症状には個人差があり、それぞれの状況に応じて治療を始めます。

◆**ホルモン補充療法と漢方治療**

治療の選択にあたっては、減少したエストロゲンを補うホルモン補充療法（HRT）、漢方薬などが使用されます。ほてり、のぼせのような症状が強い場合にはHRTを選択することで高い改善効果を示します。HRTは更年期障害に対する世界標準の治療法で、骨、脂質、皮膚などへの良い作用を持つ一方で、長期使用では乳がんや血管への悪い作用を持ち、ある程度、注意しながら使用する必要があります。

何となく調子が悪い、だるい、頭が重い、眠れないなど、全体的な不調がある場合は、漢方薬がより良い適応となります。「図」に示すように、血液検査のない2000年前に書かれた漢方の書物に、女性のホルモン変化を表す記載があるのは、興味深いことです。

漢方医学的所見「気・血・水」（「冷え症の治療」、P214）の、どのバランス異常なのかに合わせて薬を選択しますが、更年期障害に対しては多くの種類の薬剤が使用でき、症状に合わせて薬を細かく選択できます。

漢方医療は、手足の冷えや便秘など、更年期以外の症状も同時に改善し、HRTとの併用治療によってさらに効果が出る、といったことも期待できます。また、漢方薬は、乳がんの治療後などでホルモン剤の使用ができない方や、ホルモンの副作用が不安な方でも安全に使うことができます。

東洋医学（7年周期で変化する）

変化	生理機能の変化	女子
髪長歯更	髪が伸び歯が生える	7歳
天癸完成	生殖能力が完成する	14歳
成長完成	親知らずが生え、成長が極まる	21歳
筋骨隆盛	身体が盛んで充実している時期	28歳
衰退開始	顔のやつれや抜け毛が始まる	35歳
衰退期	肉体的な衰えが目立つようになる	42歳
天癸枯渇	運動能力が低下したり、生殖能力がなくなる	49歳

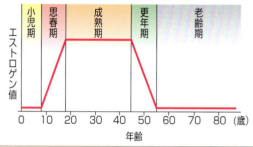

図　女性のライフサイクルと女性ホルモン（エストロゲン）の変化

75 小児の心雑音
―心雑音の大半は無害性心雑音―

> **症例**
> 生後1か月の男児。1か月健診で心雑音を指摘されました。母乳もしっかり飲めるし、体重もしっかり増えています。機嫌も悪くありません。心疾患だったらどうしよう……。母親は心配で眠れませんでした。おばあちゃんといっしょに当科を受診しました。

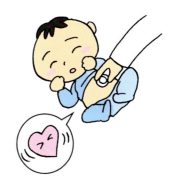

聴診器の重要な役割

　医者といえば聴診器。私たち小児科医は子どもたちに「さあ、モシモシしよう。痛くないからね」と話し掛けることから診察を始めます。聴診器で聴くのは息を吸ったり吐いたりするときに聴こえる音（呼吸音）、腸が動くときに聴こえる音（腸蠕動音）、そして心臓の動きに合わせて聴こえる音（心音と心雑音）の3つです。

　心疾患の診断には心電図、胸部写真、心エコーなどの検査が威力を発揮しますが、お母さんから伺う話し（病歴）や子どもたちへの診察も正確な診断を行う上で欠かせません。中でも聴診から得られる情報は多く、心疾患を診断する上で心音や心雑音を聴き分けることが、診断に直結することは言うまでもありません。

心音って、何ですか？

　聴診器を胸に当てるとズッ・トン・ズッ・トンと聴こえます。これは心臓の中にある4つの弁が閉じる音です。この音を理解するために、心臓の働きについて説明します。

　心臓には4つの部屋があります（図）。右心房、右心室、左心房、左心室の4つです。右心房と右心室の間には三尖弁があります。左心房、左心室の間には僧帽弁があります。肺から流れてきた血液が左心房から左心室に、全身から戻ってきた血液が右心房から右心室に流れてしまうと僧帽弁と三尖弁がいっしょに閉まります。このときに聴こえる音が「ズッ」であり、医学用語ではⅠ音（いちおん）と呼んでいます。

　左心室、右心室に入った血液は、2つの心室が縮むことで全身と肺に送り出されます。送り出しが終わると左心室と右心室の出口にくっついている大動

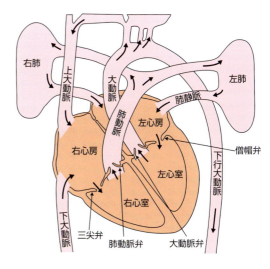

図　心臓の仕組み

75 子どもの病気——小児の心雑音／小児科

脈弁と肺動脈弁が同時に閉鎖します。この2つの弁が閉じる音が「トン」です。医学用語ではⅡ音（におん）と呼んでいます。心疾患があると「ズッ」や「トン」が健常者に比べて強く聴こえたり、逆に弱く聴こえたりするのです。

心雑音のお話

「ズッ」と「トン」の間や「トン」と「ズッ」の間に別の音を聴くことがあります。これが「心雑音」です。「ズッ」と「トン」の間は言いかえれば左心室や右心室が全身や肺に血液を送り出している時間を意味します。出口にくっつく2つの弁の開きが悪い、心臓の壁に穴が開いている、などがあると血液が弁を通るときや穴を通過するときに心雑音が発生します。また、「トン」と「ズッ」の間で心雑音が聴かれることもあります。

この間は全身や肺から流れてきた血液が2つの心房を通って2つの心室に流れていく時期です。心室の出口についている弁の閉まりが悪い、心房と心室の間の弁の開きが悪いなどがあると、そこを血液が通過するときに心雑音が発生するのです。

医学生でもこれをしっかり理解するのに時間がかかりますので、安心してください。要するに、心臓の壁に穴が開いていたり、弁の開きや閉まりが悪いときに心雑音が聴こえることを知っていただければ十分です。

健常児にも心雑音は聴こえます

症例で示した男児は心エコーなどの検査を行いましたが、心疾患はありませんでした。健常児に聴かれる心雑音を無害性心雑音と呼びますが、生まれた子どもたちの実に30％以上に聴こえるのです。「心雑音が聴こえます」と言われた子どもたちの大部分が無害性心雑音で、心疾患を持つ子どもはごく少数というわけです。

むしろ、心疾患を表すサインは息遣いが荒い、ミルクを飲むのに時間がかかる、ミルクが飲みにくそう、体重が増えない、泣き声が弱々しい、元気なく寝てることが多いなどで、重たい心疾患は産科医院を退院するまでに見つかるのが原則です。

診療科案内
小児科

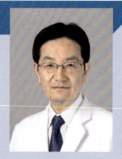

「小さな子の診察は大変でしょう。しんどいことや痛いことなどきっちりと表現できないですから」と内科の先生に心配していただくことがあります。「先生こそ大変ですね。大人はしんどくてもしんどいとは言わないし、痛くもないのに痛いと言う……。子どもたちは正直ですよ。演技ができませんもの。様子を見ているとすぐ分かります」とお返しします。熱が出ていても遊べるなら一安心です。私たち小児科医は各自専門分野を持っていますが、子どもたちの身近な疾患を診れない小児科医はいません。まずはお母さん方の相談相手であり、自分の不得手なところは仲間の小児科医へ、また、他科の疾患は症状や所見にあわせ最適な診療科にご紹介します。困ったときは遠慮せず一言声をかけてください。

生まれたばかりの赤ちゃんから疾患によっては大人になっても診察する方もいます。疾患では新生児、腎臓、心臓（不整脈）、血液、内分泌、呼吸器、アレルギー、膠原病、神経（てんかん）、こころの病、そしてよくある子どもの感染症などさまざまな子どもの病気への対応をしています。

■小児科ホームページ
検索　近畿大学　小児
と入力してください。

◆教授／岡田　満（写真）
　　　　篠原　徹
◆准教授／坂田尚己、和田紀久
◆講師／杉本圭相、上田悟史
◆医学部講師／井上智弘、井庭慶典
　　　　　　　丸谷　怜、南方俊祐
　　　　　　　竹村　豊、宮崎紘平
　　　　　　　宮沢朋生
◆特任教授／中村好秀

76 小児不整脈の治療
― 国内のパイオニア的存在 ―

> **症例**
> 6歳、女児。小学校1年生の学校心電図検診で初めて心電図異常を指摘され、WPW症候群と診断されました。その2か月後に初めて動悸を自覚し、抗不整脈薬剤の静脈注射で頻拍発作は停止しました。当院での治療を家族が希望され、当科に紹介されました。

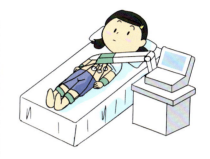

小児の不整脈とは？

不整脈は脈が乱れる場合だけではなく、速い脈および極端に遅い脈の場合があります。小児の脈が乱れる場合では、多くは良性で治療を必要としませんが、極端に速い脈や遅い脈のときは治療が必要です。不整脈の症状について、乳幼児期では、嘔吐、不機嫌、意識消失などが多く、発見が遅れることもあり、注意が必要です。学校心臓検診で発見される不整脈は軽症の場合が多いのですが、まれに治療が必要な不整脈もあります。また心電図で不整脈が発見できなくても、運動時に失神を起こしたりする場合は、危険な不整脈が発生している可能性があります。

心電図検査が最も重要

不整脈の診断には心電図検査が重要な検査といえます。不整脈を発見するために、1日以上心電図を記録するホルター心電図、運動負荷心電図、症状が起こったときに記録ができる携帯型心電計、および皮膚の下に小さな心電計を植込み2～3年の心電図記録が可能な植込み型心電図計などがあります。小児に多い呼吸性不整脈、および運動負荷ですぐに消失する調律異常では、病的なものは少なく治療は不要です。心筋が早期に興奮する期外収縮も単発性であれば、その多くは治療の必要はありません。さらに、一過性の房室ブロックや脚ブロックも運動負荷で悪化する場合を除けば、経過観察だけで治療は不要です。

一方、治療を必要とする不整脈には、脈が速くなる頻拍性不整脈と脈が遅くなる徐脈性不整脈があります。これらの異常が疑われる場合は、不整脈の原因および不整脈による心不全の状態を調べるため、胸部X線検査、心臓超音波検査、血液検査（電解質、BNPなど）、および遺伝性不整脈の可能性が高いときに遺伝子検査を行うことがあります。

治療方針と手術方法、予後など ――非薬物治療が増加

不整脈の治療は、薬で治療する方法以外の治療方法としてはペースメーカー治療、植込み型除細動器治療、カテーテル心筋焼灼術などがあります。薬による治療は簡便ですが、必ずしも生命予後の改善につながらないことが証明された研究もあり、近年はより確実に不整脈を治療できる非薬物治療が行われることが多くなっています。一般的な治療は以下の3つです。

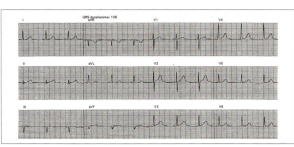

図1　WPW症候群／非発作時の心電図

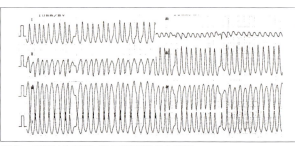

図2　WPW症候群／心房細動時の心電図

①ペースメーカー治療

　心拍数が遅い洞不全症候群、房室ブロック症例における心不全、失神および動悸などの症状に対する確実な治療法です。ペースメーカーには本体とリードと呼ばれる線がついています。成人では血管の中から心臓の中に入れるカテーテル電極が一般的ですが、乳幼児では心臓の外に取り付ける心筋電極が使われます。小児は成人に比較して心拍数も多く、先天性心疾患術後症例では、必要な刺激電圧が大きいこともあり、定期的に調節が必要です。

②植込み型除細動器治療

　この治療は、先天性心疾患の術後に起こる難治性の心室頻拍、遺伝性不整脈による心室細動など命にかかわる不整脈に対して行うもので、不整脈発生時に電気ショックを起こすペースメーカーを体内に植込む治療です。AED（自動体外式除細動装置）で治療した不整脈症例は増加していますが、その場合はこのような治療が必要です。

③経皮的カテーテル心筋焼灼術

　この治療は血管に挿入したカテーテルを駆使して、熱エネルギー（高周波）で、頻拍性不整脈の原因となる異常心筋を焼灼する治療法です。近年、治療部位の診断は3次元電位マッピングの出現（図4）、心腔内エコーとのマッチング、心臓CT画像とのマッチングを併用することで安全性や診断率が大きく向上しました。被曝量の減少も可能で、当院では全くX線透視をしないで治療を行った症例もあります。

　適応となる代表的な病気の1つがWPW症候群（図1）です。この病気は心房と心室筋の間に存在する異常心筋（房室副伝導路）が原因です。突発的な動悸発作や心房細動を合併した場合は心室細動と同じような頻拍（図2）となり、ショックや突然死の原因となります。この治療法はカテーテルを操作して頻拍の原因となる異常心筋に熱を与えて不整脈の原因を取り除きます（図3、4）。

　この疾患以外でも発作性上室頻拍、心房頻拍、心室期外収縮、心室頻拍などの多くの不整脈疾患に対して、このカテーテル治療法は極めて有効な治療法になっています。

診療実績——全国から来院

　当科では小児不整脈のカテーテル治療を1992年に始め、2001年には500症例を超えました。治療成績は、上室頻拍で95％以上と良好です。先天性心疾患の術後症例などでは初期成功率は75〜90％でしたが、現在は技術の向上で成功率はより高くなっています。

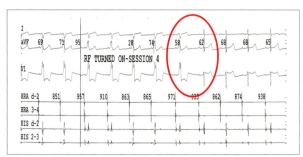

図3　WPW症候群の治療成功
心電図変化で治療の成功が分かります（丸印）

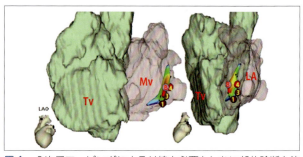

図4　3次元マッピングによるX線を必要としない部位診断と治療ができます

77 小児鼠径ヘルニアの日帰り手術
―腹腔鏡手術を多数に実施―

症例 8か月、男の子。泣いたときやお風呂上がりに右の股の付け根の部分が膨らんでいました。押さえると柔らかく、ぎゅるぎゅると音がしてへこんでしまいます。しかし、泣いたときには、その膨らみが硬くなることが観察され、鼠径ヘルニアとして当科に紹介となりました。

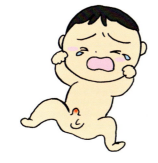

小児鼠径ヘルニアとは？

　小児の外科疾患で最も多いのが小児鼠径ヘルニアで、俗に「脱腸」といわれ、発生率は子どもの1～5％とされています。お腹の中にある臓器（小腸、大腸、大網、女児には卵巣、卵管も）が鼠径部に飛び出して膨れるものです。先天的な要因である腹膜鞘状突起が鼠径部に残っていることで発症します（図）。

　腹膜鞘状突起とは、腹壁の内張りである腹膜が鼠径部に向かって靴下状に伸びてできたもので、胎生期後半に、男児であれば精巣の下降に伴って起こる現象です。女児は精巣の下降はありませんが同様に腹膜鞘状突起が形成されます。突起の多くは出生前に自然に閉鎖してしまいますが、何らかの要因によって開存したままの腹膜鞘状突起に、お腹の中の臓器が入り込むことで、鼠径ヘルニアが成立します。

　その症状は、ひどく泣いているときなど腹圧の加わったときや入浴時などの緩んだ状態のときに、鼠径部や陰嚢、陰唇に表面は平滑で柔らかい膨らみを認めることです。

　また、鼠径ヘルニアの通り道には狭いところがあり、飛び出した臓器がこの狭いところで締め付けられて、血流が悪くなることがあります。これをヘルニア嵌頓といい、いつもと違って硬い塊が触れて、戻りにくくなります。患児は、最初は痛みのために、泣いたり、不機嫌になったり、そのうち顔色も悪くなりぐったりとします。いつもと違う様子のときは必ず鼠径部の様子を観察するようにしてください。

　もし嵌頓が疑われる場合には、昼夜関係なく、当院外科に連絡し、来院してください。来られたら、まず用手的に環納（嵌頓部分を圧迫し、脱出した臓器を元に戻すこと）を試み、無理な場合には緊急手術を行います。手で飛び出した腸を元に戻すことができた場合でも、そのおよそ1週間後に予定手術を行います。

日帰り手術が原則

　鼠径ヘルニアについては、前述のように嵌頓の危険性があるため、年齢には関係なく、手術による治療が必要です。手術は全身麻酔下に腹膜鞘状突起の根元を縛って、この突起内に、臓器が入ってこないようにします。実際には腹膜鞘状突起の根元に至る方法として、鼠径部の皮膚に約2cmの切開をして行う従来法（Potts法）と腹腔鏡下に腹腔内から腹膜鞘状突起を観察して行う腹腔鏡下手術法（LPEC

77　子どもの病気——小児鼠径ヘルニアの日帰り手術／外科（小児外科）

法）の2つが主な治療になります。

　腹腔鏡下の場合には、手術創はお臍に5mmの創1か所と、それ以外に2mmの創が1か所で、ヘルニアを起こしていない反対側の腹膜鞘状突起開存の有無を確認し処理することも可能です。

　当科では、鼠径ヘルニアの手術に際して、喘息などほかの病気がなければ原則「日帰り手術」を行っています。ただし「日帰り手術」は、当院のシステムでは、手術前日に入院、病棟の説明や手術説明、麻酔科受診を済ませた後に外泊、手術当日の朝に再来院し手術、術後、水分摂取や食事摂取を確認後に夕方の退院となります。「日帰り手術」ができるのは生後3か月を経過していること、体重が5kgを超えていること、ヘルニアのほかに大きな病気がないこと、などの場合です。

　当科では、年間約60件の鼠径ヘルニア手術を行っています。その半数が腹腔鏡によるもので、説明の上、ご両親に選択してもらいます。腹腔鏡手術の利点としては反対側にもヘルニアが内在する場合があり、その確認をすることができます。もし、反対側にもヘルニアがある場合は同時に手術を行います。

そのほかの疾患

　鼠径部が膨隆する病気には、ほかに精索水腫や陰嚢水腫、ヌック水腫があります（図）。腹膜鞘状突起に腸などが入ると前述した鼠径ヘルニアになり、水がたまると水腫になります。男児の場合には鼠径部に水がたまると精索水腫、陰嚢に水がたまると陰嚢水腫、女児の鼠径部に水がたまるとヌック水腫と言います。1歳未満では自然治癒することが多いといわれます。1歳を超えても水腫があり、痛みを伴う場合や大きさに変化が見られる場合は手術が望ましいといえます。手術法は鼠径ヘルニアと同じ方法となります。

図　鼠径ヘルニア・水腫の発生

診療科案内
外科（小児外科）

　当科は八木誠（教授）、澤井利夫（講師）、吉田英樹（医学部講師）、前川昌平（助教）で構成されています。

　診療対象は基本的には生まれたばかりの新生児から15歳までのお子さんですが、病気によっては15歳を過ぎた患者さんも診ています。小児外科の特徴として非常に多くの病気の種類があるのに対してそれぞれの患者さんの数は少ないのです。消化管の病気のほかに、肺、気管、横隔膜などの胸の病気、頸部などの体表の病気などを診ます。ゆえに非常に専門性の高い科だと言えます。当科ではお子さんを対象としているために、いかに傷跡を残さないかをテーマとして治療にあたっています。内視鏡手術を進めているのも、このためです。

　大阪府下には日本小児外科学会の認定施設として6つの病院がありますが、当院もその1つです。

■外科（小児外科）ホームページ
　検索　近畿大学　小児外科
と入力してください。

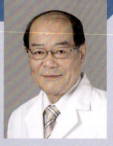

◆教授／八木　誠
◆講師／澤井利夫
◆医学部講師／吉田英樹
◆助教／前川昌平

78 先天性食道閉鎖症の治療
—腋下切開法による手術—

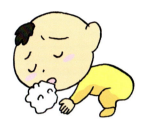

症例
- 出生当日の男児。生下時の体重は1852g、在胎は34週。
- 出生直後から、口から泡のような唾液を出したため、救急車で当院NICUに緊急搬送入院となりました。X線では鼻から入れたチューブが食道内で反転していたため、食道閉鎖症と診断されました。

先天性食道閉鎖症とは？

食道は喉から胃につながる消化管ですが、生まれてきた赤ちゃんの中には、食道が1本の管としてつながっていない場合があります。この病気を先天性食道閉鎖症と呼びます。新生児外科の代表的な病気の1つです。赤ちゃん2500人に1人の割合でこの病気がみられます。

生まれてくる前からお母さんのお腹が大きいことが多く（羊水過多）、早産で赤ちゃんの体重が少ない場合が多いとされています。また脊椎の異常、心奇形、鎖肛などの奇形を伴う割合が多いのも1つの特徴です。

食道と気管の位置関係からは、最も多いのが口側の食道がどこにもつながっていない盲端に終わり肛門側の食道は気管につながっているもので、全体の90％を占めています（グロスC型）。次に多いのは口側食道、肛門側食道とも盲端に終わっているタイプです（グロスA型）。そのほかにもいろいろなタイプがありますが、この2つがほとんどを占めています（図1）。

先天性食道閉鎖症の症状、診断

母親に羊水過多があることや胎児の胃が見えないことなどの理由で出生前診断を行うケースが増えています。出生後の症状としては口から泡沫状の唾液が流れ出ることが最も特徴的です。

食道が胃に通じていないため、ミルクを飲めず、肺炎などの肺合併症を起こすこともあります。

腋下切開法への取り組み

基本的にはグロスC型の場合は緊急手術を行います。従来は胸を大きく切開し、口側食道と肛門側食道をつないでいました。しかし、この方法では術後に側弯や右腕を挙げるのが難しいことが問題でした。

このため現在では、胸腔鏡手術や腋下切開法によ

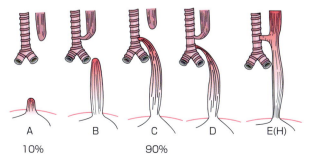

図1　先天性食道閉鎖症の分類（食道と気管の位置関係）

78 子どもの病気——先天性食道閉鎖症の治療／外科（小児外科）

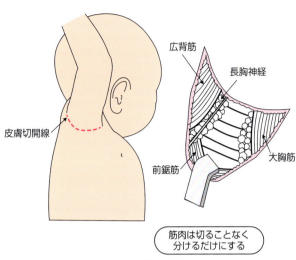

図2　腋下切開法による食道閉鎖症手術

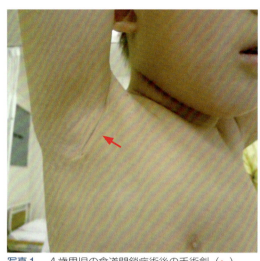

写真1　4歳男児の食道閉鎖症術後の手術創（←）

る手術が開発されています。胸腔鏡手術は技術的に難度が高く、まだ健康保険適用になっていないため一部の施設でしか行っていません。

　これに対し腋下切開法は「図2」のように右腋下を短く切開して手術を行う方法です。当院は2004年から腋下切開法で手術を行ってきました。その結果、「写真1」に示すように皮膚切開線は脇の下に隠れ、外からは分からなくなっています。

　また腋下切開法では筋肉を切開しないため、腕の拳上困難も起こっていません。グロスA型や上下食道間の距離が長いものでは、まずお腹から胃にチューブを入れます（胃瘻）。その後に上下食道の延長術を行った後に食道をつなぐ手術を行います。

手術成績は大きく改善

　食道閉鎖症の赤ちゃんの治療成績はあまり良くありませんでしたが、近年は非常に改善しています。現在では、重篤な染色体異常、高度の心奇形や超低体重出生児など特殊な赤ちゃんに対してどう治療していくかが課題となっています。

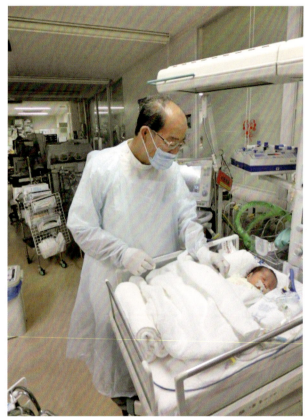

写真2　NICUでの診療風景

トピックス⑰ ―― 外科（小児外科）

胃食道逆流症の治療
全国でも数少ない技術認定医による腹腔鏡手術

◆**小児の胃食道逆流症とは？**

　胃食道逆流症とはあまりなじみのない病名ですが、最近は逆流性食道炎としてテレビでも取り上げられています。これは胃液が食道に逆流して食道に炎症や潰瘍ができたりすることで、胸痛、胸やけ、嘔吐などを生じる病気です。

　しかし喘息や繰り返す肺炎などの呼吸器症状がみられることもあります。新生児や乳児でもよくミルクを吐くという症状がみられます。これは、ほとんどが生理的なもので1歳までに改善することが大部分です。ただ重症心身障がい児や先天性食道閉鎖症、先天性横隔膜ヘルニア、食道裂孔ヘルニアなどの基礎疾患のある小児は、手術を行う場合があります。

◆**手術方法とは？**

　外科手術を行うのは、基本的に症状がひどく内科的治療が有効でない場合や、薬物治療が長期にわたる場合です。手術方法としては食道の周りに360度胃を巻くニッセン法や270度胃を巻くトゥーペ法などの噴門形成術が多く使われていますが、従来は開腹手術で行われていました。手術によるストレスが少ないこと、痛みが少ないこと、手術創がきれいなことなどから近年は腹腔鏡手術が行われることが多くなっています（画像a、b）。

　しかし、胃食道逆流症に対する腹腔鏡手術は迷走神経の温存、胃食道をていねいに層にそってはがす、切開・切離、縫合、結紮など、あらゆる操作を必要とするため容易ではなく、日本内視鏡外科学会では小児外科領域における技術認定の対象疾患として指定しています。

　2015年1月現在、小児外科領域で技術認定医は日本全国で26人、そのうち近畿地方には4人います。当院は技術認定医が1人在籍し、安全な内視鏡手術を心掛けています。

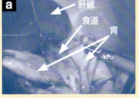 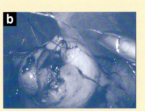

画像　腹腔鏡下噴門形成術
a. 食道を剝離し、食道の後壁側に胃を通しています
b. トゥーペ法での噴門形成術

79 心身症（ストレス関連身体疾患）の治療
―全人的医療を実践―

症例
10歳代後半、男性。高校3年生になってから通学途中に腹痛で電車を途中下車し、トイレに駆け込むようになりました。数回の下痢の後には腹痛は軽快し、休日には症状は起きませんでした。かかりつけ医の下部消化管内視鏡検査で異常はありませんでしたが、次第に不登校となり、当科に紹介されました。

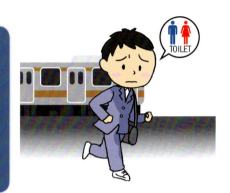

心療内科とは？そのアプローチ法

心身症を診る専門の診療科です。身体と心を分けずに、疾患だけを診るのではなく、病気をもった患者さん自身を全体としてとらえていく内科です。患者さんの心理社会的背景からその人を取り巻く環境を含めて、心身両面から、その患者さんが病とつき合いながら今後の人生をどうやって切り開いていくかを一緒に考え、実践していきます。

また、いったん病に陥ると、身体的苦痛、心理的苦痛、仕事や経済面での社会的苦痛、精神的苦痛が相互に関連しあって、トータルペイン（全人的苦痛）をもたらします。こうした苦痛に対処するには、医療側も全人的医療を実践していく必要があります。心療内科では「図1」に示す4つの側面から患者さんの症状にアプローチしていきます。

心身症とは？

心身症とは、身体疾患の中で、その発症や経過に心理社会的因子（いわゆるストレスなど）が密接に

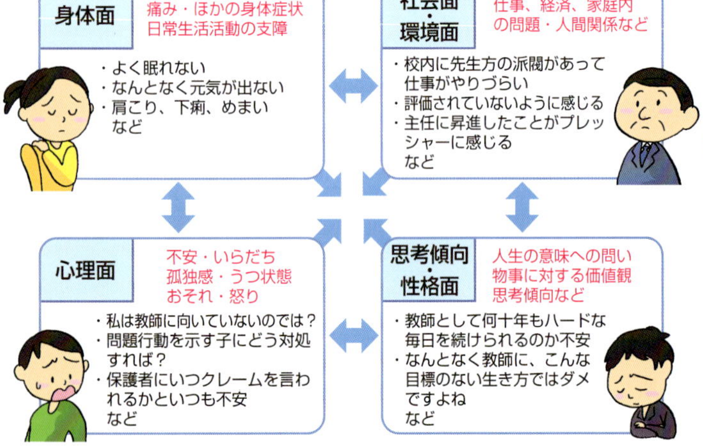

図1 患者さんの症状を図に示す4つの側面から総合的にアプローチしていきます（近大刊「教員のためのストレスマネジメントハンドブック サポート編」から引用）

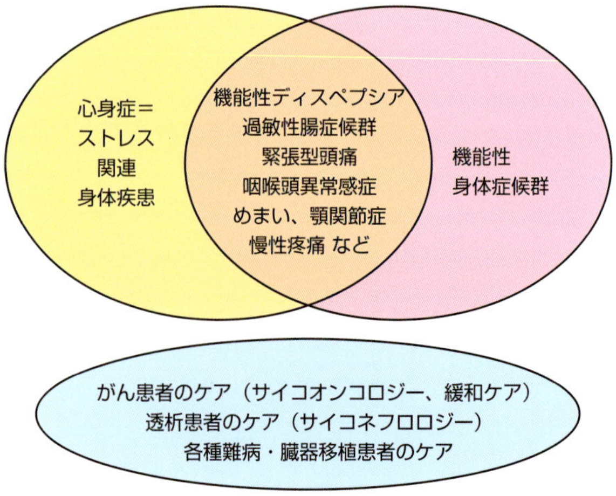

図2 各種心身症、機能性身体症候群を中心に、がん患者さんのケアにも取り組んでいます

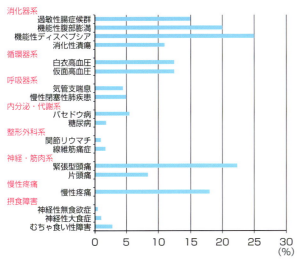

図3 さまざまな疾患を心身症の病態からとらえていく必要があります

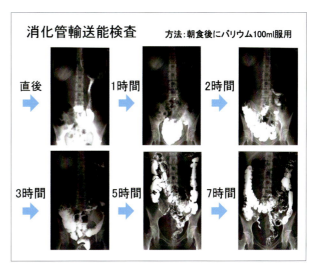

画像 バリウム100ml内服後の到達度を時間ごとに見ていく消化管の機能検査の一種

関与し、器質的障害（例えば胃潰瘍など）ないし機能的障害（例えば過敏性腸症候群など）の認められる病態をいいます。ただし、神経症やうつ病などほかの精神障害に伴う身体症状は除外すると定義されています。心療内科の診療内容（図2）では心身症全般の診療はもちろん、全人的医療の一環として、がん患者さんのメンタルケア（サイコオンコロジー）や緩和ケアにも取り組んでいます。対象となる疾患の例（図3）を示します。

診断と検査内容 ──腸管運動機能検査が特徴

（1）病歴の取り方─より良い患者・医師関係の構築

まず問診という形で困っている症状について、その発症時期や増悪・軽快因子などを詳しく聞いていきますが、心療内科の場合、既にここから治療が始まっています。すなわち、よりよい患者・医師関係を築いていくことを重視しています。また、患者さんの心理社会的背景、家族関係、生育歴、受診動機などをさらに掘り下げていきます。

（2）診断

次に身体的診察を行い、血液・尿検査や心電図といった一般検査に加え、必要に応じてCT、MRI、上部・下部消化管内視鏡検査なども行います。そのほか、心療内科の特徴として「消化管輸送能検査」（画像）のような腸管運動の機能を診る検査も行います。また、心理テストで患者さんの心理状態なども把握します。これらの所見を総合して、鑑別診断を行い、心身症の診断をしていきます。

（3）症例

冒頭の症例はRome Ⅲという診断基準に照らし合わせると「過敏性腸症候群」という診断になります。下部消化管内視鏡検査で（器質的）異常はなくても、消化管の動きの問題で、このような症状が現れることがあります。これを機能的疾患といい、上腹部の領域で同様に機能的異常が認められるものを機能性ディスペプシアといいます。下腹部の腹痛、便通異常は過敏性腸症候群です。

この原因には、心理的要因が大きく関与しています。具体的には、仕事、受験などの生活ストレスや、ストレス対処能力が低いことなどです。こういったものが消化管の運動機能、内臓感覚に影響し、不快な症状を生じさせます。

さまざまな医療スタッフとチームを組んで治療

心身症の患者さんは失感情症といって、自分自身の内なる感情を無意識のうちに抑圧していたり、それをうまく言葉で言い表せないような状態に陥っていることが多いようです。心療内科では、まず患者

79 ストレスの病気——心身症（ストレス関連身体疾患）の治療／心療内科

さん自身の訴えをよく聞いてその思いを受けとめ（受容）、その考え方を支持しながら、より良い患者・医師関係を築いていく中で、治療への動機づけをしていきます。また、当科でできること、できないことを患者・医師側双方で確認しながら、一緒に治療の目標を設定します（治療契約を結ぶ）。

その後、心理テストの結果をフィードバックしたりしながら、患者さん自身に心身相関（ストレスと身体症状の関連性）に気づいてもらうようにサポートしていきます。

もちろん必要に応じて、消化器系の薬剤や向精神薬、また漢方薬も積極的に使用していきます。また、自律訓練法、交流分析、認知行動療法的アプローチといった心理療法や、臨床心理士によるカウンセリングなどを併用しながら心身両面から治療をしていきます。そして再び悪化しないように、患者さん自身に新しいライフスタイル、適応様式を習得してもらいます。

最終的に症状自体がゼロにならなくても、その症状を患者さん自身が自分でコントロールでき、少しでもQOL（Quality of Life：生活の質）が改善されるようにすることが、心療内科の「治療のゴール」です。そのためには、医師だけではなく、さまざまな職種の医療スタッフとチームを組んで治療にあたります。

患者さんへのお願い

前述の治療を行うためには、特に初診に十分な時間をとることが必要なため、1時間枠で設定しています。このため、初診も完全予約制なので、患者支援センターを通して電話予約をしてください。その際、かかりつけ医からの紹介状をご持参ください。

患者支援センター
TEL 072－366－0221（代表）
2375・3725（内線）

診療科案内
心療内科

内科学心療内科部門は「心身症」を診る専門の科として、全員内科医で運営しています。「心身症」とは一言で言うと「ストレス関連身体疾患」となります。心療内科の根底は心身医学で、「病」を診るのではなく、「病をもっている人間」を診る全人的医療です。またその全人的医療の一環として、サイコオンコロジー（がん患者さんのメンタルケア）・緩和ケアにも取り組んでいます。

スタッフは教授：小山敦子、講師：奥見裕邦、松岡弘道、助教：牧村ちひろ、大武陽一、和泉宏昌、阪本亮、酒井清裕、村田昌彦、高橋史彦の10人です。内科認定医または総合内科専門医の資格を持っている医師が多数おります。その上に心療内科専門医、心身医療「内科」専門医や小児科学会専門医、消化器病学会専門医、東洋医学会漢方専門医、腎臓専門医、透析専門医などの専門分野の資格を持ち、いろいろな方面から専門知識を持ち寄って常に討議を重ね、臨床心理士の力も借りて全人的医療の実践にあたっています。

また、がん医療関係では、サイコオンコロジー学会登録精神腫瘍医、緩和医療学会専門医、がん薬物療法専門医、がん治療認定医、麻酔科認定医・標榜医の資格を持つ医師が複数名おり、がんのトータルペイン（全人的苦痛）＝身体的・心理的・社会的・スピリチュアルペインに対して総合的にアプローチできる体制を整えています。

当科の詳しい内容につきましてはホームページをご参照ください。
■心療内科ホームページ
検索　近畿大学医学部　心療内科
と入力してください。

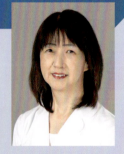

◆教授／小山敦子
◆講師／奥見裕邦、松岡弘道
◆助教／牧村ちひろ、大武陽一、和泉宏昌、阪本亮、酒井清裕、村田昌彦、高橋史彦

また、2015年4月に当科のロゴマークが決定しました。Mind（こころ）とBody（からだ）に赤い血が通うイメージです。

心療内科ロゴマーク

80 双極性障害（躁うつ病）の治療
―光トポグラフィー検査で早期診断―

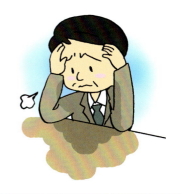

症例
40歳代半ば、男性、会社員。30歳代には営業職としてめざましい業績を上げ、3時間程度の睡眠でも疲れを感じないで、仕事を続けることができた時期もありました。40歳頃うつ状態になり、精神科で通院治療を受けてきましたが、その後も、うつ状態を繰り返しているため当科を受診しました。

双極性障害（躁うつ病）とは？

双極性障害とは、テンションが高く気分が高揚し、せかせかとした気持ちになる躁状態と、逆にテンションが低くなり、1日中気分も憂うつで何にも興味・関心を持てなくなるうつ状態という両極端な状態を繰り返す病気のことです。躁状態のときには、疲れを感じず過剰なほど積極的でいつも以上に元気なため、患者さん本人も病気だとはなかなか気がつきにくいのです。うつ状態になって初めて「気分が落ち込んでつらく苦しい」「おっくうで何もできない」と受診をされるので、当初は「うつ病」と診断されることも少なくありません。

これは、うつ状態が長く続き、数か月から数年を経ないと躁・軽躁の状態が現れないこともまれではないため、専門医であっても長期にわたる経過観察が必要になります。

活発な啓発活動もあって、うつ病は社会的に広く認知されてきています。

うつ病は、薬（主に抗うつ薬）と休養によって回復可能な誰もが罹りうる心の病気とされています。しかし、治療にもかかわらず再発を繰り返したり、完全に回復することなく社会生活に支障をきたしている患者さんも少なくありません。現在、うつ病と診断されている人の10人に1～2人が双極性障害（躁うつ病）と診断されるといわれていますが、再発を繰り返すうつ病では、10人のうち3～4人が双極性障害だともいわれています。

双極性障害とうつ病とでは、薬の効き方が異なることなどから病気の成り立ちが違うと考えられています。しかし、憂うつな気分が続く、普段できていたことができなくなるなど気分が晴れない状態は、うつ病、双極性障害のうつ状態に共通する症状なので、患者さん自身も「自分はうつ病」だと考えている場合が多くあります。

双極性障害とうつ病の違い

双極性障害とうつ病との大きな違いは、経過中に躁状態が現れるかどうかです。躁の状態は、ハイテンションで、眠らなくても元気に行動できるなどエネルギーに満ちあふれている状態になりますが、重くなると話題が次々に飛んで話の内容にまとまりがなくなったり、実現不可能なことを言い出す、浪費が過ぎるなどの行動がみられ、周囲とトラブルを起こします。

双極性障害にはⅠ型とⅡ型があります。うつ状態

は両者に共通していますが、Ⅰ型では、躁の状態がはっきりしていて重いのが特徴です。それに対してⅡ型では、生活上、大きな支障をきたさない程度の比較的軽い躁状態で、とりわけ患者さんはご自身の状態を「絶好調」ととらえ、見過ごしていることも少なくありません。

では、どうしたらうつ状態から、双極性障害とうつ病を見分けることができるのでしょうか。例えば、双極性障害でのうつ状態では、過眠（ないしは横になりたがる）や過食などが現れることがあります。うつ病では眠れない、食欲がないなどが一般的なので、同じようなうつ状態でもこうした違いが参考になります。

さらに、おっくうなのにイライラして身の置きどころがないなど、気分と行動が不釣り合いであったり不安定であるのも特徴です。この状態を躁うつ混合状態といい、うつから躁、躁からうつに移行するときにはしばしばみられます。この躁うつ混合状態の時期は、自殺のリスクも高まるので注意が必要です。

また、うつ病の治療中に抗うつ薬によってイライラがひどくなったり、怒りっぽくなったりする場合も双極性障害を疑うきっかけになります。

双極性障害を見極めるポイント

双極性障害を見極めるためには、うつ状態だけでなく、これまでの人生で、躁状態（とくに軽躁状態）があったかどうか、また躁うつ混合状態的な時期はなかったかどうか、さらには波乱万丈な生活歴などを把握しておくことが大切です。双極性障害であったとしても「元々、こういう性格だったから」と家族など周囲の方も、双極性障害とはなかなか認知しづらく、受診が遅れてしまうこともあります。

感情の起伏には個人差が大きいので、行動面、例えば浪費が重なる、飲み歩いて帰ってこなくなるなどの逸脱した行動がエピソードとしてみられないか（普段とは違って、ある特定の時期にだけみられること）にも着目する必要があります。また、うつ状態が2〜3か月で自然に良くなることを繰り返す場合などでも、双極性障害が疑われます。

診療科案内

メンタルヘルス科

双極性障害に対する当科の取り組み

当科は、患者さんの症状とその経過（どのような人生を歩んでこられたか）を詳しく聞き取ることに加えて、独自のアプローチとして光トポグラフィー検査の結果を参考にするなどして、双極性障害の適切な早期診断に力を入れています。

治療では、双極性障害の特徴である気分の波をできるだけ小さくすることを目標に行います。薬物を中心とした治療で気分の波を小さく抑え、無難な社会生活を送ることが可能となることも少なくありません。

ただ、双極性障害の患者さんは、軽躁状態をベスト、望ましいと考えている人も多く、この状態をベストと考えてしまうとうつ状態になったときにそのギャップに悩み、たとえ周囲からみれば重症とはいえないうつ状態であったとしても、本人にとってはとても深刻に感じてしまうことになります。少し低調であっても安定している状態を患者さんが受け入れることができるかどうかも大切です。

双極性障害は再発しやすいため長期にわたる治療が必要ですが、その人に合った治療によって気分の波を小さくすることができます。双極性障害ではないかと気になることがあれば、ぜひ一度、当科を受診してください。双極性障害の診断と治療のためにお役に立ちたいと思います。

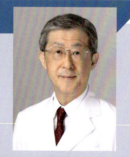

◆教授・診療部長／白川　治
◆講師／辻井農亜
　　　　柳　雅也
◆医学部講師／高屋雅彦
　　　　　　　明石浩幸

■メンタルヘルス科ホームページ
検索　近畿大学　精神・神経
と入力してください。

81 顎関節症の治療
― 口が開かない、顎が痛い人のために ―

症例
60歳代半ば、女性。以前から、口を開ける度に耳の前でカクンと音がしていましたが、突然耳の前が痛くて口が開けられなくなり、食事にも困っていました。無理に開けようとすると激痛が走り、首筋から肩にかけてだるいとの症状を訴え当科を受診しました。

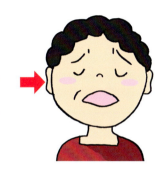

顎関節疾患とは？

顎関節症とは、「口が開かない、耳の前（顎関節）が痛い、口を開けると耳の前で音がする」などの症状を主とする疾患をいいます。顎関節疾患の中でも、顎関節症は、かかっている人の割合が高く、女性に多い疾患として知られています。しかし、どの受診科へ行けばいいのか分からず、耳の周囲の痛みで耳鼻咽喉科を受診したり、整形外科を受診したりする場合や、歯科治療中に顎が痛くなってしまう場合があります。

さらに、開けたまま閉じられなくなる顎関節脱臼や腫瘍類似疾患などの顎関節疾患も取り扱います。当科は一般社団法人日本顎関節学会認定研修施設となり、南大阪で最も多くの顎関節疾患患者が集中しており、手順の整った治療を周辺医療機関とも連携して行い、成果を上げています。当科で行う、主にスプリント（マウスピース）を用いた治療は効率よく治癒につながり、薬物療法や顎関節洗浄、顎関節鏡、顎関節手術を取り入れた治療も行っています。

| 咀嚼筋痛障害（Ⅰ型） |
| 顎関節痛障害（Ⅱ型） |
| 顎関節円板障害（Ⅲ型）
a. 復位性
b. 非復位性 |
| 変形性顎関節症（Ⅳ型） |

表　顎関節症の病態分類（日本顎関節学会、2013年改訂）

治療方針と説明

顎関節症ではないほかの病気と区別するために、X線撮影などを行った上で、「表」にしたがって病態診断し、場合によってはMRIを撮影し、治療方針を決定します。顎関節症ではない、脳梗塞やがんなどほかの病気と間違えないことが大切となります。

治療の流れ

多くは、スプリントと呼ばれる口腔内装置を数か月間、夜間に装着することで治癒していきます（写真1）。この場合、噛みしめ癖など患者さんの生活習慣を改善する必要がある場合もあり、患者さん自身の自覚と協力も必要です。また生活のストレスが強いと長引く傾向があります。

本来、顎関節症は生活支障度や苦痛のわりに比較的軽症の疾患ですが、長期にわたって痛みが続くとうつ傾向が強くなって重症感が増し、治りにくくなる場合

81 歯の病気——顎関節症の治療／歯科口腔外科

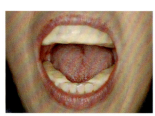

写真1 スプリント療法
上下顎にスプリントを応用した例（夜間に使用）

もあり、慎重な対応が求められます。数％は関節注射や関節洗浄、あるいは手術が必要となる患者さんもいます。

治療後の注意点

スプリントは、夜間のみ使用し日中は使用しないこと、また、期間を区切って使用することが大切であり、終了を指示されたら使用しないようにしましょう。場合により、噛みしめなどの生活習慣が是正されなかったり、強いストレスがあると再発してしまうこともあります。

診療実績、予後など

多くの患者さんは、スプリントなどの保存的な治療で治癒します。

顎関節症とよく似ていますが、たとえば滑膜骨軟骨腫症は関節に石灰化物が現れる疾患であって、顎関節症とは異なる疾患であり、MRIで鑑別することができ、手術をしないと良くなりません（写真2）。
従って鑑別がきわめて重要となります。

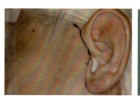 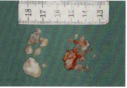

写真2 滑膜骨軟骨腫症　　　摘出物

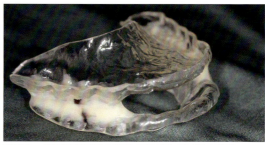

写真3 睡眠時無呼吸症の治療に用いる口腔内装置
顎関節症に用いるスプリントとは異なり、上下一体型です。この装置は睡眠中の咽頭を広げ、いびきや無呼吸を軽減する効果がありますが、顎関節症の治療には用いませんので、混同しないようにしてください

診療科案内
歯科口腔外科

口腔外科を専門とし、口腔外科疾患および一般歯科医院では対応困難な基礎疾患のある患者さんを、紹介状によって幅広く受け入れています。近年、医歯学の学問的進歩とともに医科歯科連携の重要性が認識されてきていますので、歯科口腔外科としての高度医療をこなすだけでなく、他領域・他科とも緊密に連携し、入院センターなどを通じて周術期口腔機能管理・口腔ケアも積極的に行い成果を上げています。

看護師・歯科衛生士・歯科技工士も一体となってNST（栄養サポートチーム）や摂食嚥下リハビリテーションなどの多職種連携チーム医療に参加し、地域の医療機関・歯科医師会との交流も緊密に行い、卒業後歯科医師臨床研修にも力を注いでいます。

顎関節疾患、インプラント（人工歯根）、睡眠時無呼吸症、口腔感染症、口腔顎顔面外傷、口腔腫瘍、口腔粘膜疾患、顎顔面補綴、基礎疾患がある患者さんの歯科治療などが多く、次の施設認定を受けています。

歯科臨床研修指定施設・日本口腔外科学会認定研修施設、日本顎関節学会専門医研修施設、日本顎顔面インプラント学会研修施設、日本口腔インプラント学会研修施設、日本有病者歯科医療学会研修施設。

■歯科口腔外科ホームページ
検索　近畿大学　歯科
と入力してください。

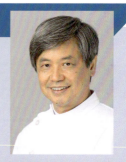

◆教授・診療部長／濱田　傑
◆講師／榎本明史
◆医学部講師／内橋隆行、向井隆雄　松永和秀、山中康嗣
◆助教／中谷貴範、森影恵里
◆非常勤講師／綿谷和也、栗本拓哉　竹内嘉英（矯正）、大谷朋弘　山上博史（補綴）、中島　康　外木守雄、山崎勝己

トピックス⑱ — 歯科口腔外科
口腔インプラントの治療
歯がなくなった、義歯でうまく食べられない

◆インプラント（人工歯根）とは？

高齢化社会が到来し、義歯を使う人が増えています。今まで自分の歯で食べていた方が、ある日突然、歯を失って義歯になる不自由さに耐えられなかったり、義歯を使うことで老け込むのを避けたい。このような理由でインプラント（人工歯根）を希望する方も増えてきました。

ただ、埋め込むための顎の骨が十分な大きさがない場合は、さまざまな障壁があります。また、健康保険が適用されず自費診療となります。当科では歯槽堤造成術などを使って、積極的に取り組んでいます。

◆治療方針と説明

顎の骨に埋め込んだチタンが骨と固く結合して動かなくなり、Osseointegration（骨結合）といわれる状態になると、力に耐えられるようになりますが、埋め込んでから数か月の待機期間が必要です。インプラントが Osseointegration したのち、その上にいわゆる継ぎ歯のように上部構造を継ぎ足して初めて噛めるようになります。その場合、向かい合う歯（対合歯）や周囲の歯との噛み合わせが重要になります。

上部構造は、インプラントを埋入した直後から噛む力を掛ける即時荷重法と、待機期間をおいて噛む力を掛ける方法があります。いずれも、まずはプロビジョナルレストレーションと呼ばれる仮の歯で様子を見た後、最終補綴物を装着しますので、治療終了までには時間が掛かります。成功率は高いものの、必ずしも一生使えない場合もあり、完成後にも歯ブラシなどによる清掃継続と定期検診も重要です。

◆インプラント治療の流れ

写真や模型、X 線、CT などで、欠損歯、残存歯の歯周病、神経との位置関係などを含めた顎顔面の診断をした後、インプラントが可能かどうか診断します。全身も詳しく調べて大丈夫かどうか確認します。顎骨が位置不良や狭い場合は、可能なら下顎から骨を採取し歯槽堤造成術を行います（写真1）。上顎は上顎洞底挙上術を行う場合もあります。

◆広範囲顎骨支持型装置（健康保険適用のインプラント）

がんの手術後など顎骨とともに歯がない場合に施設認定を受けた病院で健康保険で行う制度も導入され、口腔・顔面の瘻孔を補綴的に補う顎顔面補綴も併用して咀嚼・発音・嚥下の改善を行っています（写真2）。

> 【一言メモ】
>
> **増えています！薬剤関連顎骨壊死**
>
> 口腔感染症の中でも、最近増加している薬剤関連顎骨壊死は、長期間強い痛みを伴って顎から膿が出るなど生活支障度が高く、全国の各施設でも処置に難渋しています。がん治療で使った注射薬に関連している場合は重篤化しやすく、治療が難しいですが、当科は手術によって治癒する例も増えています。
>
> ●症例
> 74歳、女性。右下顎大臼歯付近の持続的な激痛から始まり、口が開きにくくなって、奥歯が揺れて取れてしまいました。骨がむき出しになり、頬の皮膚からは膿が出るようになりました。治療前と治療後を示します（写真3）。

 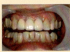

写真1　骨造成によるインプラント治療

  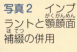

写真2　インプラントと顎顔面補綴の併用

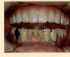 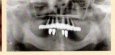

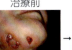 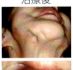
治療前　　　　治療後

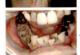 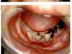

写真3　薬剤性顎骨壊死の治療

診療施設の案内──救命救急センター

救命救急センター
―南河内医療圏における救急医療の要―

中等症から重症の救急患者にスムーズに対応

当院救命救急センターは、南河内医療圏で救急医療の最後の砦として、1982年に開設しました。そもそも3次救急施設には、交通戦争という当時の社会的ニーズもあり、重症多発外傷への対応を要（かなめ）に国策として全国に設置されたという歴史的背景があります。その後、交通事故の減少や傷病構成の変化もあり、時代とともに重症疾病への対応も求められるようになってきました。当センターは、南河内医療圏とその周辺地域の重症者や緊急傷病者に迅速に対応するため、スタッフと施設を整備しています（写真1）。

当センターへは、救急隊からの直接搬送（ロード＆ゴー症例）と地域病院からの紹介搬送があります。診療の対象は、重症、緊急、複合領域、特殊といった特徴で表現しています。

2014年の実績は、直接搬送が547例、他施設からの転院279例、その他114例の計940例で、そのうち重症例は899例（95.6％）でした。

2013年12月、重症病棟30床（CCU・心臓血管センター6床を含む）、それに付随病床として急性期病棟30床（脳卒中センター12床を含む）、一夜入院用病床7床の計67床を備えた救急災害棟がオープンし、中等症から重症の救急患者に対してスムーズに対応できる救急部門として環境が整いました（写真2）。

重症外傷への対応

交通事故や高所からの墜落や転落などによる重度外傷は、頭部（脳損傷）、体幹部（胸部臓器損傷、腹部臓器損傷、骨盤骨折）、四肢（し）（骨折外傷）など、損傷部位が複数の既存診療科領域に重複する場合が多く、人命を救うには、優先順位を含めた「治療作戦」の設計が重要です。複数の診療科医師の集合では、この作戦設計が困難です。

救命救急科スタッフは、基本的な全身管理法を共有しながら、誰もが第2の専門領域を持っています。複合領域外傷の合併例に対しては、異なる専門領域（脳外科、腹部外科、整形外科）を持つ外傷救急医に加え、血管造影（けっかんぞうえい）下止血術（かしけつじゅつ）の技術を持つスタッフも一緒にチーム医療を展開します（写真3）。

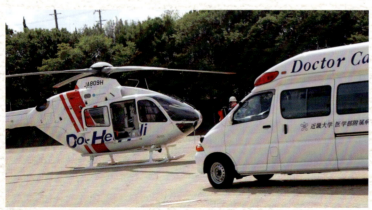

写真1　ヘリ搬送の受け入れ

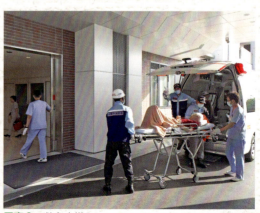

写真2　救急車搬入

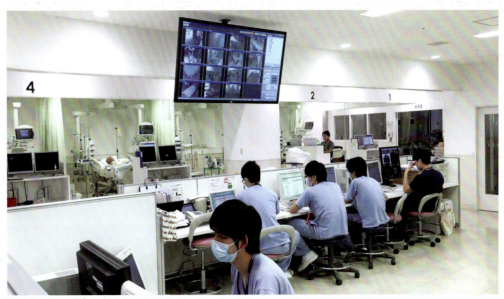

写真3 救命病棟

2014年の外傷患者の受け入れ状況は、頭部外傷が59例、胸部外傷12例、腹部外傷14例、四肢外傷38例、多発外傷121例の計244例でした。

熱傷への対応

広範囲熱傷は単なる皮膚損傷ではなく、呼吸不全や腎不全、敗血症、栄養障害をはじめ、全身性合併症が次々に起こってきます。皮膚真皮層まで破壊されたIII度熱傷の治療は、焼痂（壊死した皮膚組織）の除去と皮膚移植（自家移植／自分の皮膚を用いた移植）が必須です。

これらの外科処置のタイミングと実施部位について長期的な戦略を組むことは、全身性合併症を最小限に食い止めることになります。救命救急センターには、日本熱傷学会の認定する熱傷専門医が3人所属しています。2014年には、20例の熱傷患者を受け入れています。

国内では、自家培養表皮という画期的な技術が最近実用化になり、広範囲熱傷患者の予後が改善してきています。スタッフの北澤医師は、前任施設で、自家培養表皮の特殊な移植方法としてハイブリッド法の開発に携わり、導入7例の全例で成功しています。この移植方法は徐々に全国的に広がってきており、当院でも導入予定です。

薬毒物中毒への対応

向精神薬の大量服用例は、生命予後が比較的良好ですが、退院後の再発予防が重要な課題になります。そのため、自殺企図例については、全ての患者さんを精神科のサポートを前提に診療しています。

一方、農薬中毒や工業薬品中毒、有毒ガス中毒は、原因物質に応じた個別治療が必要な場合が多く、市内救急病院では対応が難しいため、3次救急の対象になります。スタッフ全員が中毒医療に精通しており、中毒物質同定のための緊急検査体制も整備しています。2014年は、57例の急性薬毒物中毒患者を受け入れています。

重症感染症への対応

細菌感染症は、時として全身性の激しい炎症から循環不全（敗血症性ショック）に陥り、多臓器不全から死に至ることがあります。細菌感染症患者は、その感染臓器に関連する診療科で治療を行うのが普通です。しかし、ひと度ショック状態に陥ると、集中治療による全身管理が必要になります。

こうした病態については、感染臓器関連の診療科

診療施設の案内——救命救急センター

での治療よりも、救命救急センターで治療、全身管理を行う方が好ましいことが多々あります。重篤期を救命救急センターで治療し、一定の改善後に関連診療科へ引き継ぐ診療リレーが有効だと考えられます。

特殊感染症への対応

ガス壊疽や広範囲蜂窩織炎・感染性筋壊死などの重症軟部組織感染症は、敗血症から多臓器不全に至る危険があります。そのため、抗菌薬療法と外科療法（排膿、壊死組織除去、洗浄）を迅速かつ適切に実行する必要があります。ある意味で重症熱傷と類似した側面もあり、救命救急センターで治療を受けるのが好ましい疾病です。

重症体温異常症への対応

熱中症や低体温症は、環境因子による特殊重症病態で、しばしば死を招くため、重症例は3次救急の適応になります。精密な体温管理と輸液管理によって、脳、肝、腎といった主要臓器保護のため全身管理を行います。

代謝性昏睡への対応

糖尿病性昏睡、甲状腺性昏睡などをはじめとする種々の代謝性昏睡は、通常は関連する内科で治療を受ける場合が多いものです。しかし、重度の昏睡や臓器不全（循環、腎など）を合併している場合は、3次救急として救急医が全身管理するのが好ましい事例があります。そのような例では、重篤期を救命救急センターで治療し、一定の改善後に関連診療科へと引き継ぐ診療リレーが有効と言えます。

心肺停止への対応

近年、公的施設や集合施設への自動式除細動器

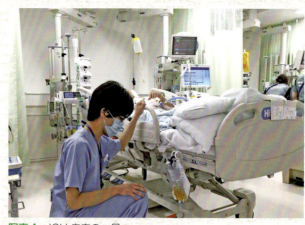

写真4　ICU病床の一景

（AED）の設置、普及とともに、心臓突然死につながる恐れのあった不整脈性心肺機能停止の社会復帰例の報告がわずかながら聞かれるようになってきました。心臓以外の原因で心肺停止と不整脈性によって起きた心肺機能停止では、その最終予後が随分異なることが改めて認識されてきました。心肺停止ケースにおける救命救急センターでの3次救急施設の役割は、不整脈性心肺機能停止ケースを対象に、積極的な治療（臓器保護療法、臓器補助療法）を行い、社会復帰をめざすことです。2014年は127例の心肺停止患者を受け入れました。

救命救急センターでは、救急隊接触時の心電モニターで心室細動（VF）や心室性頻拍（VT）を認めた心肺停止症例を積極的に受け入れ、心肺補助療法・脳保護療法を導入しています（写真4）。

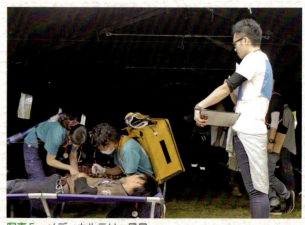

写真5　メディカルラリー風景

循環器系集中治療室CCU
― 最良の高度医療を安全に提供 ―

CCUとは？

　CCU（Cardiac Care Unit／循環器系集中治療室）は急性心筋梗塞や不安定狭心症などの重症冠動脈疾患だけでなく、重症心不全、重症不整脈、大動脈解離などの大動脈疾患、また心肺停止蘇生後など、さまざまな疾患の患者さんに対して治療を行う循環器系集中治療部門です。当院では救急災害センターの4階にCCUは6床確保しています。CCUが満床の場合でも、3階の急性期病棟を有効活用することで、円滑に運用することができ、満床などの理由でお断りすることなく患者さんを受け入れることができる体制となっています。

多くの専門職がチームで治療

　CCUは24時間365日体制で循環器内科、心臓血管外科医師が院内で待機しており、ハートコールといった医師直通のホットラインシステムを利用することで、一刻一秒を争う患者さんに速やかに対応できる体制を整えています。心臓カテーテル検査室についても、心臓血管撮影装置2台が併設され、緊急治療を要するような急性心筋梗塞の患者さんの搬送が重なった場合にも、すぐに対応できる体制にしており、搬送から血流再開までの時間はほぼ全例で90分以内に治療ができるようにしています。

　また、重症心不全、心肺蘇生後などで循環補助装置による高度で専門的な治療が必要な場合は、循環器の専門医が迅速に対応し、看護師、臨床工学技士、検査技師、放射線技師など多くの専門職がチームとなり治療にあたることで、より高度で安全な医療を提供しています。

　当院CCUは2013年末に救急災害センターへ移転、その後、救急患者数も増加傾向にあり、引き続き紹介医や救急隊からの要請により速やかに対応し、患者さんに対して最良の高度医療を提供できるよう努力しています。

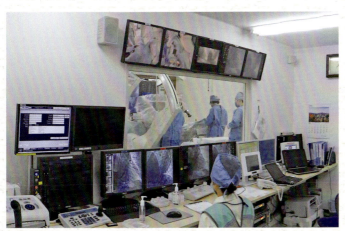

写真1　心臓カテーテル検査室

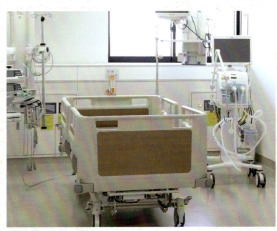

写真2　CCU病室

脳卒中センターSCU
―高度医療機器を駆使した迅速丁寧な診察―

24時間365日受け入れ

　脳卒中や、脳の血管が詰まったり、破れたりする急病はいつでもどこでも起きます。一刻も早く専門的治療を受けることで、麻痺や失語症などの後遺症を少しでも軽くします。脳を救うのはとにかく時間との勝負です。脳卒中センターでは24時間365日、救急の脳卒中や脳の急病の患者さんを救急隊や医療施設から迅速に受け入れており、専門医による丁寧な診察、高度医療機器を駆使しての診断、血管が詰まる脳梗塞のrt-PA血栓溶解療法やカテーテル血栓除去術、血管が破れる脳出血の緊急手術を行います。

　手術後、救急災害棟3階に12床あるSCU（Stroke Care Unit）に入室し、体が動かず歩けない、しゃべれない、食事が摂れない、といった患者さんに対して、専門看護師が心のこもった治療とサポート、翌日からは理学療法士によるSCU内リハビリテーション、専門医による再発予防の治療を行います。そして、病状が安定したら、切れ目のないリハビリテーションが地域で継続できるように近隣のリハビリテーション専門病院と連携をとっています。

　多職種から成る私たちスタッフはチームワークで治療にあたるため、日々、技術や知識の研さんを積み待機しています。

集中治療室ICU
―質の高いチーム医療を提供―

ICUとは？

　ICU（Intensive Care Unit／集中治療室）は、急性期重症患者さんに対し、早期に病状を改善することを目的に、多くの医療機器や薬物などを使って集中的に治療を行うところです。対象とする疾患は、大手術後の患者さん、重篤な合併症がある手術患者さん、入院中あるいは他の医療機関から搬送された急性機能不全の患者さんなどで、内科系、外科系を問わず、さまざまな症例を受け入れています。

知識、技術、心を結集

　ICUは、医師、看護師だけでなく臨床工学技士、理学療法士、薬剤師、歯科衛生士、管理栄養士など多職種、多専門性の医療従事者が関わり、安心・安全な治療、看護、ケアを集中的に行っています。

　ICUに入室した患者さんの病状を改善させるために必要なことは、これら医療従事者の知識、技術、心を結集させたチーム力です。ICUはチーム医療を実践する第一線です。ICUに関わっている医療従事者は、個の力と同時にチーム力を向上させ、医療の質の高さを保証するために日々努力し、精進しています。

麻酔科
―全身管理と痛みのコントロール―

麻酔科医の仕事

麻酔科医の業務は手術麻酔管理が中心ですが、集中治療室・ペインクリニックにも従事し、その基本的概念は全身管理と痛みのコントロールです。

手術は悪いものを取り除き、悪いところを治すために必要な手段ですが、体にメスを入れるため、大きな負担がかかります。また、手術中はさまざまな予想外のことが起きる事もあり、そのような事態に適切に対処するだけでなく、体の負担を軽減し、患者さんの回復を促進するというのが私たちの仕事です。

特に、痛みのコントロールは重要で、手術中だけでなく手術後も痛みのないよう、いろいろな鎮痛薬を使うだけでなく、硬膜外鎮痛や超音波ガイド下末梢神経ブロックのような最先端の技術を駆使して、責任を持って疼痛管理を行っています。

手術麻酔の流れ

麻酔科術前外来

麻酔に関する説明を詳細に分かりやすく行うとともに、患者さんからも手術歴や既往歴、服用している薬などのさまざまな情報を得て対応します。

担当麻酔科医決定と術前訪問

実際に麻酔を担当する麻酔科医が、患者さんに挨拶に参ります。

術前検討会

手術や患者さんの状態に適した、麻酔薬、麻酔法やモニターなどを担当医みんなで検討します(写真1)。

手術室入室後は、心電図や血圧計といった基本的なモニターを装着し、点滴路確保（必要な場合は硬膜外カテーテル挿入）後、全身麻酔を始めます。点滴の中から薬を入れると約30秒で意識がなくなります。

その後、患者さんの状態や手術内容に応じたモニター（経食道心エコーなど）を装着し、手術中の安全を確保します。手術後は、麻酔を止めるとすっきり目覚めることができます。

近年、心臓疾患、呼吸器疾患や脳神経系疾患などのある患者さんも増えていますが、私たち麻酔科医はそのような疾患にも精通しています。

手術は患者さんにとって大きな負担です。麻酔科医はその負担を少しでも軽減できるように常に努力しています。

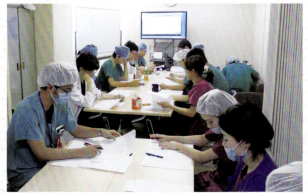
写真1 毎朝行っている症例検討会

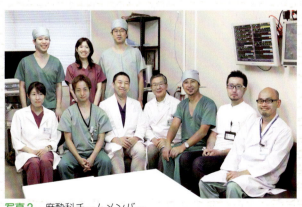
写真2 麻酔科チームメンバー

新生児集中治療室NICU
―大阪府内大学病院で最大規模―

新生児を24時間体制で診療

NICU（Neonatal Care Unit／新生児集中治療室）では早産児や、手術が必要な病気を持つ新生児を24時間体制で診療します。人工呼吸などの集中治療を行うNICUのベッドが9床、回復期のケアを行うGCU（Growing Care Unit／回復治療室）のベッドが18床あり、これらは大阪府内大学病院の中で最大規模です。大阪府指定の地域周産期医療センターNICUとして、南大阪の周産期医療の維持発展に尽力しています。

また、当院は最重症合併症妊産婦受け入れ指定機関で、重症合併症の妊婦さんから出生した赤ちゃんの診療は、南大阪では当院のNICUが中心的役割を担っています。そのため日本周産期・新生児医学会基幹研修施設の認定を得て、新生児集中ケア認定看護師も配置し、新生児の外科疾患、心疾患にも対応するなど、総合周産期医療センターレベルのNICUをめざしており、年間に出生体重1000g未満の赤ちゃんを20人、人工呼吸が必要な赤ちゃんを40人以上診療しています。

全国有数の新生児眼科手術

新生児に開胸や開腹、開頭手術を行える数少ない施設の1つでもあり、また、眼科手術のために近畿に限らず中四国、北陸などからも多くの転院があります。さまざまな原因で胎児から新生児への呼吸・循環の適応がうまく行かなかったために脳がダメージを受けることを防ぐ脳低温療法を行っており、近隣のNICUから転院も受けています。

このような高度医療の場ではありますが、24時間面会、祖父母面会などを行い、赤ちゃんが愛情を持って家族に迎え入れられるよう、また家族の不安を軽減するためにも、和やかな雰囲気づくりに努めています。

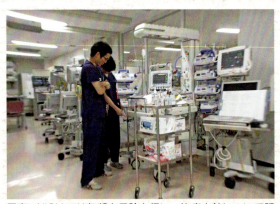

写真 NICUでは毎朝夕回診を行い、治療方針について話し合い確認を行っています

リハビリテーション部
―疾患別施設基準は最も高いレベル―

チーム医療を推進

　当部は、医師7人(うち専門医4人)、理学療法士(PT)17人、作業療法士(OT) 4人、言語聴覚士(ST) 5人で診療にあたっています。疾患別施設基準はいずれも最も高い「1」の認定を受け、充実した環境の中で患者さんにリハビリテーション（以下、リハビリ）を提供しています。

　多くの病気に対してリハビリが行われており、その内容は呼吸・循環器疾患、骨関節疾患、脳血管疾患、神経・筋疾患など多岐にわたります。年間の対応件数は、延べ2900件（2014年）で年々増加しています。チーム医療を推進するため、呼吸ケア、栄養サポート、褥瘡、緩和ケアなどの回診に参加して、院内他科との連携に努めています。

手術前後のリハビリにも力を注ぐ

　当院は「地域がん診療拠点病院」で、日々多くのがん手術が行われています。術後の順調な回復と早期退院を目的に、当部は手術前後にリハビリも行っています。例えば肺がんの場合、肺を一部切除することで、術後に呼吸機能は軽度の低下が生じます。加えて、全身麻酔や術後の痛みで、痰がうまく出せないことがあります。リハビリを行うことで、痰がよく切れ、肺炎の合併を抑えることができます。

　食道がんでは、術前から栄養状態が悪化している患者さんがいます。呼吸や栄養状態を判断し、適切なリハビリによって手術のリスクを軽減することができます。また、術後には嚥下リハビリを行うことで、早くから栄養状態の改善が図れます。

　当院は急性期病院としての役割上、入院日数が短く、退院後には地域のリハビリテーション病院と密接な連携が必要です。2015年に「難病患者在宅医療支援事業」の拠点の指定を受け、今後、ますます地域の医療機関との交流を深めていきたいと思います。

　将来のリハビリでは「再生医療」と「ロボット」が活躍するといわれています。当部はこの変革に対応できるよう、着々と準備を進めています。

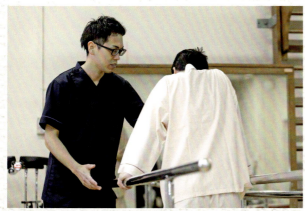

写真1 患者さんの日常生活における主体的な取り組みをサポートします

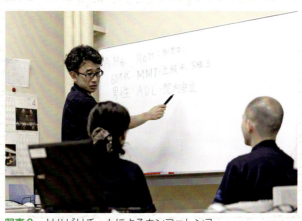

写真2 リハビリチームによるカンファレンス

医療安全対策室
―医療の質の向上と安全の担保に全力―

医療安全対策室とは？

医療安全対策室は病院長直属の機関として、2002年に設置され、現在、医療安全対策室長1人、副室長2人、医師2人、医療安全専任看護師2人、事務職員（医療安全対策課）4人で構成されています（写真2）。私たちの使命は、大きく2つあるものと考えています。患者さんを医療事故から守ること、そして職員の医療安全向上活動への意欲を駆り立てることです。

医療行為は、さまざまな複雑な業務を多職種で行うチーム作業です。私たちは、非常に多くの医療行為を、限られた時間にすばやく、しかも確実に判断、対応しなければなりません。ここに危険性が生まれ、人はどんなに注意を払っても間違いを起こし、この間違いが、医療事故につながるのです。

チームステップスを導入

私たちは、この医療事故を未然に防ぐため、医療業務のバーコード認証システムをはじめ、多くの先進的なシステムを導入してきました（写真1）。しかし、これだけで医療事故はなくならず、システム改善に加え、医療チームの医療安全能力を向上させる必要に迫られました。

そこで当院は、米国で2005年に開発され、世界中で導入されている患者安全の組織文化構築のプログラムであるチームステップス（TeamSTEPPS）を2012年から導入し、現在、ほぼ全職員が研修を終了し、さらにチーム力の向上をめざし実践しています。

ポジティブ・インシデントの報告を奨励

一方、職員の未遂事例が大きな事故に至らなかった理由（ポジティブ・インシデント）の報告を奨励し、優れた職員の表彰を行うようにしました。その結果、医療事故の防止意識が高まり、職員の未遂事故報告件数が大幅に増えました。

また、職員の組織に対する満足度の向上は、医療トラブルの減少や患者満足度の向上につながることが知られており、当院独自の職員満足度向上活動も併せて行うことで、職員の安全に対する意識の向上につながっているものと確信しています。

これからも、さまざまな取り組みで、医療の質の向上と安全の担保に全力を尽くしていきますので、ぜひとも応援していただきたいと思います。

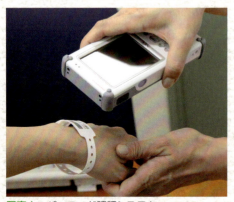

写真1　バーコード認証システム

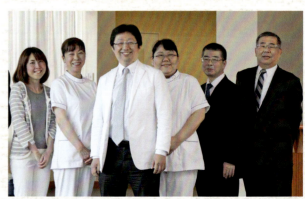

写真2　医療安全対策室スタッフ

診療施設の案内──感染対策室

感染対策室
―患者さんに安心してもらうために―

ICTと協働して

　患者さんが入院中に元の病気とは別に、感染症にかかったり、病院の職員が院内で感染症にかかることなどを医療関連感染と言います。感染対策室は、このような医療関連感染を未然に防いだり、広がらないように管理を行う部署です。

　当院の感染対策室は、インフェクションコントロールドクターの資格を持つ室長と専従の感染管理認定看護師1人、感染症看護専門看護師1人、事務職員1人の計4人で構成しています。

　さらに、ICT（Infection Control Team／インフェクションコントロールチーム）には、この専従メンバー以外に医師4人、看護師2人、薬剤師2人、臨床検査技師2人、事務職員2人を配置しています。感染対策室とICTは協働して、院内で発生した、あるいは持ち込まれたさまざまな病原微生物（メチシリン耐性黄色ブドウ球菌、耐性緑膿菌、ノロウイルス、インフルエンザウイルスなど）の検出状況を常に監視し、医療関連感染症の制御を行っています。

多岐にわたる感染症対策

　また、抗菌薬の適正使用を促進し定着させるため、特定抗菌薬の使用状況や血中濃度測定（TDM）状況を監視し、主治医に助言を行っています。さらに、職員の医療関連感染に対する意識を、各部署での温度差のない高い状態で維持するため、手指消毒薬使用状況の監視や、手洗いキャンペーン、感染制御セミナーなどの啓発活動を実施しています。一方、主治医の依頼に応じて感染症患者のコンサルテーションも行い、感染症診療にも注力しています。

　こうした活動で、抗菌薬耐性菌の検出頻度は低下傾向にあり、必要な抗菌薬使用の届け出やTDM実施状況は100％の達成率を維持しています。また、スタッフの手指消毒薬使用量は全国平均を大きく上回っています。患者さんに安心してもらえるよう、これらの活動を強力に推進していきたいと考えています。

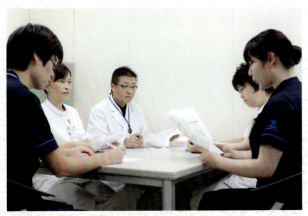

写真1 毎日行っているチームカンファレンスの様子

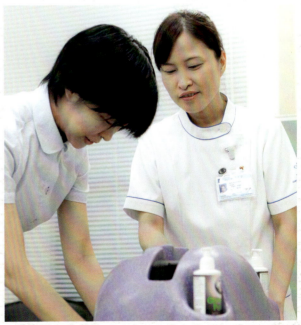

写真2 手洗いキャンペーンなどを通じて病院職員へも指導を行います

病理診断科・病院病理部
—より正確な診断・治療のために—

組織診断とは？

　病理診断科・病院病理部（以下病理部）は、組織の一部を採取する生検や外科手術で摘出される組織、臓器に関する病理組織診断を担っています。当院では各科からの検体は全て病理部に提出され、病理部はガラススライド標本を作り、光学顕微鏡で観察できるようにします（写真）。作製された標本は、病理診断科に所属する病理専門医によって病理組織診断がなされ、その結果が各科に報告されます。

細胞診とは？

　臨床各科で行われる各種細胞診検体は病理部に全て提出され、病理部にて光学顕微鏡で観察できるよう染色などをしてガラススライド標本とします。病理部に所属する臨床細胞検査師が、まずそれらの標本を観察し、異常な細胞の有無を判定します。判定された標本を病理専門医、臨床細胞専門医がさらに観察して最終診断を行い、良性か悪性かなどを各科に報告しています。

術中迅速診断とは？

　病理診断科・病理部で行っている重要な役割の1つに、術中迅速診断があります。手術中に切除範囲などを決めるため、組織の一部が採取され病理部に提出されます。病理部ではその組織を凍結し、専用の機械で切片を作製し、染色して標本とします。その標本を病理専門医が観察し、組織が提出されてから15～20分で手術中の医師に結果を報告しています。

病理解剖（剖検）とは？

　病理診断科・病理部では剖検を行っています。遺族の承諾を得て行う剖検は臨床診断、治療を正確に評価、判断する唯一の方法で、剖検によって全身をくまなく観察し、病理学的に記録することで得られる多くの情報は、今後の医療、医師を支える上で最も重要です。

最後に

　私たちは患者さんと直接会う機会は非常に少ないものの、私たちの診断により患者さんの治療方針が決められ、病状の説明が行われています。1枚1枚のガラススライドを通して、患者さんとつながっているという自覚のもと、日々の診断を行っています。

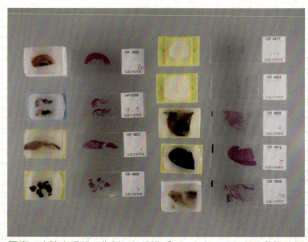

写真　病院病理部で作製した組織ブロックと、そこから薄切りし染色したガラススライド

褥瘡対策室
―院内褥瘡発生ゼロと、より良い環境をめざして―

褥瘡とは？

褥瘡は、いわゆる「床ずれ」のことです。体に外的な力が加わり、寝具と骨とに挟まれた所に血液がいきわたらないことから生じてきます。横に引っぱられる力が加わっても、皮膚にダメージがかかることから生じてきます。私たちは当院に入院、通院している患者さんや長時間手術を受ける患者さんに、このようなことが起こらないよう努めています。

患者さんの安全を高めるために

米国では医療安全はPatients Safety（患者安全）と呼ばれています。患者さんの安全を高めるために何をすべきか、患者さん、家族、医療従事者全員が手を携えて取り組んでいけるよう心掛けています。定期的に全ての病棟や外来部門の看護師、管理栄養士、リハビリテーション部門のスタッフ、褥瘡対策室スタッフのみんなで話し合い、「患者さんにとって良い環境か？」を常に考え、日々の活動に取り組んでいます。

看護師は一定の圧力、ずれる力を防止するため、24時間定期的に体位を変える手伝いを続けていますが、日中と夜間、深夜では患者さんにとって心地よく、かつ褥瘡が生じにくい体位は変わってきます。毎日スキンケアをしながら、褥瘡になりやすい部位の肌の状態を注意深く観察しています。

万一、褥瘡が生じても早期発見し、すばやい治療を始めることができます。褥瘡が生じにくいエアーマットベッドを導入し、患者さんはリラックスして横になっていただいています。

2014年の1年間に、入院中に褥瘡が生じた患者さんは54人で、全入院患者さんの0.18％でした。私たちが、まずめざしていた0.2％以下を達成することができ、日本医療機能評価機構から最高評価を受けました。今後も0.2％以下を維持し、院内褥瘡発生ゼロと患者さんにとってより良い環境が提供できるよう取り組んでいきます。

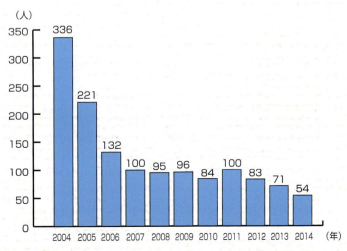

図　当院で入院中に褥瘡が生じた患者さんの人数の推移

栄養部
—食事面から患者さんをサポート—

栄養部とは?

栄養部は、入院患者さんに食事を提供する給食管理が主な業務です。適正な食事は治療の一環という栄養治療の必要性もあり、入院中から退院後の栄養管理のお手伝いもしています。

健康な日常生活では食欲旺盛ですが、病気治療中の入院生活では、そういうわけにはいきません。傷の痛みや薬物の副作用で、塩分制限が必要な患者さんの食事では日頃の食感との差が大きく、食欲低下の状況が起こりやすいのです。そんな苦痛な状態でも「何とか食べられる食事の提供を」と、個別に検討し、工夫を凝らした食事作りをしています。

各専門分野の知恵を結集

さらに栄養サポートチームは、栄養状態が低下した患者さんの栄養改善のため、医師や看護師をはじめ、当部の管理栄養士やほかのメディカルスタッフが協議し、各専門分野の知恵を結集しています。一方近年では、社会問題にもなっている糖尿病や脂質異常症、慢性腎臓病などの治療や重症化予防には食事療法が欠かせません。これらの病気の患者さんへの栄養指導も入院、外来それぞれで行っています。

病気の治療には手術や薬だけでなく、日々の食生活を大切にすることの重要性を栄養部スタッフ自身が痛切に感じ、患者さんに広めようと日々業務を遂行しています。

●給食管理
●栄養サポートチームとしての活動
●各種疾患に対する栄養指導 （糖尿病、脂質異常症、腎臓病など）
●透析予防外来での栄養指導
●糖尿病の改善
●緩和ケアチームとしての役割

表　栄養部の役割

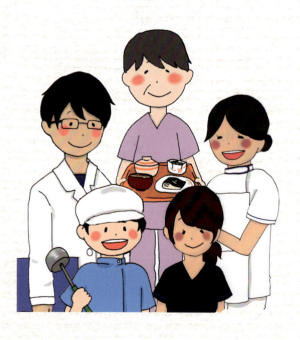

診療施設の案内――がんセンター

がんセンター
―総合的なチーム医療を実践―

がんセンターの役割

　国内の死亡原因の1位は、悪性腫瘍（がん）で、3人に1人ががんで亡くなっており、高齢化社会に伴い、その数はさらに増加しています。2006年「がん対策基本法」が制定され、がん医療の均てん化、がん医療に携わる専門的な医師・メディカルスタッフの育成などがうたわれています。この目的を達成するため、地域がん診療連携拠点病院の設置（厚生労働省）、「がんプロフェッショナル養成プラン」（文部科学省）などの事業が始まり、大学病院でも診療科、職種横断的ながん医療ができるよう「がんセンター」を設置することが強く求められました。

　当院も2009年にがん診療連携拠点病院の指定を受け、地域におけるがん医療の中核施設として、質の高いがん医療の提供、地域の医療機関や住民への情報発信、がん専門医の育成などを推進しています。

新しいがん治療、臨床試験にも積極的

　近畿大学医学部は早くから腫瘍内科学教室、放射線腫瘍学教室を設置し、各臨床教室との協力のもと、集学的な立場からがん化学療法、がん放射線療法に取り組んできました。2007年から従来の縦割りのシステムを刷新し、近畿大学医学部附属病院がんセンターを開設しました。

　がんセンターは、化学療法を行う通院治療センター、放射線治療部（写真2）、緩和ケア室、がん相談支援室、がん情報管理部、事務部などから成り、院内のがん治療の中心組織です。がんセンターでは、よりよいがん医療を提供するための手術療法、放射線療法、化学療法、および緩和ケアの各専門医による症例検討会（キャンサー・ボード）を設けて、治療方針を決定し、看護師や薬剤師などのメディカルスタッフを加えた総合的なチーム医療を実践しています。

　さらに、がん相談やセカンド・オピニオンに応じ、市民公開講座での一般向け講演会の実施、地域医療機関との連携、新しいがん治療や臨床試験にも積極的に取り組んでいます。

写真1　2015年9月に導入された最新型の放射線治療装置

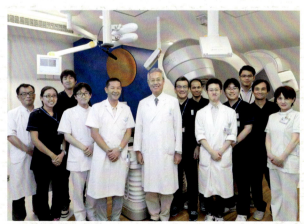

写真2　放射線治療部のスタッフ

診療施設の案内――患者支援センター

患者支援センター
―より適切な医療を受け、より良い生活を送るために―

患者相談および支援業務とは？

　患者さんがより適切な医療を受け、より良い療養生活や社会生活を送ることができるよう包括的な支援を行い、当院が大学病院としての社会的使命を果たすため地域医療連携を促進します。「患者相談および支援」と「地域医療連携」の2つの活動を行っています。患者相談および支援は、次の4つがあります。

①医療相談
　さまざまな医療上の相談を受けています。医療上の諸手続きや費用、公費負担や労災・交通事故の手続き、かかりつけ医の紹介やセカンドオピニオンの希望、当院へのご意見など、困り事や不明なことがあれば、何でもご相談ください。

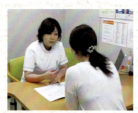
写真1　患者さんとスタッフ相談の様子

②福祉相談
　安心して治療に専念できるよう、ソーシャルワーカーが対応します。経済的問題、生活上の不安や心配などを患者家族とともに考え、支援を行います。医療保険、介護保険、年金などの相談、難病医療、障害者福祉、更生医療、高齢者福祉などについて、制度の説明や、介護保険・訪問看護教室などを開催しています。

③療養支援
　看護師が、在宅療養での看護ケア、訪問診療医や転院先の選定、介護保険の申請や介護サービスの調整を行います。退院後の生活について院内他職種と地域の関係機関と連携し、療養生活を支援します。

④肝疾患相談支援センター
　肝疾患に関して一般的な相談や地域の医療機関の案内、肝臓病教室を開催しています。

地域医療連携業務とは？

　高度急性期・専門的医療を提供する特定機能病院としての役割を果たすため、地域の医療機関との連携を図り、地域医療の発展に貢献しています。

　当院では紹介医による紹介外来初診が原則となっています。FAXによって患者さんの紹介を受け、専門外来の予約を行います。予約の確定、FAXでの返答を迅速に行うようシステムの改善に取り組んでいます。さらに、病状が落ち着いた患者さんが地域の医療機関へ戻る際の支援を行っています。

　当センターは各病棟、各診療科の担当者を決め、電話でのご連絡も受け付けています。

　さらに、当院との医療連携に賛同いただいた一般病院や医院の先生方に診療連携登録医となってもらっています。現在、以下の5部門で登録があります。
●脳卒中後の継続治療　●がん地域連携パスを使った診療　●整形外科　●産婦人科　●循環器（循環器内科・心臓血管外科）

近畿大学医学部附属病院ホームページ
「医療機関の方へ」のページをご確認ください
http://www.med.kindai.ac.jp/huzoku/medical_institutions
「より良い治療のために」「連携医療登録一覧のご案内」のページをご確認ください
http://www.med.kindai.ac.jp/huzoku/cooperation

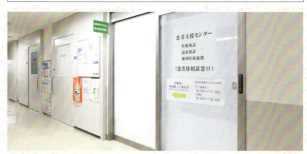
写真2　患者支援センター

関連病院・医学部堺病院

近畿大学医学部堺病院
―心温まる医療をめざして―

医学部堺病院の概要

　医学部堺病院は、大阪南部の住宅地である緑豊かな泉北ニュータウンの丘陵地にあります。当院は1999年3月に、国立泉北病院から移譲され、近畿大学医学部堺病院（19診療科、54床）として開設し診療が始まりました。その後、設備を順次、補強整備し、現在は25診療科、医師78人、研修医6人、総職員数約550人で運営しています。

　当院は、近畿大学医学部附属病院に勤めた医師スタッフが生き生きと働く職場をより多く確保し、モチベーションの向上をめざして開院しました。医学部附属病院と緊密な関係を維持しながら、しかも医学部堺病院としての独自性の探求を続け運営を希望したことに始まります。

当院のコンセプト

　地域医療の中核病院としての役割を果たすとともに、大学病院としての高度な先端医療を提供し続けています。患者さんが安らぎを持って健康を取り戻していただける閑静な環境の中で、医療スタッフのチームワークを最も重視しています。大学病院といえども無機質な医療ではなく、warm-hearted（ウォーム ハーテッド）（心温まる）、アットホームなホスピタリティーを職員一同大切にしながら、患者さんからたくさんの「ありがとう」をいただけることをめざしています。

当院の診療科

　内科系では、循環器内科、消化器内科（消化器内視鏡の指導施設）、呼吸器・アレルギー内科、内分泌・代謝・糖尿病内科、血液内科（日本内科学会認定医

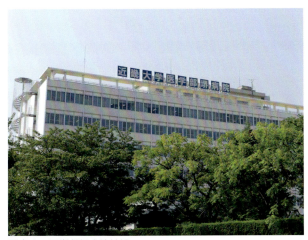

写真1　医学部堺病院外観

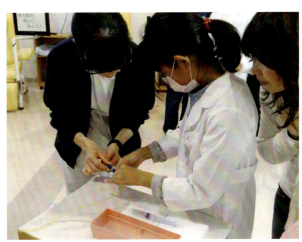

写真2　「職業体験 in 近大堺病院」の様子

関連病院・医学部堺病院

制度教育病院、日本血液学会認定血液研修施設・日本造血細胞移植学会認定移植登録施設)、腎臓内科、膠原病内科、腫瘍内科、神経内科、心身診療科(心療内科)、小児科(日本小児科学会認定研修施設)があり、外科系では、外科、脳神経外科、耳鼻咽喉科、整形外科(日本整形外科学会教育認定施設)、泌尿器科、婦人科、眼科、皮膚科、麻酔科、緩和ケア科(ペインクリニック併設)、歯科が設置されています。

さらに中央部門的な診療科として、放射線科、病理診断科、リハビリテーション科(日本リウマチ学会教育認定施設)があります。

医学部附属病院との関係では、頻度の高い疾患については分担することで患者さんの待ち時間の短縮化を図り、一方で、医学部附属病院との疾患の棲み分けも積極的に進めています。設備としては、無菌病室、血管造影装置、心臓カテーテル検査装置、CT撮影装置(320列)、通院治療センターなどがあります。

附属病院とほぼ同様な診療科を配置しており、先端医療だけでなく、プライマリ・ケアにも力を注いでいます。総合的・継続的、そして全人的に対応するためには、非常に有利な組織構成といえます。ここ数年の紹介率は、70%前後にまで上昇し、専門医療、高度医療への特化を図っています。

病診連携を大切にし、登録医制度も設け、地域に根ざした医療を提供しています。紹介いただいた患者さんの経過を紹介医に報告する「近大堺カンファレンス」も定期的に行っています。また、地域住民との触れ合いも大切にして、地域の交流を目的に、「職業体験 in 近大堺病院」も行っています(写真2)。

また、医学部附属病院、奈良病院との人的、医学的交流を活発に行い、優秀な医師や医学者を育てる教育施設としても、その使命を果たすよう努力しています。医学部の3病院が特色を生かして連携していくことがスケールメリットを生み出し、また統合ヘルスケアネットワークの構築につながり、その結果、患者さんへのより良い医療サービスに還元されていくことになります。

当院の特色

医局は、各部署間の垣根が低く、連携診療が取りやすいことが特色として挙げられます。医学部

内科系(13科)
血液内科、消化器内科、内分泌・代謝・糖尿病内科、膠原病内科、神経内科、病理診断科、呼吸器・アレルギー内科、循環器内科、腎臓内科、腫瘍内科、心身診療科(心療内科)、小児科、放射線科

外科系(12科)
外科、脳神経外科、泌尿器科、眼科、耳鼻咽喉科、整形外科、皮膚科、婦人科、歯科、緩和ケア科、リハビリテーション科、麻酔科

専門外来
禁煙外来(循環器内科)、ペースメーカー外来(循環器内科)、腎代替療法選択外来(腎臓内科)、血液・免疫外来(小児科)、関節エコー外来(膠原病内科)、心臓・超音波外来(小児科)、アレルギー外来(小児科)、予防接種外来(小児科)、神経外来(小児科)、循環器外来(小児科)、移植外来(泌尿器科)、血管内治療外来(脳神経外科)、腫瘍・ワクチン外来(婦人科)、女性漢方・内分泌外来(婦人科)

部門
栄養部、薬剤部、リハビリテーション部、臨床検査部、放射線部、臨床工学部、看護部、手術部、血液浄化室、事務部、医療安全管理室、通院治療センター

表 診療科目一覧

関連病院・医学部堺病院――禁煙外来／循環器内科

禁煙外来
―全体の成功率は約65％―

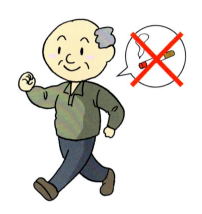

症例
70歳代前半、男性。高血圧症で喫煙年数32年。健康になりたいと禁煙外来を受診されました。初診時、血圧は160/90前後。循環器内科と禁煙外来を受診し、禁煙外来最終日には、血圧も130/70前後に下がり、見事に禁煙も成功することができました。禁煙外来の終了後も「禁煙に成功し血圧が安定しました。大変有効です」と禁煙による効果を自覚され、今もなお、禁煙しています。

禁煙したいと思ったら

タバコはがんをはじめ多くの病気の原因となり、健康のためにもやめるのが望ましいのですが、1人で禁煙するのは難しいものです。しかし、最近は薬を使った治療によって、禁煙がしやすくなりました。タバコをやめようと思ったら、医師のサポートが受けられる禁煙外来の受診をお勧めします（写真2）。

禁煙外来とは？

日本での禁煙治療は、1994年からニコチン代替療法が行われるようになったのを契機に、全国的に禁煙外来が開設されるようになりました。

個人で禁煙方法を学習しても成功率はなかなか上がりません。しかし医師をはじめ、看護師、カウンセラーたち医療関係者のサポートを受けることにより、成功率が上昇することが過去の研究によって分かっています。

禁煙によってタバコへの熱望、不安や不快な気分になるなど、さまざまな離脱症状が見られることが多いのですが、これが禁煙を難しくする大きな原因となっています。禁煙外来では禁煙補助薬を使うことで、離脱症状を和らげることができます。

タバコをやめられない理由

タバコを吸わずにいると、快感を生む物質のドパミンの放出が減少してイライラなどのニコチン切れの症状が現れて、タバコを吸いたくなります。この喫煙をやめられなくなった症状をニコチン依存症といいます。

禁煙できないのは意志の弱さではありません。喫煙習慣の本質は、ニコチン依存症にあるといわれています。タバコをやめると不安や不快な気分になるなど、禁煙を難しくする離脱症状がありますが、禁煙外来で使う禁煙補助薬によって和らげることができます。

禁煙外来での診察と治療法

禁煙外来の受診は初診、2週間後、4週間後、8週間後、12週間後の5回です。

治療には離脱症状を軽減する薬を使用します。ニコチンパッチと飲み薬の禁煙補助薬（バレニクリン）の2つを、患者さんに応じて使い分けます（写真1）。

ニコチンが皮膚の毛細血管から吸収される貼り薬

関連病院・医学部堺病院——禁煙外来／循環器内科

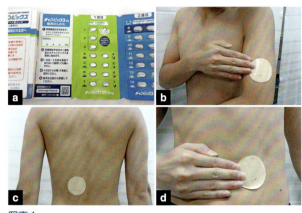

写真1
a. 禁煙補助薬（バレニクリン）／チャンピックス
b.c.d. ニコチンパッチ

のニコチンパッチは1日1枚、禁煙の開始から8週間まで使用します。

ニコチンを含まない経口禁煙補助薬は、禁煙開始予定日を決め、その1週間前から服用を始め、12週間服用します。

当院の診療実績

2007年4月に堺病院は敷地内を禁煙にし、その3か月後、禁煙外来を開設、ニコチンパッチでの治療を開始しました。さらに1年後にバレニクリンでの治療を始めました（図、表）。使用薬剤別の成功率と診察延べ人数は、2015年6月現在、349人のうち225人が禁煙に成功し、これまで全体の成功率は64.5％でした。薬剤別の成功率をみると、ニコチンパッチでは53％、バレニクリンでは73％となっています。

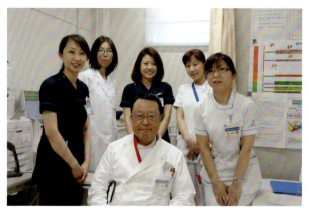

写真2　禁煙外来スタッフ

【禁煙外来案内】
毎週火曜　13：30から完全予約制
初診患者（2人）再診患者（7人）
担当医師／濱　純吉（循環器内科教授）
薬剤師／東　真理子、汐見　さやか
看護師／川上　さおり、花田　悦子

【初診時】
問診票（TDS・ブリンクマン指数）
自己評価式抑うつ性尺度（SDS）
新版 TEG II 東大式エゴグラム（新版 TEG II）
＊TDS：ニコチン依存症を判定するテスト
＊ブリンクマン指数：1日の喫煙本数×喫煙年数
＊エゴグラム：心理検査

【初診時・再診時】
血圧測定
呼気中一酸化炭素濃度測定
体重測定
喫煙状況把握・SDS の把握

　循環器内科医師を中心に薬剤師、看護師のチームで禁煙支援に取り組んでいます。禁煙外来終了後も往復ハガキで、禁煙状況を把握し、多くの方が、禁煙できるようにサポートしています。

図　禁煙外来案内ポスター

表　禁煙外来案内

子どもの発達障がいの治療
― 1人で悩まず、まず相談を ―

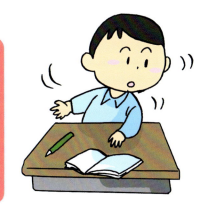

> **症例**
> 7歳、男子。授業中は、がさがさして周りのことが気になり、先生の話を集中して聞けず、毎日注意されています。家では、母の言うことを聞かず、親子で毎日けんかになっています。子どもが発熱で当院を受診されたときに、どう対応したらいいのかと相談を受けました。

発達障がいとは？

発達障がいは、脳のさまざまな機能の発達に片寄りがあり、そのために社会性や行動、コミュニケーションなどに困難さを認める状態です。具体的な症状は「表」に示す通りです。

このように子どもによって、脳の機能の発達の片寄り方にさまざまな特徴が見られます。

はっきりとした原因は不明

昔は、母親の子育ての仕方に原因があるとされていましたが、現在は、そのような考えは完全に否定されています。ただ、なぜ脳の機能に異常があるのかその原因については、さまざまな説が述べられています。染色体異常や代謝異常症などとの関連性が報告されていますが、多くはありません。

また、遺伝的な素因が関与しているという報告もありますが、はっきりとしたことは明らかではありません。

病気なのか？　個性なのか？

発達障がいの分類も世界的には、アメリカの精神医学会が作成したもの（DSM-5）や、世界保健機構

- じっとできずに落ち着きがない
- 集団の中に入り、周りの人に合わせるのが苦手
- 話を聞いていない
- ささいなことで、すぐかっとなって怒る
- 1つのことに集中して取り組めない
- すぐ飽きる
- ずっとしゃべっている
- いつどこで、誰が何をどうしたと、順序立てて話ができない
- 自分の気持ちをうまく言葉で表現できない
- 忘れ物が多い
- 無くし物が多い
- 周りの状況を判断するのが難しい
- ピストルや太鼓、花火などの特定の音をすごく嫌がる
- 偏食がひどい
- 頭を洗われるのをすごく嫌がるなど感覚の異常が見られる
- 猫背などの姿勢の悪さやひもがうまく結べない
- ボール遊びが苦手などの不器用
- つま先立ちで歩いたり、ぴょんぴょんよく飛び跳ねたりする

表　発達障がいの症状

関連病院・医学部堺病院——子どもの発達障がいの治療／小児科

WHOが作成したもの（ICD-10）など、さまざまな報告があります。これらの分類も発達障がいに関するいろいろなことが解明される度に大きく変化していっています。

また、発達障がいという病気なのか、それとも、それぞれの子どもたちの個性なのか専門家の間でも多様な意見があります。

当科での検査・治療

マスメディアや専門書、雑誌、インターネットなどでは、発達障がいに関するさまざまな定義や診断、検査、療育、治療に関する情報があふれています。自分の子どもに当てはまるところもあれば、当てはまらないところもあり、調べれば調べるほど、混乱してしまう家族も多くいます。どこに相談したらいいのか悩んでいる人もたくさんいます。

当科は、子どもたちのこのような気になることや困ったことなどの相談を受けています。方針としては、それぞれの子どもさんたちの特性について、まず、家族からしっかり話を伺います。次に、必要な場合は血液検査や頭部MRI検査、脳波検査をし、心理士が発達検査を行います。そして、それらの結果から、その子の特性についてのお話をし具体的な対応方法について説明します。さらに、じっと静かにできない多動や、我慢のできない衝動性に効果のある薬を、必要に応じて家族と相談して投与しています。

最後に

子どもたちの気になることや困ったことには、全て理由があり、それぞれに対応方法があります。外来では、子どもの今そして将来のために、どのようなことが大切なのか、どのようなことに気を付けていけばいいのかを、たくさんの子どもたちを診てきた臨床経験や最新のデータから得た知識に基づきお話しています。1人で悩まないで、ぜひ相談に来てください。まずは、お母さんやお父さんだけの相談からでもかまいません。小児科の外来に電話をかけてみてください。いつでもお待ちしております。

診療科案内
小児科

大阪府堺市の中核病院として、小児期の内科系疾患全般の診療を行っています。地域密着型の病院のため幅広い小児疾患に対応する必要があり、呼吸器感染症、消化器感染症、喘息発作、痙攣発作など多くの急性疾患を扱っていますが、小児慢性疾患、難治性疾患にも対応しています。易感染性を示す原発性免疫不全症については、最近は、免疫機能検査とともに遺伝子診断も飛躍的な進歩を遂げています。他の専門施設とも連携して早期診断を行い、感染予防、根治的治療につなげています。

また、血小板減少性紫斑病、貧血などの血液疾患や膠原病に対する免疫抑制療法、川崎病に対する免疫グロブリン大量療法、神経疾患ではてんかんや脳脊髄変性疾患に対する薬物療法などを行っています。食物アレルギーについては外来や入院で食物負荷試験を行い、アレルギーエデュケーターの資格を持つ看護師とともに食事指導をすすめており、また、最近問題になっている発達障がいの子どもたちには柳田医師も含めた専門のスタッフが対応しています。当科は近畿大学附属病院小児科、小児外科と連携して高度の専門医療をめざしています。

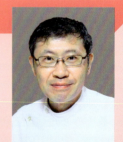

◆教授／森口直彦
◆講師／柳田英彦
◆助教／吉松　豊
　　　　加納友環

関連病院・医学部堺病院──不登校の治療／心身診療科

不登校の治療
─院内学級の活用で高い成果─

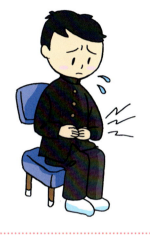

症例 中学生、男児。腹痛、下痢を3週間繰り返し受診しました。症状は午前中がひどく、午後は収まるようです。近くの診療所で治療を受けていましたが、症状が収まらないため紹介され受診しました。食事は取れているようです。母親は学校に行きたくないからうそを言っているのではないかと疑っているようだと聞きました。

不登校は珍しくありません

2013年の文部科学省の統計では、全国の不登校児は小・中学校合わせて12万人にものぼります。これは小学校で273人に1人、中学校で37人に1人（クラスに1人）が不登校だという驚異的な数字です（表）。不登校の原因といえば、いじめを思い浮かべる方が多いでしょう。実は、いじめが必ずしも主な理由とは言えません。「図1」に示すように原因は多岐にわたり、何が理由であるかよく分からない場合も少なくありません。

不登校をなぜ医療機関が取り上げるのかというと、精神疾患が関与しているからではなく、身体症状が主な原因で不登校になる場合があるからです。

不登校の治療
──身体症状を正しく把握

不登校は疾患ではありません。しかし、身体症状を訴えて医療機関を受診するため治療が必要です。不登校でみられる症状は頭痛や腹痛などの痛み、倦怠感（けんたいかん）などです。不登校で身体の症状を訴えているとき、子どもに不登校だという自覚はなく、体調が悪いため学校を休んでいると思っています。ところが、周囲は単に学校に行きたくないから体調が悪いことを理由にずる休みをしていると誤解していることが意外に多く、無理やり学校に行かせようとすることが少なくないのです。そのため子どもは周囲に

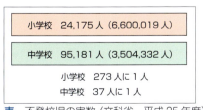

表　不登校児の実数（文科省　平成25年度）

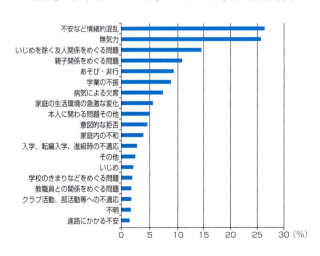

図1　不登校の原因は？

257

関連病院・医学部堺病院——不登校の治療／心身診療科

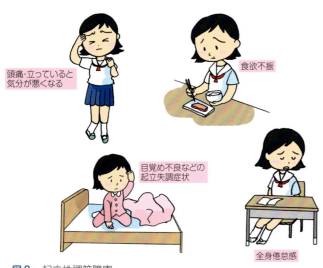

図2 起立性調節障害

自分の苦しみを理解してもらえず周囲への不信感を強く持っている場合もあります。そこで医療機関での治療は、まず身体症状を正しくつかみ、それを子ども自身、家族に正しく理解してもらうことから始めます。

不登校に合併する病気で代表的なものは起立性調節障害です。自律神経のバランスが関係していて、めまい、ふらつき、倦怠感、目覚めが悪くなる、頭痛などさまざまな症状が出て、困ったことに朝が特に症状が強く現れます（図2）。そして午後には症状が回復する傾向にあり、学校を休むと元気になっているように見えるため怠けと間違えられることがあり、周囲の誤解に結びつきやすい疾患と言えます。また、この疾患は成長期に多く中・高生では数十％に見られる病気です。

不登校の当初は、このような身体症状の治療が主体になります。その後に身体症状が現れなくても再登校に結びつかない場合も少なくありません。それは人間関係など、さまざまな問題を抱えている場合があるためで、それだけでなく学習の遅れも問題となります。

学校を休み、しかも身体症状があれば自宅でも学習はできません。この状態がしばらく続けば体調が回復して登校しようとしても学習の遅れが気になり、学校からさらに足が遠のくことがあります。その場合は個別対応して学習などを行う必要があります。幾つかの方法がありますが、当院では院内学級を活用して成果を挙げています。

診療科案内
心身診療科

当科は心身症を子どもから大人まで連続して診ることを目標に開設しました。現在は小児から思春期にかけての心身症の専門医が治療を担当しています。心身症は心の問題が関与している身体疾患のことです。前述の起立性調節障害をはじめ、過敏性腸症候群、慢性頭痛など、長期にわたる心理社会的問題がかかわる疾患だけでなく、不登校などのいわゆる子どもや親にとって不都合が起こる状態の相談を広く受け付けています。特に不登校では院内学級（羽曳野支援学校分教室）と連携し、医療、教育の両面から不登校治療にあたり、成果を挙げています。

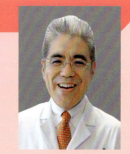

◆准教授／村上佳津美
◆非常勤医師／冨田和巳、保田佳苗
　　　　　　　枚浦裕子、戸口直美
◆心理士／宮本　芳、藤原由妃

関連病院・医学部堺病院――痙縮（つっぱり）に対する手術／脳神経外科

痙縮（つっぱり）に対する手術
―麻痺が生じた手足の機能改善のために―

> **症例**
> 50歳代半ば、男性。2年前に脳出血を発症し、左手足に麻痺が起きました。リハビリテーションを受け動きは少し良くなりましたが、痙縮のために肘や手指は曲がり、つま先が伸びず内向きになってきました。これらの症状を緩和することができないかと、当科に紹介がありました。

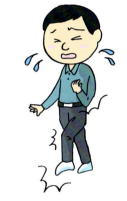

痙縮（つっぱり）とは？

痙縮は脳や脊髄の損傷で伸展反射が強くなるために、筋肉に力が入り過ぎたり、動きが悪くなったり、手足が勝手に震えてしまいます。わずかな刺激で筋肉に異常な力が加わり、動きの悪さだけでなく痛みや不眠の原因にもなり、この状態が続くと日常生活動作やQOL（Quality of Life：生活の質）の低下につながります。

図　痙縮の仕組み
脳には過剰な動きを抑える機能があり、この指令が損傷されると、この信号がなくなり、反射が強くなり痙縮をきたします

痙縮の原因

脳が筋肉を動かそうとすると、指令は脳から脊髄を通って末梢の運動神経に伝わり、運動神経が興奮し筋肉が動きます。脳から運動神経までの経路が損傷され、脳からの信号が届かなくなると筋肉は動かなくなり麻痺します。さらに脳からは必要のない過剰な動きを抑える指令が出ていて、腕を曲げるときは腕を伸ばす反対の筋肉に力を緩める指令を届けます。この指令が損傷され届かなくなると、脊髄の運動神経が勝手に興奮して筋肉が動き、痙縮を起こします（図）。

痙縮を起こす代表的な疾患

痙縮を起こす代表的な疾患には、脊髄損傷、脳卒中、脳性麻痺、痙性対麻痺、頭部外傷による脳損傷、低酸素脳症、脊髄小脳変性症、多発性硬化症などがあります。

痙縮の場所で、治療法を選択

前述のような原因で生じた痙縮が、日常生活に支障をきたす場合には治療が必要になります。そこで痙縮が四肢や体幹のどこに生じているのかによって治療方法を選択します。痙縮が比較的広い範囲（両

関連病院・医学部堺病院──痙縮（つっぱり）に対する手術／脳神経外科

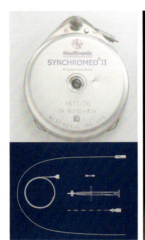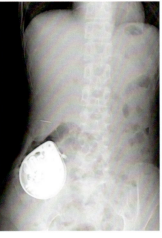

写真1 ITB療法
（左）留置するITBポンプとカテーテル（右）手術後の腹部X線写真

下肢、四肢や体幹）の場合は、バクロフェン髄注療法（ITB療法）を、比較的限られた範囲（上肢または下肢、片側上下肢）の場合はボツリヌス毒素療法を選ぶのが一般的です。

①バクロフェン髄注療法（ITB療法）

ポンプをお腹の皮下に入れ、カテーテルを介してバクロフェンという薬を脊髄の周辺に注入することで、痙縮の症状を和らげる治療法です。

治療の流れとしては、ポンプを入れる前に、まず、バクロフェンの効果を確かめるため腰椎穿刺（背骨に針を刺す）をして、髄液の中にバクロフェンを注射します。その後24時間に症状が改善するかを確認します。1〜2日間の入院が必要となります。

症状改善の具合を総合的に判断して治療を継続する場合は、脊髄の周りにカテーテルを入れ、ポンプをお腹に入れる手術を行います（写真1）。手術後は薬の量を調節することが可能になり、痙縮の症状を最善の状態に保つことができます（写真2）。入院期間は3〜4週間で、退院後は3か月ごとに外来で薬を補充します。

②ボツリヌス毒素注射

ボツリヌス菌が作りだす天然のタンパク質（ボツリヌストキシン）を有効成分とした薬を、痙縮を起こしている筋肉内に注射する方法です。このタンパクには、筋肉を緊張させている神経の働きを抑える作用があり、筋肉注射で筋肉の緊張を和らげることができます。ボツリヌス毒素療法の効果は、注射後2〜3日から現れ、通常3〜4か月間効果が持続します。その後、効果はなくなるため、治療を継続する場合は3〜4か月ごとに注射を受けることになります。注射は、通常の外来診察時に行います（写真3-a、b）。

ちなみに、この患者さんの場合は肘と手指の屈曲が治療適応と判断し、限られた範囲の痙縮だったため、ボツリヌス毒素注射を選択し治療を行いました。

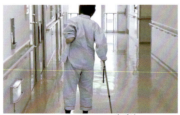
術前：左肩・肘・体幹の屈曲痙縮を認めました

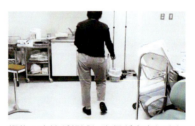
術後：痙縮が軽減し歩行が安定しました

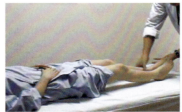
術前：両足の股関節・膝関節の屈曲痙縮を認めました

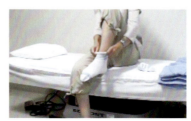
術後：痙縮が軽減し下肢の運動が容易になりました

写真2 ITB療法の効果

治療後は手指を開くことができ、ペットボトルを自分で持って開けることができるようになりました（写真3-c、d）。

まとめ

痙縮治療では、痛みや筋の異常収縮に関連した不随意運動などの症状を改善し、活動的な機能改善を得ることができます。また、歩行時のスピードやバランス、歩行パターンの改善、更衣、洗顔などが可能になります。さらに移動、衛生、更衣の介護の軽減、拘縮・変形の予防、装具の装着を容易にし、リハビリテーションの効果が期待できるようになります。

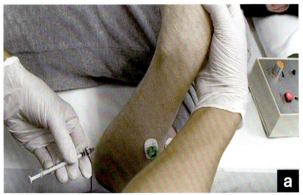
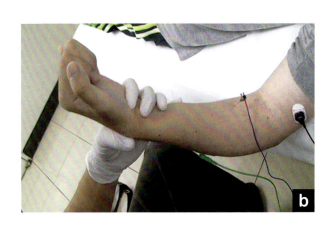

筋電計を用いて筋肉を同定し注射を行いました（a、b）

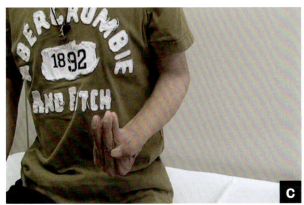
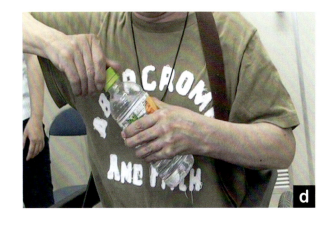

注射前と注射1か月後の状態（c、d）
写真3 ボツリヌス毒素療法

診療科案内
脳神経外科

当科は機能的脳神経外科を主に診療しており、今回紹介した痙縮に対しての治療以外に、パーキンソン病やジストニアを主とした不随意運動症の脳深部電気刺激術（DBS）、難治性の疼痛の際の脊髄硬膜外刺激療法（SCS）でも高い実績を上げています。

また、高齢者の歩行障害や尿失禁、認知症を特徴とする特発性正常圧水頭症（iNPH）についても多くの手術を行っています。

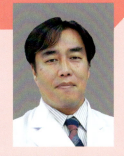

◆診療科長・講師／内山卓也
◆診療助教／宮内正晴

関連病院・医学部堺病院——腎代替療法（透析療法、腎臓移植）／腎臓内科・泌尿器科

腎代替療法（透析療法、腎臓移植）
―患者さんに最も適合した治療法―

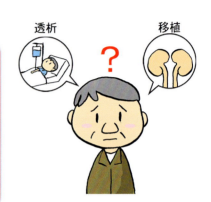

症例
50歳代半ば、男性。慢性腎臓病（慢性糸球体腎炎）と診断されてかかりつけ医で治療を受けていましたが、腎機能が低下してきており、そろそろ透析か腎臓移植が必要ですと言われました。透析、腎臓移植と言われてもどうすれば良いか分からないと、当院を受診しました。

末期慢性腎不全とは？

慢性腎臓病といわれる病気には、慢性糸球体腎炎、糖尿病性腎症、腎硬化症などがあります。慢性腎臓病で腎臓の働きが低下し、働きが10％以下の末期慢性腎不全になると、自分の腎臓の働きだけでは身体を維持できなくなり、尿毒症症状（嘔気、嘔吐、食欲低下など）、ひどいむくみ、心不全、高カリウム血症、貧血などの症状が現れてきます。

腎代替療法（透析療法、腎臓移植）とは？

末期慢性腎不全になると薬物だけでは治療ができなくなり、腎臓の代わりをする治療法が必要になります。この療法を腎代替療法と言います。腎代替療法には、大きく分けて透析療法と腎臓移植があります。透析療法の中には血液を体外循環によって人工腎臓に通し尿毒素を除去して体に戻す「血液透析」（写真1）と、お腹にカテーテルという管を入れ、ここから透析液を出し入れして尿毒素を除去する「腹膜透析」の2種類があります。また、腎臓移植には家族や配偶者など身内から2つの腎臓のうちの1つの提供を受ける「生体腎移植」と、脳死や心臓死の方から腎臓の提供を受ける「献腎移植」の2通りがあります。

腎臓移植とは？

腎臓移植は、病気で働きを失った腎臓を、ドナー（臓器提供者）から提供された健康な腎臓に取り替える治療法で、今のところ末期腎不全治療の中では唯一の根治的治療法と言えます。一般的に行われている血液透析は時間的制約に加え、食事や水分などのさまざまな制限を受けます。それに比べると腎臓移植の制約はほとんどなく、QOL（Quality of Life：生活の質）も向上します。貧血や皮膚のかゆみもなくなり、女性は妊娠や出産も安全になります。また、労働時間も増え、海外旅行など長期の休暇もゆっくり楽しむことができます。

しかし、前述したように腎臓移植を受けるには提供者（ドナー）が必要です。日本は欧米諸国に比べて献腎移植が少なく、生体腎移植が多いのが特徴です。生体腎移植の場合、健康であればほとんどの人がドナーになることができます。最近は血液型の違いなども問題にならなくなっており、夫婦間の移植も年々増加しています。

ただし、腎臓移植を受けると免疫抑制剤を服用し

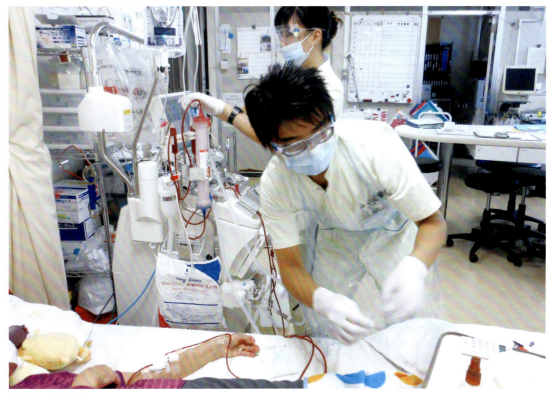

写真1　血液透析

続けなければならず、体の抵抗力が弱くなり感染症にかかりやすいといわれています。近頃では、よい薬が多く開発され、そのような心配も少なくなっています。成績の向上も顕著で、生体腎移植なら20年近い生着が期待できるといわれており、実際に30年を超えても元気に生活している方もいます。

提供された腎臓（写真2）は通常、右下腹部に移植手術が行われます。腎移植手術とは腸骨領域の動脈と静脈に、提供された腎臓の動脈と静脈を縫い合わせた後、移植腎の尿管を膀胱につなぎ合わせるものです。移植した腎臓が活動を始めると、腎不全から解放され健康な体を取り戻すことができます。

腎代替療法（透析療法、腎臓移植）の最適な選択とは？

治療法を選択する上で、医学的条件だけではなく、ライフスタイルや年齢、性格なども考慮して自分に最も合った治療法を選ぶ必要があります。血液透析、腹膜透析、腎移植は相反するものではなく、互いに相補的な役割があります。最初は腹膜透析を行い、その後、血液透析に移行したり、あるいはその逆もあります。また、腹膜透析と血液透析との併用療法を行うことも可能です。さらに、どの透析形態からも腎移植を行うことができます。しかし、どの治療法が自分に最も適しているのか、分からないことも多いと思います。担当の医師とよく相談して決める必要があります。

当院では、腎臓内科、泌尿器科が協力して腎臓病部門を担当しており、腎炎から血液透析、腹膜透析、腎移植まで総合的に診療を行っています。また、腎代替療法選択外来を予約制で行っています。この腎代替療法選択外来は、これから腎代替療法が必要になる患者さんに、自分に最も合った治療法を選ぶ上での詳しい説明やアドバイスを行っています。

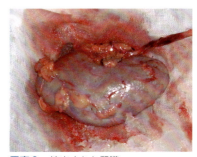

写真2　摘出された腎臓

関連病院・医学部堺病院――甲状腺疾患の治療／内分泌・代謝・糖尿病内科

甲状腺疾患の治療
―「気づきにくい」が多い病気―

> **症例** 30歳代前半、女性。最近、じっと静かにしていても動悸がして、手がふるえるようになり、普通に食べているのに2か月で5kg体重が減ったため、かかりつけ医を受診しました。甲状腺腫大があるため当科を紹介され、バセドウ病と診断され治療を開始しました。

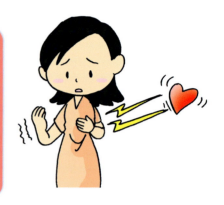

甲状腺の病気とは？

　甲状腺は、首（頸）の前側で喉仏のすぐ下（足側）にあるチョウチョウが羽を広げたような形の臓器です（図）。正常の甲状腺は重さ約20gと小さく、正常の人では見ただけでは分かりません。甲状腺はホルモンを血中に分泌していて、代謝を活発にする働きがあります。

　甲状腺の病気には、ホルモン増加あるいは減少する病気（甲状腺機能異常）とこぶ状に腫れる病気（甲状腺結節）があります。

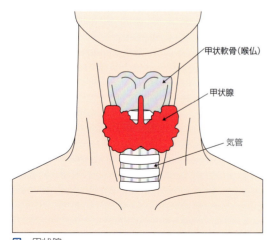

図　甲状腺
甲状腺は前頸部、甲状軟骨（喉仏）の足側にあり、チョウチョウのような形をしています

甲状腺機能異常とは？
―― バセドウ病と橋本病

　バセドウ病は甲状腺ホルモンが多くなる病気（機能亢進症）で、最も多い疾患です。原因は甲状腺を刺激する抗体（TSH受容体抗体）ができて、ホルモンの分泌が増加します。

　20～40歳の女性に多い病気（男性の約5倍）ですが、小児から高齢者までどの年齢でも発病します。甲状腺が大きくなり、頸が太くなったように感じることもあります。症状は動悸、体重減少、手のふるえ、暑がり、発汗過多などが主なものですが、眼が出てくる（眼球突出）場合もあります。骨粗しょう症も引き起こします。高齢者は、不整脈（心房細動）が起こりやすく、甲状腺腫大を確認できないことが多く注意が必要です。重症の場合は、心不全や意識障害が出現することがあります。

　橋本病は甲状腺ホルモンが少なくなる機能低下症で最も多い疾患です。慢性甲状腺炎で、その症状は、体重増加、寒がり、乾燥肌、むくみ、眠気、うつ状態などです。橋本病でも甲状腺が大きくなることが多いのがバセドウ病と共通した点です。機能低下が重症の場合は、意識障害、呼吸不全を起こすことがあります。

甲状腺機能異常の診断と治療

バセドウ病も橋本病も血液検査で診断できます。腫瘍やほかの甲状腺の炎症との鑑別のために甲状腺エコーやアイソトープ（放射線）検査を行うことがあります。

バセドウ病の治療は、内服薬（抗甲状腺薬）、アイソトープ治療と手術があります。通常、内服治療を行い、副作用がある場合や効果が不十分な場合にアイソトープ治療や手術療法を行います。それぞれの治療に長所、短所があり（表）、当院では全ての治療が可能で、個々の患者さんに適した治療を選択しています。眼球突出が強い場合はステロイド薬などで治療を行うことになります。

橋本病の治療は、甲状腺ホルモンを内服することで、甲状腺機能が正常になるように調整します。甲状腺機能亢進症、機能低下症については、バセドウ病と橋本病以外にも原因疾患があるため、適切な診断を受け、治療を続けることが大切です。

甲状腺結節の治療

バセドウ病や橋本病は、甲状腺が全体に大きくなり、甲状腺がこぶ状に腫れる病気を結節と呼び、過形成、腫瘍、嚢胞（ふくろ状の腫れ〈腫瘍の一種〉）が含まれます。腫瘍は良性、悪性（がん）の両方があるものの、悪性であっても進行は非常にゆっくりです。

血液検査や甲状腺エコー、エコー下吸引細胞診で診断します。悪性腫瘍の治療は手術が第一選択です。良性結節は経過観察し、増大、圧迫症状、悪性を疑う所見があれば手術やPEIT（後述）の治療が必要になることがあります。

甲状腺エタノール注入療法（PEIT）

甲状腺嚢胞とホルモン産生腫瘍（機能性結節）がPEITの適応です。方法は、エコーガイド下に注射針（採血針より細い）を甲状腺腫瘍・嚢胞に刺し、アルコール（エタノール）を注入します。甲状腺嚢胞に対して特に有効な治療法で、当院でもほとんどの嚢胞が1～3回のPEITで縮小し（画像）、良好な治療成績を挙げています。

一般健診では甲状腺機能検査が行われていないことが多く、診断が遅れる場合があります。甲状腺疾患は触診、血液検査、甲状腺エコー検査で診断ができます。前述のような症状や甲状腺の腫れがあれば、検査を受けることを勧めます。

当院では、甲状腺疾患について機能異常から腫瘍まで、外科、耳鼻咽喉科、放射線科などとの協力で総合的な診断、治療を行っています。

治療法	長所	短所
薬物療法	薬を飲むだけでよい。甲状腺機能低下症になっても戻る。	副作用があり得る。治療が長期に渡る。再発が多い。
アイソトープ治療	カプセルを1度飲むだけでよい。薬物療法に比べ短期間の治療で済む。副作用、合併症がほとんどない。甲状腺の腫れが小さくなる。再発が少ない。	治療を受けられる施設が限られている。甲状腺機能低下症になりやすい。
手術	確実に治療効果が得られる。甲状腺の腫れが小さくなる。再発が少ない。	手術の跡が残る。専門の施設が限られている。甲状腺機能低下症になりやすい。

バセドウ病アイソトープ治療Q&A（日本甲状腺学会）より引用
表　バセドウ病の治療法の長所と短所

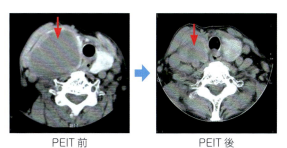

PEIT前　　　PEIT後

画像　甲状腺嚢胞に対するPEITの効果
甲状腺嚢胞のPEIT前後の断層X線（CT）
PEITで著しく縮小し圧迫症状は改善しました

関連病院・医学部奈良病院

近畿大学医学部奈良病院
―安全で質の高い先進医療を提供―

医学部奈良病院の概要

　当院は1999年、近畿大学医学部の3番目の附属病院として、生駒市内でも南寄りの丘陵地に新設され、2014年、開院15周年を迎えました。病棟の西向きの窓からは生駒山や信貴山の山並みを見渡せ、その裾野には紅葉で有名な竜田川が流れており、景観の素晴らしいところです。

　開院当初の病床数は200床でしたが、増床を繰り返し、3年前からは518床と充実してきました。当院は「患者本位の開かれた病院として、安全で質の高い先進医療を提供します」を基本理念として、患者さんのあらゆる疾患のさまざまな病態に対応できるよう努力して参りました。

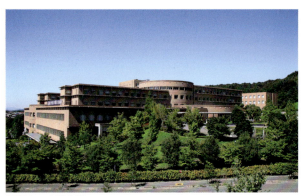

写真1　病院全景

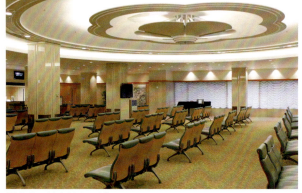

写真2　外来待合ロビー

29の診療科と16部門、1センター

　診療の基本構造は診療科と、その医療行為をサポートする種々の部門から成り立っています。現在、診療科は内科系が11科と外科系が18科の計29科で、医師は130人を超えています（表1）。そして約1000人の職員が日々、勤務しています。各診療科には関連学会の指導医、専門医、認定医が常勤し、専門性の高い診療を提供しています。

　従って、当院は大変多くの学会から施設認定を受けています。また部門は16部門と1センターがあり、各診療科と密接な連携をとり、円滑な診療が行えるよう運営しています（表2）。

チーム医療で質の高い医療

　患者さんのさまざまなニーズに対応するためには診療科同士、または診療科と各種部門との連携が重要で、その連携はスムーズに機能しています。「表2」で示したように、医師や認定看護師、薬剤師、栄養士たちコメディカルを1チームとして、それぞれの目的に合わせて5チームを編成し、栄養管理や感染対策などに活躍しています。

4つのセンターを設置

　緊急性を必要とする重篤な疾患や、複数の診療科での診断治療を要する疾患の場合、診療科単位の診療体制では迅速で的確な対応が難しいケースがあります。そこで、特定の疾患について、関連する複数の診療科が迅速に共同で対応できる体制の構築を目

内科系（11科）

循環器内科、消化器・内分泌内科、呼吸器・アレルギー内科、血液・腎臓内科、腫瘍内科、小児科、神経内科、メンタルヘルス科、麻酔科、放射線科（腫瘍部門、診断部門）、病理診断科

外科系（18科）

消化器外科、呼吸器外科、心臓血管外科、乳腺・内分泌外科、整形外科・リウマチ科、産婦人科、小児外科、脳神経・脊髄外科、眼科、耳鼻咽喉科・頭頸部外科、泌尿器科、皮膚科、形成・美容外科、歯科口腔外科、がんセンター外科、救命救急科

表1　診療科一覧

16部門、1センター

内視鏡部、放射線部、栄養部、ME部、リハビリテーション部、看護部、薬剤部、臨床検査部、救命救急部、集中治療部、NICU、中央手術部、人工透析室、事務部、医療安全対策部門、感染制御部門、患者支援センター

チーム

NST（栄養サポートチーム）、緩和ケアチーム、ICT（感染制御チーム）、褥瘡対策チーム、ストマケアチーム

表2　部門・チーム一覧

的に、4つのセンターを設置しています。

3次救命救急センター

急性心筋梗塞や脳卒中、頭部外傷、熱傷など、2次救急医療（入院治療や手術を必要とする重症患者に対応する救急医療）では対応できない、複数診療科領域の重篤な3次救急患者に対し、24時間体制で高度な医療や看護を総合的に提供する部門です。

循環器疾患の緊急症例については心臓血管センターが対応しますが、それ以外の緊急を要する状態（ショック、心肺停止、急性呼吸不全、急性循環不全、慢性疾患急性増悪など）、重症の外因性疾患（多発性外傷、重症熱傷、急性中毒、窒息、溺水、熱中症、低体温など）、重症の内因性疾患（重症感染症、脳血管障害、内分泌代謝、急性肺障害、急性冠症候群、肝不全、腎不全、重症膵炎、腸管壊死、大量出血など）を主体に救急医療や集中治療を行っています。

また、当院は災害拠点病院指定を受けており、万が一の広域災害に対応できるようDMAT（災害派遣医療チーム）を編成し、要請があれば迅速に派遣ができるような体制も整えています。

心臓血管センター
24時間体制で多様な循環器疾患に対応

センター方式の一貫した診療方針を循環器内科と心臓血管外科が共有し、広範多様な循環器疾患に一段と充実した医療体制や、緊密に連携のとれたチーム医療を提供することができます。特に、循環器疾患は生死に関わる確率が高く、また迅速な対応を必要とすることが多いため、当センターは24時間体制で、内科部門、外科部門の専門医師が各1人、計2人で日直・当直で対応する体制をとっており、救急患者さんを積極的に受け入れています。

急性冠症候群（緊急カテーテル治療を要する急性心筋梗塞、不安定狭心症）、大動脈瘤、肺塞栓症など死亡率の高い疾患の診療には、当直医が一丸となって迅速に連携、協力しています。重症の場合、病床は救命救急センターを利用し、専門化した高度医療、看護体制の中でより充実した集中治療に専念できます。

当院の電子カルテシステム、電子画像転送システム、救急救命センターと同じ階に設置された血管造影室と手術室の利便性、各所に的確に配属された多数のパラメディカルのスタッフ、そして医師、事務職員の連絡が常に可能なPHS連絡システムなどが、私たちに求められている一刻を争う治療をサポートしてくれています。

がんセンター
——最適な治療をするために

2008年に地域がん診療連携拠点病院の認可を受け、がん診療の充実を図ってきました。2014年には、さらなるがん診療の充実を目的にがんセンターを設立しました（図）。その特徴を簡単に紹介します。
①診断、治療は臓器、疾患別ユニットで対応します。

関連病院・医学部奈良病院

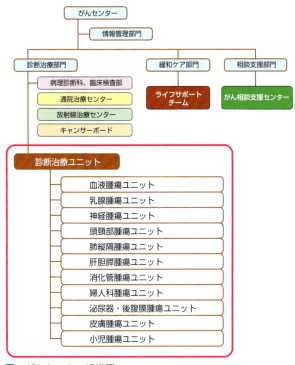

図　がんセンター組織図

それぞれのユニットはその疾患に関係する内科医、外科医、放射線治療医、病理医などで構成され、各患者さんの治療方針を検討し、治療を行います。受診科による治療方針の微妙な違いがなくなり、患者さんの状況に最適の治療方針を速やかに決定できます。例えば、胃がんの手術目的で消化器外科に紹介された場合でも、ユニットでの病状の詳しい検討によって、消化器内科で最新の内視鏡治療の適応が判明することもあります。

②がん相談支援センターや緩和ケアチームを包括していて、がんの診断、治療に対する不安や疑問の解消、セカンドオピニオンの手配、在宅医療のセットアップ、地域医療機関との緊密な連携など、通常の診療で不十分になりがちな部分を埋める役割があります。

③公開講座を定期的に開催しているがん予防などの活動を、今後さらに積極的に進めていきます。

④がん地域医療連携パスなどによる地域医療機関との緊密な連携を広げていく予定です。

がん相談支援センター——安心して医療を受けるために

がん患者さんと、その家族の悩みや困り事はさまざまです。悩みが互いに影響し、さらに深刻になってしまうこともあります。当センターは、がん患者さんが安心して医療を受けるためのがん治療、療養に関する窓口相談、電話相談を行っています。専従の専門看護師、認定看護師、薬剤師、ソーシャルワーカーたちが、初診から退院後まで患者さんや家族の精神的、社会的なサポートを継続して提供できる体制を整えています。

診療実績——心臓血管外科手術は近畿圏最多

2014年の外来患者数は1日平均約850人で総計が約25万人、入院患者数は1日平均約380人で総計約1万3500人でした。手術件数は年間4000例余りで、その中でも心臓血管外科手術例は約470例と近畿圏で最も多い手術数となっています。

種々多様な疾患の患者さんが入院されていますが、疾患別の頻度は、全悪性疾患が31％と最も多く、次いで循環器疾患が15％、良性消化器疾患が13％、良性呼吸器疾患が7.6％、産婦人科疾患と外傷がそれぞれ4.7％となっています。

安全・安心な治療をするために

初めに当院の基本理念を述べましたが、診療を行う上で患者さんの安全を守ることが最も重要なことと認識し、直近では、2か所の部門の強化を行いました。1つは医療安全対策部門で専任の職員を配置して委員の増員を行い、全職員のさらなる安全意識の浸透を図っています。もう1つは感染制御部門で、ここにも専任医師と感染認定看護師が専従し院内感染の予防などの強化を図っています。

このように、患者さんには安心して治療を受けられるよう患者サービスの向上に努めています。健康に不安がある場合は安心して当院を受診してください。

医学部・研修医プログラム紹介

医学部医学科カリキュラム

3つの総合病院と連携した丁寧な指導で優秀な医師を育成

近畿大学医学部は、関西私立の総合大学では唯一の医学部です。附属病院を併設し、地域医療を支える拠点としても存在感が高まっています。

優秀な医師を育てる実践的なカリキュラムを用意しており、病院実習や少人数のグループディスカッションと自習を繰り返す「テュートリアルシステム」などを導入し、実践力と問題解決力を身につけます。

このほか、海外の大学への短期留学制度や医師国家試験対策など、学ぶ意欲を支える体制を整えています。

医学科

医師や研究機関などで働く医学者をめざすための6年制の学科です。内科学や外科学、小児科学、放射線医学など、医学全般を学びます。附属病院が隣接するというメリットを生かし、1年次から実際の医療現場で患者さんと接する実習が始まります。また、指導医について臨床実習を行う「クリニカル・クラークシップ」は、指導医1人に対して学生が数人という少人数制を徹底。丁寧な指導を経て、卒業試験、さらに医師国家試験に臨むことができます。

学科	●目標とする資格 ◆所定の単位修得で取得できる主な資格	将来の進路	主な就職先一覧
医学科	●医師 ◆医師国家試験受験資格	医療の未来を担う最新の知識・技術・人間性を身につけ、「良き医師」「良き医学者」として活躍しています。また、大学院に進学し、さらに高度な研究をする人も多数います。	卒業後2年間、臨床研修医として病院などで勤務しています。

医学部独自の学び体系

1年次　病院実習
良い医師にはコミュニケーション能力が欠かせません。患者さんとの対応やコメディカルの人々との対応を実際の現場で学び、医療がどのような連携で行われているかを早期に学習します。

2▶4年次　テュートリアル
自発的に問題の本質に気づくことを目的に、2～4年次の3年間にわたりテュートリアルという実践的な演習を行います。グループごとにディスカッションと自学自習を繰り返し、問題解決能力を身につけます。

2▶4年次　ユニット・コース学習（専門科目）
多方面にわたる疾病の病態生理を分かりやすくし、しかも効果的・効率的に学習できるよう、臓器・器官別のユニットに分け、複数科の担当者が多角的に学生を指導します。

5▶6年次　クリニカル・クラークシップ（臨床実習）
クリニカル・クラークシップとは、学生が指導医に密着して行う実習のこと。指導医のすべての行動に立ち会うとともに、患者さんの了承を得たうえで一定条件下で許容される基本的医療行為を行うシステムで、より「患者さんに近づいて学ぶ」ことができます。

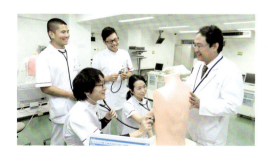

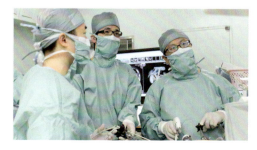

医学部・研修医プログラム紹介

学科紹介　医学科

PICK UP! 1　学外施設実習/総合医学

地域医療施設を訪問し、その現状について学ぶ

地域の医療施設などを訪ね、医療関係者の仕事を見学・体験し、また、そこでさまざまな人々と触れ合うことにより、多様な施設と職種によって地域医療が成り立っていることを修得します。

PICK UP! 2　プロフェッショナリズム/実習

患者さんへの対応などを実際の医療現場で体験

実際に病棟に出て、看護師の指導のもとに医療現場に触れ、また患者さんとのコミュニケーションを通して疾病体験、闘病生活、入院生活などについての体験談を聞き、患者さんの立場を理解するとともに医学生としての自覚を高めます。

PICK UP! 3　ICM（Ⅱ）（臨床診断学実習）

臨床実習へ進むために、CBT、OSCE の2つの試験をクリアする

臨床実習（クリニカル・クラークシップ）へと進む前のステップとして、信頼形成の基礎となる病歴聴取や身体診察の仕方の基本などを学びます。また ICM（Ⅱ）内で CBT（コンピューターを使ったテストで、全員が異なった試験問題を解くことが特長的）、OSCE（客観的臨床能力試験と呼ばれており、実際に一般の模擬患者さんを相手にして診察を行う実技試験）の2つの試験を実施。合格することが進級の条件となります。

※ CBT：Computer Based Testing
※ OSCE：Objective Structured Clinical Examination

医学部6年間「学習の流れ」

1年生	●共通教養科目　●外国語科目　●基礎科目　●病院実習
2年生	●テュートリアル（少人数教育プログラム）　●ユニット・コース学習（専門科目学習）
3年生	●テュートリアル（少人数教育プログラム）　●ユニット・コース学習（専門科目学習）
4年生	●テュートリアル（少人数教育プログラム）　●ユニット・コース学習（専門科目学習） ●臨床診断学実習
5年生	●臨床実習（クリニカル・クラークシップ）　●国家試験対策
6年生	●選択臨床実習（クリニカル・クラークシップ）　●国家試験対策　●卒業総合試験

近畿大学医学部3病院が実現する充実の研修プログラム

初期臨床研修プログラム

近畿大学医学部では、大阪狭山市にある附属病院、堺市の堺病院、生駒市の奈良病院の3つの病院からなっており、総病床数が約1800床を有する、あらゆる診療科に対応した国内有数の研修環境を誇ります。特に附属病院は大阪南部における地域基幹病院としての役割を果たしており、プライマリ・ケアの基本的な診療能力から、高度先進医療まで多種多様な医療を学べる環境です。現在、附属病院では「初期臨床研修プログラム」と「周産期・小児科・産婦人科プログラム」、堺、奈良病院では「初期臨床研修プログラム」を実施しており、それぞれ自由度の高い研修プログラムで、将来につながる研修を研修医自身で組み立てることができます。

研修プログラム例（附属病院）初期臨床研修プログラム

1年目			2年目	
内科（6か月）	救急部門（3か月）	選択必修（3か月）※2科または3科	地域医療（1か月）	将来専門とする診療科を中心に関連の診療科での研修（11か月）

3病院での自由な研修プログラム

3病院の特徴を生かした診療科において、自由度の高いプログラムにより各研修医のスタイルにあわせた研修をすることが可能です。

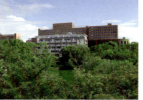
医学部附属病院

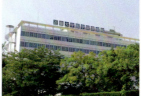
医学部堺病院

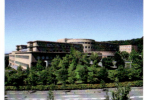
医学部奈良病院

後期研修（専門医育成）プログラム

初期臨床研修終了後、後期研修（専門医育成）プログラムでは継続的に後期研修医としてより専門性の高い研修を受けることができ、新しい専門医制度での専門医資格を効率的に取得することが可能です。さらに、2013年には、救命救急センター、脳卒中センター、心臓血管センターを集約・統合した救急災害棟（通称：ER棟）が完成し、幅広い救急医療の研修も可能となりました。

Topics　新内科専門医制度

内科は臨床医学の根幹となる診療科で、幅広い専門分野（循環器内科や消化器内科など）を有しています。2017年度から新たな内科専門医制度が始まります。従来は初期臨床研修を終えたのちに専門科の研修をしていましたが、新しい制度では幅広い内科研修を十分に行った上で、専門科の研修が始まることになりました。附属病院では、すべての専門領域で高度な診察を行っており、各々をローテートすることになる新しい内科研修を行うにあたり、最適な研修病院です。

従来	新制度
3年研修で認定内科医となり、さらに2年（計5年）で認定内科医	認定内科医が廃止され、5年研修の（新）内科専門医
認定内科医で、各領域専門医の受験可	（新）内科専門医のみ各領域専門医の受験可

その後	2段階目	内科系 subspecialty 研修　各領域専門医
3年間	1段階目	基本領域後期研修／新・内科専門医（基本領域専門医）幅広い範囲の専門領域での研修
2年間		初期臨床研修
6年間		医学生

近畿大学医学部附属病院

〒589-8511　大阪府大阪狭山市大野東377－2
TEL:072-366-0221（代表）
http://www.med.kindai.ac.jp/huzoku/

- ■装幀／スタジオ ギブ
- ■本文フォーマット／クリエイティブ・コンセプト　アルバデザイン
- ■本文ＤＴＰ／御立ルミ　岡本祥敬（アルバデザイン）
- ■図版／岡本善弘（アルフォンス）
- ■カバーイラスト／三好雅美
- ■本文イラスト／久保咲央里（デザインオフィス仔ざる貯金）
　　　　　　　　タケイエミコ
- ■編集協力／山田清美　東田雅代
- ■編集／西元俊典　橋口環　二井あゆみ　藤井由美（南々社）

近大病院　治す力！

2015年11月19日　初版第1刷発行

編　　著／近畿大学医学部附属病院
発 行 者／出塚 太郎
発 行 所／株式会社 バリューメディカル
　　　　　東京都港区芝4-3-5 ファースト岡田ビル5階
　　　　　〒108-0014
　　　　　TEL　03-5441-7450
　　　　　FAX　03-5441-7717
発売元・編集／有限会社 南々社
　　　　　広島市東区山根町27-2　〒732-0048
　　　　　TEL　082-261-8243

印刷製本所／大日本印刷株式会社

＊定価はカバーに表示してあります。

落丁・乱丁本は送料小社負担でお取り替えいたします。
バリューメディカル宛にお送りください。
本書の無断複写・複製・転載を禁じます。

Ⓒ Kinki University Hospital,Faculty of Medical,2015,Printed in Japan
ISBN978-4-86489-042-7